U0249774

YIXIANG DUIHUA
ANLI DUDAOJI

意象对话案例督导集

（第2版）

曹　昱　朱建军◎著

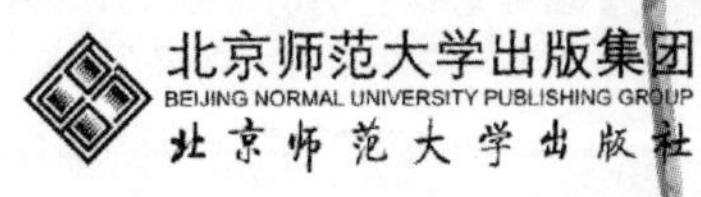

图书在版编目（CIP）数据

意象对话案例督导集/曹昱，朱建军著．—2版．—北京：北京师范大学出版社，2018.1（2020.7重印）
（应用心理学丛书）
ISBN 978-7-303-22694-8

Ⅰ.①意…　Ⅱ.①曹 ②朱…　Ⅲ.①心理学研究-案例
Ⅳ.①B84

中国版本图书馆CIP数据核字（2017）第212997号

营销中心电话　010-58802135　010-58802786
北师大出版社教师教育分社微信公众号　京师教师教育

出版发行：北京师范大学出版社　www.bnup.com
北京市西城区新街口外大街12-3号
邮政编码：100088
印　　刷：天津旭非印刷有限公司
经　　销：全国新华书店
开　　本：730 mm×980 mm　1/16
印　　张：16.75
字　　数：260千字
版　　次：2018年1月第2版
印　　次：2020年7月第5次印刷
定　　价：59.00元

策划编辑：何　琳　　　责任编辑：王星星
美术编辑：李向昕　　　装帧设计：尚世视觉
责任校对：陈　民　　　责任印制：马　洁

新版序

看看并忘记

朱建军

金庸的《倚天屠龙记》中有一个情节：张三丰被暗算受伤，张无忌必须去保护武当。面对强敌，张三丰要现场教张无忌学习太极拳。张三丰演示太极，让张无忌观摩学习。张三丰演示完毕后问张无忌记得多少。当张无忌说还记得一小半的时候，张三丰认为不过关；当张无忌说都忘光了的时候，张三丰却高兴且放心地让张无忌去对敌了。

如果忘记了就是忘记了，那么张无忌又何必去学习呢？

因为张无忌忘记的是太极的具体招式，但领会到的，是太极的神魂。

心理咨询的学习其实也是这样，招式或者说技术方法，似乎都并不难学。但是一个人能否成为一个好的心理咨询师，要看他能否领会心理咨询技术的神魂。

意象对话的技术操作看起来其实也并不复杂。有人读完书，认为意象对话似乎并不难操作，于是就欣然去使用了。但是结果却往往不尽如人意，甚至可能出现一些难以处理的情况。究其原因，不是他们没有记住意象对话怎么操作，而是他们没有体会到意象对话的神魂。而只有在意象对话圈子中熏染良久的人，才能清楚地感觉出真正的意象对话是什么样的味道。我们强调，意象对话不可以读书自学，必须接受培训，也是这个原因。

意象对话，作为诞生在中国的心理疗法中影响最大、波及范围最广的一种心理咨询技术，已经被心理咨询师广泛应用于各种问题的干预中。关于意象对话的理论和技术，也有一些书做了介绍。但是意象对话在实际操作中，究竟是一种什么样的味道和感觉，我们只能通过看案例才会有感性的认识，就好比张无忌必须看张三丰打太极才能体会太极的神魂一样。

因此，案例集的出版是很有必要的。

当然，比喻总是蹩脚的。本书作者曹昱，自己肯定不认为自己可以被比喻为张三丰——她也的确不是张三丰，她不过是一个还算不错的意象对话心理师而已。不过，这个案例集依旧很有价值，因为它可以让大家相对直观地看到意象对话的操作过程。曹昱不是张三丰，也不会被别人看作张三丰，这件事还有一个好处。因为曹昱的案例，并不能代表全部的意象对话。意象对话的优秀咨询师，各自有各自独特的风格和习惯的方式，在使用同一个技术时，每个人的操作也都有所不同，而且都有不同的个人气息。如果是作为创始人的我，写了一本都是我的案例的书，也许大家会觉得“意象对话就应该这么做才正确”。而曹昱的非权威身份，恰好可以避免这种误解。大家可以看看，“这是曹昱的意象对话做法啊”，也可以对比一下，因为“她和赵燕程的意象对话做法不同”“和周烁方的意象对话也不一样”。但是，大家可以在每一个人身上，感觉到所有意象对话心理师共有的神魂和气味。

所以这本书，大家可以去看看，看看曹昱是怎么做的，也顺便看看我在旁边的点评。但是，大家不用把这本书当作一本教科书看待，不要以为这是什么标准答案，只品味它就好。虽然案例集相对比较直观，可以给我们一些感性的认识，但是毕竟也不可以和现场相比。看看就好了，然后忘记就忘记好了，记得就记得好了。如果你是意象对话心理咨询师，就去做咨询好了。如果你想找一位意象对话咨询师去咨询，就去找他们好了(当然要确定是真的咨询师，而不是“赝品”咨询师)。读小说可以让我们感性地看待人生，但是更感性的方法是去生活。

2017 年 6 月

第一版序

或许真的出于我骨子里是一位悲观主义者的天性吧，从成为心理咨询师的第一天起，我就不断告诫自己要随时警觉自己的错误，并时刻准备着在错误中成长。

这么多年过去了，回首自己在心理咨询中走过的路，我真的发现到处都留下了“失蹄”的印记。而这些印记，在我今天看来，就像一名退伍老兵身上那些丑陋的伤疤，虽然它们是伤痛甚至耻辱的烙印，却同时也是值得我自豪的记号，因为那些印记都是诚实的错误——它们既是让我疼痛和愧疚的记忆，也同样是我努力成长的磨刀石。在为自己过去的错误深深抱歉的同时，我也能够放下心里一直背负着的许多内疚——因为，正是那些错误所导致的自我反省，使我现在的来访者们能从与我的联盟中更加有效地获得其用以成长的各类资源。

在心理咨询的领域里，自我成长中的学习和发现是永远的主题。这对一名咨询师来说，尤其是对一名意象对话心理咨询师来说，既是职业必修课，更是一种精神生活方式。现在，温习着自己和同伴过往的那些错误所留下的“伤疤”，我们可以不再让自己沦陷于自责和内疚中，而是让它们成为我们的资源，让它们不断警醒和激励着我们继续诚实无欺地前行。

一直以来，作为一名心理学领域的忠实学徒，我都渴望能够得到一部关于“失败的咨询案例”的著作，以它其中所包含、融汇的前辈们珍贵的血泪和智慧，来引导我们这样的后继者，让我们在心理咨询这条艰辛、艰难的道路上跋涉的时候，能够从前人的经验中学习和获益，绕开一些常见的雷区，以最大限度地减少我们在成为“优秀”的咨询师之前所造成的那些本该可以被规避的重复“牺牲”。

所以，在亲身经历了数百个个案以及与同行们切磋过上百个个案之后，我决心自己来做这件事情。虽然我依然还不够“优秀”，而且，我同时还有很多对自己利益的担心以及其他私心杂念的拖累，但我想，我依旧可以以这样一个有瑕疵的自己来做一些有瑕疵的呈现，让我和我的同行们的那些失误，以及我们的那些失误所造成的“牺牲”，能够在心理咨询道路上为我们的同道们、来访者们砌一块有用的铺路石。

以此为出发点，“教训篇”很快就顺利完成了，而“经验篇”却一再被搁置。直到某一时刻，我才突然开始觉察到，自己的内心里竟然真有一个细微却强大的阻抗——似乎对我这个个体而言，分享自己的败笔是一件容易的事，而分享自己的成功却异常困难。

渐渐地，我意识到，虽然走过了漫长的成长之路，但在我生命的最深处，依然顽固地隐藏着一个微弱的“我不够好”的声音——它曾经让我获益良多：由于它的存在，我可以把自己严严实实地藏于“自我批评”的盾牌下面，以此来躲避被他人评判的危险；我可以把自己严严密密地藏于“我担当不起”的盾牌下面，以此来躲避承担更多责任的重压；我可以把自己严严实实地藏于“谦卑”的盾牌下面，以此来躲避我内心时常隐秘地聒噪着的“骄傲”的杂音……

看到这些盾牌的刹那，潘多拉的盒子就被掀开了——我是什么的受害者，就是什么的受益者。恋恋不舍地放下这几面保护了我多年的盾牌，我在自己内心诸多子人格们的“众目睽睽”之下，赤条条的走了出来，羞答答地提起笔，写下了“经验篇”三个沉甸甸的大字。那一刻，我由衷地感到，我是如此勇敢地对自己的生命发表了又一次庄严的宣言。

奇妙的解脱，总是发生在放下了防御和获益之后，而这对于一个习惯于在恐惧与焦虑中将防御和获益紧抓不放的生命而言，是多么讽刺的一个真相。此刻，我的心拥有了一片更大的空间，我感知到我是一个被祝福的生命。无以为报，就用这份赤诚的分享与担当，来作为我对这个祝福的一点儿微不足道的回赠吧。

生命，充满了无限可能，也充满了无法把握的局限，但我深信，这并不妨碍我们在诚实的经历中诚实地成长。智慧，就悄悄隐藏在成败得失之间。

曹　昱
2013 年春于北京原木斋

Contents
目录

经验篇 jingyanpian

教训篇 jiaoxunpian

教训篇 jiaoxunpian

经验篇

被诅咒的幸存者

沉默的对白

隔世的忠诚

致命的真相

驱　鬼

总是摔跤的女孩

双人床

越　狱

被诅咒的幸存者

生命中总有一些难以承受之重。有时候，最孤独的，却是那些看起来得到了上天垂怜的幸运儿。

汶川地震以来，被毁掉的房舍已经重新修建起来；曾经的废墟上，也已经重新焕发出欣欣向荣的生命气息。似乎，在生命的顽强不息中，一切已经在不知不觉中渐渐恢复生机。

然而，仍然有这样一些人，他们的身体虽然活在已经被重建起来的土地上，而心灵却依然在那片笼罩着死亡阴霾的废墟上延续着各自的噩梦。

来访者一：恩爱不能两全

楚楚动人的媛媛，一个典型的川妹子，在 2011 年 3 月刚刚度过自己 24 岁的生日。在这一天，她送给了自己一份特别的生日礼物——偷偷攒了将近一年的 100 片安眠药。然而，药效刚刚发作的时候，她却后悔了，于是赶紧联系自己的闺密陪她到医院洗胃，这才度过了自杀危机。在老公的百般劝说下，媛媛终于在 4 月中旬走进了咨询室。

媛媛是地震中的幸存者。现在我还能很容易地回想起第一次见到她时的样子：她的个子小小的，一头本来黑亮的浓密秀发，由于有一阵子没洗而有些油腻打绺；在那张苍白细嫩的、可爱的娃娃脸上，一双大大的眼睛空洞无神；尽管她有气无力地驼着背，但苗条的身形在一身色彩很亮丽的衣服里还是显得玲珑有致。在我们对话的整整一小时里，她几乎面无表情，身体也一直懒洋洋地陷在沙发椅里面，少有动作。

在第一次咨询中，我唯一的收获就是大致收集到了媛媛的基本信息：

她家住在绵阳，而她本人是 2008 年那场大地震的幸存者。当时，整幢楼都在坍塌，就在这生死存亡的紧急关头，一位邻居为了救她，自己被预制板压在了废墟中，最后，虽然在奄奄一息的时候被及时救出来，但还是付出了下半身终身瘫痪的惨重代价。这位邻居的名字叫华子，已经人到中年。在这场大地震中，媛媛和华子都失去了亲人，这份难以言说的巨大伤痛让他们两颗滴血的心贴得更近。为了报答华子的舍身相救，媛媛在他康复出院后就嫁给了他，她发誓要终生和他在一起，永不分离。从此，这对生死伴侣相濡以沫，他们感人至深的爱情故事，也在当地被传为佳话。

然而，从 2010 年年初开始，媛媛就开始出现自杀的念头，而且这个念头与日俱增，2011 年的时候已经演变成了难以控制的自杀冲动。最终，在当年 3 月她生日那天，媛媛终于实施了自杀行动。

媛媛的防御感很强，而且，她的求治动机很弱，这给我们的前期咨询带来了一些困难。有时候，她几乎什么话也不想说，只想静静地跟我坐在一起喝上两杯茶。在这个过程中，我的内心活动却很激烈，不断地出现各种各样的反移情，不断地处理自己的情绪、情感，不断地提醒自己，不要以爱之名对她有任何强求。

后来，我们渐渐地熟悉起来，终于有一天，她对我打开了心门。

◆ 督导师点评 ◆

这种“面无表情，身体懒洋洋”的状态，是抑郁的表现。从来访者求治动机很弱，可以看出她的抑郁很严重；从来访者实施自杀后又自己改变主意去洗胃来看，她依旧还有活下去的欲望。

心理咨询师的做法是对的。心理咨询师的能力，不仅表现为会做什么，也表现为能够在自己有种种反移情的时候，还可以明智地不去做什么。

原来，媛媛当初嫁给华子只是为了报恩。当时她天真地认为，他们两人已经经历过同生共死，而且除了对方以外，双方也已经没有任何其他的亲人，所以他们俩一定会彼此珍惜，不离不弃、白头到老。然而，很快，媛媛就遇到了真正的考验：由于老公下半身瘫痪，无法有正常的性生活。这对于一个风华正茂的女人而言是多么难以忍受的痛苦！2009 年年底，媛媛遇到了一位年轻的追求者邱峻，他年轻力壮、英俊潇洒，而且颇有才华，面对这样一位白马王子，媛媛再也遏制不住内心的渴望，他们不顾一切地坠入了爱河。

然而，才甜蜜了没几天，随之而来的就是内心的痛苦挣扎。很快，街坊邻居就开始风言风语地议论起来，指责媛媛的忘恩负义、水性杨花，指责邱峻的偷鸡摸狗、不仁不义。面对扑面而来的舆论压力，媛媛退却了，几次三番地痛下决心提出和邱峻分手。此时，邱峻却毫不退却，提出了要她离婚，两个人光明正大地在一起生活的要求。一边是自己的恩人和丈夫，一边是自己心中久久期待的白马王子，命运如此弄人，媛媛进退维谷，她的心被撕裂了。

我决定就从这里切入意象。媛媛看到，自己的心脏只有一半，还淌着鲜血，等仔细一看，原来另外一半心脏隐藏在阴影里。原来，自己的心脏已经被活活地撕扯成了两半，鲜血淋漓。

继续看下去，那两半块心分别变成了两个女人——一个名字叫“报恩”，另一个在阴影中的名字叫“爱情”。

媛媛想先看“报恩”。“报恩”是一个十几岁的农村少女，从小被遗弃，被一位好心的孤寡老人收养，并认作义女。由于老人对她有养育之恩，她终身不嫁地侍奉老人家，毫无怨言。这位老人很长寿，一直活到了一百岁才去世。“报恩”为老人养老送终后，已经变成了一个年逾古稀的干瘪小老太太，孤苦伶仃地度过余生。

在意象中，我们用倒带法回到了媛媛风华正茂的时候，媛媛终于允许“报恩”表达了自己对命运的悲哀，以及对一辈子没有机会寻找自己幸福的遗憾。而好心的义父也完全能够理解她，他鼓励她去勇敢地寻找自己的爱情，他告诉“报恩”说，自己当初收养她的时候，并不曾有过想要她报答的念头，只要她幸福，他就会为此而快乐。“报恩”跪在老人面前，流下了热泪。

再看“爱情”，她是一个23岁的年轻女人——正好和媛媛遇到邱峻的时候同岁。她长得亭亭玉立、风姿绰约，浑身散发着一个年轻姑娘的炽烈、温柔和浪漫。她在一个冷冰冰的冬夜里和她的情人幽会，正在他们浓情蜜意的时候，一堆人带着火把来捉奸了。一时间，海水席卷而来淹没了她，她在惊涛骇浪中挣扎着想要活下去，但是，她渐渐地体力不支，就要淹死了。

我们再次倒带回到了一堆人带着火把来捉奸的场面，媛媛终于勇敢地面对了席卷而来的潮水——那是她心中的羞耻感和罪恶感。经过充分的表达，媛媛的内心轻松了许多。这时再看海浪中的“爱情”，她已经在游泳了，而海浪也已经变得平静了许多，最后，“爱情”游上了岸，坐在沙滩上喘着气。

一鼓作气，我邀请“报恩”来到“爱情”面前。她们惊讶地发现，原来，两个人竟然是失散了多年的亲姐妹！她们终于相认了，紧紧地拥抱在一起，发誓永远再不分开了。忽然，紧紧抱在一起的姐妹俩的身体开始融进对方的身体里，她们两个变成了一个年轻的姑娘——小云。最后，小云变回了一颗完整的心脏，回到了媛媛的胸膛里。

媛媛感到心脏开始有力地搏动，浑身开始血脉流通，很快，冰凉的身体开始温暖和有力量。媛媛告诉我，这么久了，她还是第一次感受到自己是一个真正有血有肉的、活着的人。

◆ 督导师点评 ◆

为报恩嫁给没有性能力的恩人，这本来就会带来隐患。生命本能的法则，和我们心里的观念是不一样的。我们心里的想法是，能活着就比死去好，哪怕没有性爱。但是生命本能的法则却不是这样，它会说无论如何要有性爱，因为那是延续生命的希望。生命本能的法则是面向未来的，而不会朝向过去，因此，在这种情况下会不惜“忘恩”。在那遥远的、生存环境极为严酷的古老时代，正是因为有这样的生命本能，人类才延续至今。

健康的人生，应该给生命本能一个应有的空间。比如，一个人在婚姻中，性不能完全满足，这还算有空间，虽然空间可能不够大。但是，性完全不能满足，这就是没有空间了。我们可以控制并且不去满足性爱上的贪欲，但是，我们应该满足基本的正常的性爱上的“食欲”。如果当时他们能明白这一点，媛媛就不会为报恩而出嫁。

报恩有别的方法，不是只有以身相许。要想生命健康成长，一切都应当物归其位。什么感情放在什么感情的位置上：如果你对一个异性有爱情，你就嫁给他；如果一个人对你有恩情，那就报答他，但不一定要用嫁给他的方式。嫁给他是一种错位，是把恩情和爱情混淆了。

这次意象对话，只是帮她把内心整理了一下，让她看到了内心冲突的两面，看到了两种生活方式的未来，整合了内心的两面并做出了一个决定。既然她不能放弃性和爱情，那她过去的选择就是错误的，而改变一个错误，需要付出一定的代价，也有更多的困难，但是既然是错误，改正就是有益的。

当然，我们也不能绝对化。是不是有的人，真的能够抵御生命本能的力量，坚守无性婚姻，以保护自己的一个承诺？极个别情况下，这也不是不可能。就如同出家人可以无性一样。如果那是他们的愿望，而且他们愿意接受那个结果，我们也不能说那就是错了。

了解了这些事情，我分析可以把她的自杀行为，看作一个仪式：自杀行动象征着死亡，也象征着放弃被恩人救活的那个生命，或者说，把这个被他救过的生命还给他，这样就两不相欠了。通过这个放弃，她才能割断欠恩还情的纽带。自己救活自己象征着重生，重生的生命就属于自己了，就可以重新选择爱情了。

一周后再来咨询的时候，媛媛看上去发生了很大的变化：面如桃花，背也直了，走起路来轻盈袅娜。我好开心。那一次，我们再一次进入意象中，请“义父”和“情人”面对面。“情人”向“义父”表达了自己的惭愧和内疚，也表达了自己对小云的真爱，以及无论如何都要坚守爱情的决心；“义父”也向“情人”表达了自己对被他们背地里偷情所愚弄的愤怒，以及对他们爱情的理解和对“情人”坚守爱情的感动。最后，“义父”明确表示原谅他们，并给予他们的爱情以真挚的祝福，“情人”也对“义父”的宽容和慈爱表示深切的尊敬和感激。

然后，我又邀请“义父”和“情人”来到小云面前。小云刚开始感到很羞愧和内疚，不愿意和“情人”一起面对义父。在我的鼓励下，媛媛终于能够替小云表达出她内心无法启齿的羞愧与内疚。“如果此刻义父在场听到了这些，他会如何回应?”我问。媛媛眼含热泪地说，义父会很心疼她，他会告诉小云，他已经原谅了她。

最后，小云终于勇敢地站在了义父和“情人”面前，他们彼此之间相互表达了各自以前压抑的情绪、情感，以及那些从来未能说出来的话。故事的结尾是，小云和“情人”一同得到了义父的祝福，他们两个有情人终成眷属，生儿育女；而义父也和幸福的小两口生活在一起，他们对他老人家很孝敬，一家人过得很和睦。

咨询结束的时候，媛媛说，她明白了，意象中的"义父"就是华子，意象中的"情人"就是邱峻，而小云就是自己的心。她说，现在自己的内心已经整理清楚了，不再混乱了，她明白自己对华子和邱峻都有真心的爱，只不过那是两种不同性质的爱，对华子的是一种恩情和亲情，对邱峻的是男女之爱。明白了这些，至少她自己的内心不再纠结了。

那次咨询过后，媛媛的自杀意念开始明显消退，她主动和我谈到了那次自杀未遂事件。她告诉我说，24 岁生日那天，她只觉得鬼使神差地就服下了安眠药，当时只是一种强烈的"太累了，想要休息"的冲动，像背后的一只无形的大手一样推动着她去行动。而回想到自杀意念开始出现的时间，她才忽然间发现那正是她开始婚外恋的日子！现在，来回想想，她终于明白了，当时是因为无法面对自己心中对恩人的内疚和负罪感，她不得不压抑自己想要离婚和邱峻在一起的愿望，可是这样一来，媛媛的潜意识又觉得自己在活活杀死心中的爱情。然而，不论媛媛的理智多么的努力，她还是感到那份生机勃勃的爱情仍活生生地在自己的心里，于是，她的潜意识就想通过杀死自己的身体生命来给这份"罪孽的爱情"一个终结。同时，她想自杀还有另外一个原因，就是在她的内心深处总有一个这样的声音存在："你这样的人不配活在这个世界上!"在这种内心的强烈痛苦折磨下，她终于承受不住了，想要真的结束自己的生命来一了百了。然而，当她感到安眠药开始一点一点夺走自己年轻的生命时，这份对爱情的不舍和不甘，以及求生的本能却又拯救了她，于是她又临时改变了主意，直奔医院。

媛媛也谈到了自己的丈夫华子。她含着热泪哽咽着说，华子是这个世界上最好的人，他的心灵像金子一样宝贵，她是如此爱慕他、尊敬他！然而，造化弄人，这份爱却很遗憾的不是爱情，她的爱情却属于另外一个人！媛媛告诉我说，那次"三方面对面"的意象对话咨询过后，她回家就下了一个决心，不论如何，她都不再欺骗华子，她愿意告诉他真相，并尽一切可能去弥补自己对华子的伤害。出乎她意料的是，华子听了，很平静地抚摸着她的头告诉她说，其实他早已经知道这一切了，因为一个人用心爱了，就会知道爱人身上发生的一切。他这半年来也在犹豫着是否主动提出离婚，但是看到媛媛的精神很不稳定，担心她会出事，所以才一直没有说出口，本想等到嫒嫒做一段心理咨询、心情稳定下来以后，他再提出离婚的。那一刻，嫒嫒的内心真是五味杂陈，他们抱头痛哭了一场。

我的眼睛也湿润了。但同时，我心中不知道哪个角落里，还是会有一些意外的感觉，似乎这一切都太美好，而这美好也来得太快、太容易了……

之后，嫒嫒决定结束咨询，专注地去经营她的现实生活。我犹豫了一下，也没有挽留。

过了一段时间，嫒嫒来看我。当时的她素面朝天，人却显得更加青春焕发、楚楚动人，以前的抑郁状态已经完全不见了踪影。她拉着我的手很高兴地告诉我说，她已经和邱峻结婚半个月了，华子作为她的兄长亲自出席了婚礼。这半个月来，他们三个人一直生活在一起，一家人热热乎乎地和睦相处——一切真的就和自己意象中的一样！

临别的时候，嫒嫒还很好奇地问我："你不是告诉我说，意象只是我们心理世界中的想象吗？你不是老是提醒我要区分心理现实和外部现实吗？怎么想象中的故事居然真的会在现实中发生呢？"这个问题一时还真的难以用三言两语说清楚，我笑着挠挠头说："佛家不是说了，'一切唯心造'，一个人有什么样的心，就会有什么样的命运。这其中的道理，咱们还得一起慢慢去明白呢！"

此刻在讲述这个故事的时候，我一直封存着的某种担忧和疑惑，再次浮现在我的心头。这个美好的童话故事，此时此刻还在继续吗？

说不出为什么，我总觉得还有什么尚未完成……

◆ 督导师点评 ◆

这里的意象对话，起到的作用是用想象来推测未来。我们的潜意识知道得比意识更多。因此，潜意识更知道华子的内心、嫒嫒自己的内心和邱峻的内心，也往往能够给出比意识更准确的判断。

嫒嫒对丈夫的伤害，实际上主要不是她另有所爱，而是她"愚弄"了丈夫。因为每个人心中都有一个天平，平心而论，丈夫知道，一般也能理解嫒嫒会因为青春年少，很难为了报恩放弃性爱，但是被欺骗很容易带来被"愚弄"感。这个案例中的丈夫很宽容，所以很容易就原谅了嫒嫒。如果华子不这样宽容，嫒嫒就应该接受一定程度的愤怒攻击，并且做出一定的补偿作为代价，而后再离婚。不过，华子能这样做也不奇怪，一个能冒着生命危险去救人的人，本来就很可能有着高贵的品格。

生活在继续，生活中可能还会有新的问题，人生就是一个不断地出现问题和解决问题的过程。我也怀疑这个案例中还有一些没有发现和解决的问题。不过，心理咨询可以告一段落了，我们也先不用去管未来会如何。

来访者二： 无常之约

清晨，被学校辅导员送来咨询的时候，这个右眼角带着新划伤、面色泛青的文弱少年，竟然被一双手铐反铐着双手！

辅导员向我介绍说，这个少年的名字叫安东，从2009年年初开始，他就出现了一些不明显的强迫症状，后来情况渐渐严重，做了五六个月的心理咨询，其间更换了三位心理咨询师，但症状依然在，不见任何好转，于是在大约一个月前他彻底放弃了咨询。

刚刚停止咨询的时候，一切照旧。然而，就在最近两天，安东的“病情”突然之间开始恶化——他开始不可遏制地想要用锐器戳自己的眼睛。就在被“扭送”到咨询室的前一天晚上，他终于失去控制，一边号叫着，一边在寝室中用圆珠笔尖一次又一次地戳向自己右眼的外眼角，幸亏同寝室的两位同学及时按住，并报告了学校，否则后果将不堪设想。所以今天一大早，辅导员就把他送来强制接受心理治疗。辅导员反复叮嘱我，如果我感到这个孩子不可救药了，一定不要勉强，要马上报告学校，让学校立即“采取措施”，千万不要“出事”。

这位辅导员显然非常焦虑——不仅仅是她急促尖锐的声音向我传递着这个信息，她甚至都不肯让自己坐一下，而宁可在头二十几分钟里一边不停地诉说，一边弯着腰、手舞足蹈地走来走去。

当她的声音终于停下来的时候，咨询室中忽然出现了短暂的宁静——我记得这宁静很奇妙，就像是在满当当、闹哄哄的垃圾场中忽然出现了一片宁静而虚无的空间。而在这片刻的寂静之后，咨询室的每一个人都出现了变化：首先是辅导员居然自己找位置坐了下来——有趣的是，她刚好坐在本来为来访者准备的位置上；然后一直面无表情、一言不发地靠在墙角沙发上的安东也开始跟我产生了目光交流。

和安东的那一眼长达几秒钟的对视，蓦然间给了我很多辅导员无法告诉我的信息，这些信息是关于“心灵”的，和那些肉眼可见的“行为”无关。

然后，我放过了安东，让他继续待在观察者的位置上休息。

“陈老师，谢谢你告诉我这些情况。我现在最关心的是——你现在感觉还好吗?”我把目光转移到辅导员身上，开始发话。

辅导员一愣，惊讶地望着我：“你是在问我的感受吗?”她似乎不相信自己的耳朵。

“是的，我现在最关心的是你的感受。你现在感觉如何?”我望着她的眼睛，温和但是很坚定地回应道。

片刻之后，她年轻的眼眸就泛起了泪花。我看得出来，她十分不愿意在安东面前落泪，于是，我在纸上写道：“我知道你心里积蓄着很多难受的情绪，如果你需要，你可以在你觉得方便的时候来找我。”她感激地望了我一眼，随即又连忙仰起头，转动眼球看了看天花板，同时用一根细长的手指轻轻挠了挠太阳穴。然而，不争气的泪水还是静悄悄地沿着她瘦削的脸颊滑落下来。我什么也没说，什么也没做，只是静悄悄地把自己融化在她无言的情绪里。

过了一会儿，她的情绪渐渐地退去了，她显出很疲惫的样子。我建议她先回去休息一下，离咨询结束还有半小时的时间，我可以利用这段时间和安东聊一聊，等结束的时候我再打电话通知她。辅导员欣然应允，马上离去了。

◆ 督导师点评 ◆

说一句，安东失控后的那些行为，不是“强迫”。“强迫”是一种强力控制，是一种竭力去控制难以控制的东西的举动，发生在失控前。失控，是强迫已然失效后的表现。

心理咨询师先处理辅导员的情绪是正确的。在学校的这种设置下，如果不这样做，辅导员的情绪就会成为咨询工作的阻碍，这样咨询师就没有机会真正开始对来访者开展工作。心理咨询师对辅导员有共情，但又恰如其分，没有喧宾夺主。

先处理完辅导员的情绪并让她离开，是一个很好的咨询设置。在意象对话咨询中，我们发现，大部分被“卡住”的问题之所以难于处理，是因为一些不同心理动力的部分“打包”在一起。因此，在问题处理上，我们很关注“拆包”：先把缠绕成一团的东西拆解开，让它们各就各位，然后逐一分头处理。在这里，对处理来访者的问题来说，辅导员非但不是一个必需的存在，而且还是一个外加介入的存在。她的抽离不会影响来访者问题的呈现，但她的在场则会干扰来访者问题的呈现。因此，辅导员的离开，使得咨询师和来访者能够在更单纯的两人互动中交流，不会受到辅导员心理问题的影响。这可以让咨询有效地聚焦于来访者的心理问题，是一个去三角化的过程。

咨询室里只剩下我和安东。我把身体侧过来对着他，说：“安东，接下来的时间是你自己的了，如果你想和我说说话，你可以自己过来或是邀请我坐到你面前去，如果你什么都不想做，我们只是静静地待半小时，那也很好。你可以自己做决定。”

安东一言不发。我告诉他，如果他不愿意交流，那我就放音乐看书了，他需要和我说话的时候可以随时叫我，等咨询时间一结束，他就可以走了。我建议他在这段时间里可以关注一下自己的身体或情绪，也可以想想自己究竟是一个什么样的人。

然后，我就开始播放令人放松的音乐，并且自己看书了。安东开始一动不动、面无表情地坐在原地发呆，但是不到五分钟，他就开始不停地出现微小的骚动，就好像浑身不舒服的样子。很快，他开始出现频频眨眼睛和扭头的动作，脸发红、出汗，被铐在背后的双手开始挣扎着想要挣脱出来。

“安东，现在你身体不舒服吗？”我放下书，关心地问他。

“嗯，我的眼睛特别特别难受！”他拼命地一下一下用力挤着眼睛。

“你眼睛总是像这样难受吗？”我问。

“已经三个多月了，而且越来越严重了！”安东焦躁地回答。

我算了算时间，现在是 2009 年 9 月中旬，也就是说这个症状大概是在 2009 年 6 月开始的。“三个月前发生了什么？”我问。

安东回答：“没发生什么。哦，只发生了一件事，就是我原来的强迫症症状好了。”

“原来的症状是什么？”

“老是打自己耳光——一开始是老想打，到后来就真的打了。我就是因为这个才看心理医生。”

“老是想打自己耳光是从什么时候开始的？”我继续问。

“老师！求求你别问了！我现在眼睛难受得很！”安东突然显得愤怒起来。

“对不起，安东，我的确不该在这个时候问你这么多问题，因为你现在很难受。我或许可以帮你减轻一下你眼睛的痛苦，但是，你现在有意愿尝试吗？”

安东一下子安静下来，没有回答。

“我不确定你宁可让眼睛难受下去，还是想让眼睛感觉好起来。所以，我不知道现在该做什么。也许你可以告诉我，我该怎么做。”我很小心地说。

安东犹豫了一下，浑身放松了下来，同意让我试试，看能否减轻他的痛苦。

我邀请他把注意力放在自己的眼睛上，用一个比喻句来描述他眼睛的难受。他说，眼睛的难受“像有一把刀在刮着眼球”。是谁在刮？为什么要刮眼球？安东闭上眼睛，进入了意象世界。他看到，原来是一个医生在刮他的眼球，因为眼球的角膜上面长了白内障，他在做治疗。但是，刀太冰冷，也太锋利，所以一碰到眼球就出了好多血，为了修复自己，白内障就长得更厚实了。

“这么说，白内障其实是在保护眼球？”我问。安东点点头。

“如果白内障能够对你说一句推心置腹的话，它会对你说什么呢？”我问。

“它会说，‘你为什么不放过自己呢？！’”安东找了半天，才找到这句话。

我慢慢地重复这句话给他听，他停止了眨眼，眼球开始簌簌地抖动，慢慢地，安东开始眼圈发红，最后流下了眼泪，回答说：“因为我有罪！”是眼球在回答这句话。

“白内障想要保护眼球，让它放过自己，而眼球自己不想放过自己，因为它感到自己有罪。”我旁白道。

安东大声哭泣起来。他说，他感到自己的心脏已经被挖掉了。

“心脏被挖掉和眼球的白内障有关吗？”我问。

安东说，自从心脏被挖掉的那一天，他的眼球就开始长白内障了。

我心里冒出一个问题：心脏被挖掉的那天发生了什么？但看到安东的状

态，我不敢贸然询问。我犹豫了一下，请安东回来再看一看白内障。

安东惊讶地发现，这时候白内障竟然变薄了。原来，最外面的一层白内障是一层厚厚的盔甲，它已经脱掉了，现在，他发现白内障竟然变成了一张白色的大屏幕，上面是一幅巨大的、鲜血淋漓的照片——一段刚刚被挖走心脏的人类打开的胸腔！

看到安东的情绪状态还可以继续，我请他像切换幻灯片一样切换到另一张照片——被挖下来的心脏。安东看到了，在第二张图片上，这个心脏竟然是一摊肉泥！看到这里，安东满脸涨红，身体痛苦地向前弯下去，一直弯到自己的双膝上。此刻，我连忙帮他处理了一下情绪。

情绪得到了部分宣泄以后，安东重新直起身来，我们继续回来看着这滩肉泥的心脏，安东依然觉得自己很难过，但可以面对了。慢慢地，他在意象中听到这摊肉泥似乎是在微弱地呼唤着："妈妈…… 妈妈……"我请安东在"妈妈…… 妈妈……"后面再多说一句话，安东说："妈妈…… 妈妈…… 救救我！不要抛弃我！"意象做到这里，安东突然之间看到心脏变成了一个很小的孩子，浑身皮开肉绽，一个人孤零零地被压在一片充满垃圾的废墟当中，绝望地哭喊着。

"孩子的妈妈在哪里？"我小心地询问。

此刻，安东突然看到，在刚才的第一张幻灯片上，被挖掉了心脏的那段胸腔忽然变成了一个女人的样子，这个女人就是那个小孩子的妈妈。她正在忙着什么，根本无暇顾及自己的孩子。

我开始明白怎么回事了，不再追问那个女人在忙什么，而是把注意力引到安东身上："安东，此时此刻，你看到这个孩子有什么感觉？"

安东立刻落泪了，他说，这个孩子好可怜，他觉得好心疼。我问安东："那你愿意为他做什么吗？"安东没有回答我，只是立即冲过去，发疯似的用自己全身的力气刨开压在孩子身上的垃圾，一把就把这个小孩子抱起来紧紧搂在了自己的胸前。孩子安全了，紧紧地搂住他的脖子。但是，随即孩子把小脑瓜在安东的胸前拱了拱，又哭泣起来——他饿了，要吃奶。安东手足无措地抱着孩子，自己哪里有乳房啊！他只好抱着孩子和他一起哭泣。

在我的提醒下，安东总算为孩子弄来了奶瓶和奶嘴，孩子停止了哭泣，在他的怀里安详地吃着奶，鼻子里发出满足的、嫩嫩的哼哼声。安东也平静下来，望着怀里的孩子，心脏部位涌过一股暖流。这时，安东惊讶地发现，孩子身上的伤竟然慢慢地长好了。

从此，安东就把这个小孩子收养了，带他回家，给他洗澡，把他安顿在一个温暖的摇篮中。他会一直照顾这个宝宝。

望着安东安详的表情，我请他感受一下自己的眼睛，他发现，眼睛不难受了！重新睁开眼睛回到现实中，安东四下里东张西望地看着，原来昏沉的眼睛里闪闪地发亮。安东告诉我说，这种感觉好奇妙，他忽然觉得好像自己刚刚来到这里，或者说，他刚刚才真正地回到这个世界。

咨询结束了，已经超过原定咨询结束时间半小时，那位负责的辅导员已经在门外等候多时了。我简单地告诉她，情况在好转，请她不必太担心。听了我的话之后，她半信半疑地带着安东离去了。

这样的咨询是第一次，也是我从业以来的唯一一次，我不得不在咨询的时候仍然让我的来访者戴着手铐——在当时，这给我带来了巨大的心理冲击，以至于我不得不在第一次咨询后的一周多时间里，反复地清理、整顿自己的内心。

◆ 督导师点评 ◆

眼睛症状出现和强迫症好了，这两个事件的同时出现，启发我们这两者之间有一定联系——用这样的方法找线索，是精神分析的手法。从眼睛的意象开始做意象对话，则是意象对话疗法的手法。我们可以看到，用意象对话的方法，可以很快切入潜意识，获得大量的信息。

当心里冒出一句话的时候，即使我们的意识不知道这句话的来龙去脉，只要我们“贴着”这句话，我们的深层潜意识心理也会回应这句话。

虽然我们还不完全知道这些意象的象征意义，不知道它们对应的是什么现实事件，但是已经可以做一些治疗性的工作了。比如，这个案例中，对意象中的小孩子的救援和喂奶也是意象对话疗法的一个特色。

最重要的一点是心理咨询师要随时保持觉察，只有这样才能知道我们可以在一次意象对话中做到什么程度。“看到安东的情绪状态还可以继续”，心理咨询师才继续，这是最重要的。

次日，安东再次来咨询。被送来的时候，按照我的要求，他的手已经被放开了。他告诉我说，自己仍然有想要用尖锐的东西戳进眼球的冲动，但已经减轻了许多，他已经可以在现实行为上自我控制了。

一坐下，他就带着淡淡的喜悦之情告诉我说，上次咨询回去，他就立刻发现自己原来另一个一直没好的强迫症状消失了，就是他突然不再想用指甲抠桌子了。

我不太明白这是为什么。但我却毫不费力地感受到，言谈之中，他的眼神传递着对我的信赖。于是，我直接带着他进入了意象。

这次，白内障果然减轻了许多，但是，那个穿白大褂的手术医生依然手握手术刀，随时准备着刮他的眼球。问医生想要表达什么，对方不予理睬。

我们就盯着那个穿白大褂的医生看，渐渐地，他变得越来越高，最后变成了一个穿着白色长袍的、分不清性别的巨人。

这个巨人是来索命的！他的名字叫“白无常”。

安东告诉我说，他只知道，这位“白无常”是一位地狱使者，为了实现生命的公平正义，所以才来向自己索命的。至于自己为什么破坏了生命的公平和公正，自己也不知道。说到这里，无辜的感觉冒了出来。我们允许“无辜”表达了自己想要说的话：“我没有做错什么!”之后，安东感觉胸腔中堵了很久的一块大石头变小了很多，自己可以呼吸了。

我问安东，那个被白无常索命的人，是什么样子的呢?

安东看了好一阵子才看到，原来，那是2008年5月12日的自己!

至此，真相大白。原来，在那次突如其来的地震中，安东被在场的语文老师救了一命。然而，很快这位年轻的语文老师就发现，自己的宝宝因为无人救助被压在了废墟下，永远地告别了昙花一现的人生……看到救了自己的恩人因为失去自己的孩子而痛不欲生，安东的内心有强烈的崩溃感。他无法面对自己深深的内疚，因而不得不在很长一段时间里把自己的心牢牢地隔离起来，“没心没肺”地活着。

可是，这样的平静并没有维持多久，渐渐地，被压抑的内疚还是像闹鬼一样出现了。为了对抗这份无法背负的痛苦，安东开始出现一些不明显的强迫性行为：刚开始时，他总是莫名其妙地用剪子去剪自己的头发，后来渐渐发展到用拔猪毛的镊子拔头发，而且不拔心里就焦躁不安。于是他开始做心理咨询，但是做了几次之后发现症状不但毫无缓解，反而还逐次加重了。安东认为咨询师不够专业，于是就换了一位咨询师。在第二位咨询师那里做了两个多月，拔头发的症状大大减轻了，但是安东又出现了一个扇自己耳光的新症状，而且拔头发的症状越轻，扇耳光的症状就越重。于是，安东再次换了咨询师。在第三位咨询师那里又做了两个多月，原来拔头发的症状完全消失了，自己扇耳光的症状也得到了很大程度的缓解。然而，安东又出现了新的症状，就是难以克制地用指甲抠桌面，直到抠出血来才觉得心里舒服！与此同时，他还开始出现想要用手指戳自己眼睛的冲动！这一次，安东绝望了，他发现，自己一个症状好了，另一个更严重的症状就又出现了，自己真的是没救了！就这样，他彻底放弃了咨询。

然而，就在安东刚刚放弃咨询没几天，就到了汶川地震的一周年纪念日。于是，这个创伤再度被掀开，一直备受压抑的潜意识终于爆发了。此时，用手指戳自己眼睛的冲动就升级到用尖锐物品扎自己眼睛，甚至有要把自己眼睛剜出来的念头。很快，强迫性意念开始变成危险的行动：开始安东只是用笔轻轻地在眼睛周围扎、戳，但后来随着内心的压抑和对抗愈演愈烈，他的行为也变得越来越危险，终于在某一天，他几乎弄瞎自己的双眼，老师和同学们强行制止并勒令他接受心理治疗，否则就把他送精神病院治疗或是退学。就这样，出现了开头的那一幕。

知道了这一切的前因后果，安东和我的心里都是五味杂陈。

接下来的两天，我们连着做了两次咨询，专门处理了一直被安东所压抑的内疚。通过倾听自己的潜意识表达，安东很震惊地发现，如果这个内疚感继续被压抑而无法得到处理，那么接下来他会出现的强迫性行为就会是自杀，因为在自己心里，那个 2008 年 5 月 12 日被老师救出来的男学生的子人格，已经悄悄地和“白无常”签订了一个生死协约，就是用自己的生命去赎回老师的小宝宝的生命……

当内心的内疚感得到充分表达和建设性疏导之后，安东终于发生了转折性的变化。虽然还有很多其他的问题，但至少从那以后，安东再也没有出现过自残的行为。

◆ 督导师点评 ◆

“如果事情不是这样发生的……”“如果当时……”在我们的生命中，有很多这样的“如果”。

人生之路，有许多岔口，岔口的一个小小的不同，会造成未来的巨大的差异。因此，我们经常会想，另一个岔口后会是什么样子的路。

很多时候，我们会宁愿人生走上了另一个岔口。

安东在共情到了那个小孩子的痛苦，共情到了老师的痛苦之后，宁愿老师先去救自己的孩子，哪怕自己会因此而死。在他的潜意识中，这才公正。

因此，潜意识中他的愿望，就是让过去改变，走向另一个岔口。

这个愿望没有错，但是不现实。

因为人生的基本特点，就是没有回头路。我们不可能改变过去，只能影响当下。试图用“自伤、自杀”来换回老师孩子的生命，是不可能的。和“白无常”签约的他，是受了死神的欺骗。“白无常”的意象，本来的象征意义就是告诉你，生命是无常的。接受无常，就需要活在当下，而不是活在“过去是不是能不同”的纠结中。白，在这里象征着“善”，这里的意象之所以是“白无常”，而不是“黑无常”，是因为他的情结的本质是善良的愿望。“白无常”要做手术去除他的白内障，就是想让他在痛苦中看到生命无常的本质。“白”内障，意味着他的善良的愿望，阻碍了他对世界的了解。

充分表达了内疚，会大大减少安东趋向死亡的心理能量，所以症状会大大减轻。但没有完全看清无常的本质，没有完全区分心理世界和现实世界，安东自残的念头就不会完全消失。

另外，回顾安东的咨询史，我们会看到，当一个症状被“治疗”，另一个症状就会出现，而且这些症状还有越来越具有伤害性的趋势。这说明，心理咨询师仅仅在症状层面做工作是远远不够的，因为来访者内部的心结并没有被触及和打开。下游污染，是因为上游有污染源，仅仅堵住一条下游的河道，是不能解决污染问题的，而且上游源源不断流下来的污水，还会改道去污染另外一条河道。因此，意象对话心理咨询重视的是追根溯源，发现污染源，并在源头进行污水治理。

但是，那些自残的念头还是会时常出现。于是，在接下来的几次咨询中，我们对一些重要部分逐一做了清理。其中比较重要的发现是：

对安东来说，头发是“情丝”，也是“智慧”和“力量”(他在意象中看到的被拔掉头发的自己，是《圣经》中因为被剪掉了头发而失去所有力量，最后被杀死的无敌大力士参孙)。所以，安东的第一个强迫性症状——剪掉或拔掉头发——既是在表达自己揪着头发痛心疾首的感受，又是在表达自己想要狠心“剪断情丝”“把感情斩草除根”的愿望，同时还是在表达自己已经完全丧失了理智和内心中支撑自己活下去的力量。

而第二个症状——扇耳光——是在责怪自己当时贪生怕死，呼叫老师来救自己，结果自己得救了，老师却永远地失去了自己的孩子。他好悔恨。

至于第三个症状——用指甲抠桌子直到抠出血才舒服。后来我们终于明白了为什么在第一次咨询之后这个症状就那么轻易地消失了：其实那不过是歪打正着，因为这个症状想要表达的是安东内心一个强烈的渴望——“我要不遗余力地把老师的孩子给挖出来救走!”其实，这个渴望，在安东第一次听说“老师的孩子被压在废墟下面几乎砸成了肉泥”时就已经出现了。然而，强烈的内疚和痛苦，使得他压抑了这个声音。而在第一次咨询中，我们碰巧象征性地回到了当时的地震现场，给了一个机会让安东的潜意识完成了这个愿望，把压在废墟下的孩子刨了出来，救回了家。愿望被满足了，这个“闹腾着”想要满足愿望的症状也就消失了。

而最后一个症状——用手指戳眼球或用尖锐物品戳眼球——除了表层潜意识中想要表达的“我因为贪生怕死而被人指指戳戳”的被评价感之外，更重要的是想要表达更深层的潜意识内容：“我永远不想再看到、再想起那一幕!”同时，这个症状之中也暗藏杀机，因为这其中隐蔽地伴随着一个想要让自己“杀人偿命”的自杀企图。我们后来发现，在安东内心有一个子人格认为安东是杀害老师宝宝的凶手。这个子人格偏执地认为，从老师为了救他而失去了自己孩子的那一刻起，安东已经是虽生犹死的行尸走肉了，只有他愿意舍弃自己的肉体生命去赎回那个牺牲掉的宝宝的生命，他才能重新找回自己灵魂的生命。

这些深入的探索，让安东和我都得到了生命深处的成长。终于，在一连串的痛苦探索之后，这个青春勃发的年轻少年又恢复了他这个年龄应有的神采。

是的，黑夜总会降临，但明天的太阳依然会在我们的天空升起。

◆ 督导师点评 ◆

案例做得还不错，但是我感到好像还缺了点什么。

一个是我刚才说过的。安东的某个子人格，希望用自己的生命换回老师的宝宝的生命。我们应当接纳这个愿望本身，因为这是安东的灵魂追求；我们应该探索并体会这个子人格的爱心、正义感等积极品质；也应该继续看清这个子人格的不现实，让他真正看清，在现实世界他想要改变过去是不可能的，老师的宝宝已不能复活，然后接受这个现实，并看看在这种现实中，自己可以做些什么。

还有一个我觉得需要的，是找到对生死、对命运、对统治宇宙的伟大力量的一种尊重。我不知道如何找到，但是我感到，除非能看到宇宙中统治生死和命运的那个伟大的力量，除非和"更大的"在一起，否则我们似乎很难完全脱离自我的这些"念头"。

"我去死，让他活"，这个善良的愿望背后，有一种自大——命运，是这样容易可以让你去和它讨价还价的吗？你以为你是谁？当然，如果我做咨询，不会用这样生硬的态度质疑来访者，我们需要慢慢引导他去看。

这位优秀的心理咨询师，为什么在这里有所欠缺？我怀疑，这是因为她也有类似的情结。

来访者三： 死亡多米诺

在长达三年的灾后心理辅导的工作过程中，鲁启明是我遇到的令人尊敬的心理咨询师同道之一。虽然现在我们已经完全失去了联系，但是我相信，无论身在何方，他都会不懈地跋涉在自己的理想征途中。

第一次见到他的时候，2009 年的春节刚刚过去。那时的他，面色青黄、弓腰驼背、形容枯槁、皮包骨头，一米八的大个子，活像一根病蔫蔫的竹竿。

他开门见山，毫不设防地就告诉我说，自己前不久刚刚自杀未遂，被人竭尽全力地救治过来以后，他开始重新反思自己的人生，意识到自己正遭遇一场前所未有的理想危机，而且被卡在了死胡同里无法脱身。现在，他已经认识到自杀只是他在那个时期无法跨越心理危机的一种逃避，所以现在他不想再无谓地放弃自己的生命，但是他依然需要有人能够指点他走出迷津——让我有点惊讶的是，当他明确地说出自己的这个需要的时候，毫无一般男人所表现出来的自恋阻抗。

他的表述思路清晰、简洁、直截了当、要点分明，毫不拖泥带水，再加上他的语音、语调和身体语言，鲁启明整个人都无时无刻不在向我传递着这个生命内在的某种不可言喻的力量，让我不由得对他开始有些肃然起敬。我意识到，在他目前消瘦、薄弱的身体里面，跳动的是一颗热血沸腾的、富有能量的心。

我邀请他谈一谈自己出现了什么样的“前所未有的理想危机”。他很痛快地告诉我，他自己也是一名心理咨询师，已经有了多年的心理咨询专业经验。在汶川地震的时候，无牵无挂的他毫不犹豫地带上自己所有的积蓄，从北方的家乡来到了四川灾区，在自己可能做到的第一时间就冲上了重灾“前线”，开始了心理和经济援助工作。

这一待，就是半年多的时间。他用自己所剩不多的积蓄，在当地的一个重灾区城市里搭起了一个简陋的地震棚，添置了必要的设施，开办了一个小小的公益心理援助中心——到了晚上，这里就是他的单身宿舍——以便持续地进行他的震后心理援助工作。在这短暂却又漫长的半年多的时间里，他起早贪黑、披星戴月地走访了许许多多需要帮助的人，不知道跑了多少路，流了多少汗，和人们一同经历了多少生离死别、刻骨铭心的场面。可是，他不觉得苦，能够分担人们的痛苦让他体会到莫大的幸福和人生的意义——他感到，自己一直在努力寻找的人生理想，原来就在这片废墟里，就该在这片废墟里得到实现！

然而，就在2009年的第一天，在他这里已经咨询了四个多月的一名来访者突然自杀身亡了！这个噩耗对他来说无疑是晴空霹雳，他感到自己心中理想的擎天柱仿佛也随着这条生命的离去而坍塌了。一下子，他失去了所有的干劲儿，中断了所有的咨询，开始整天把自己反锁在屋子里，几乎不吃不喝，夜不能寐。很快，他的体重就掉了将近二十千克。他整日里只是在翻来覆去地拷问自己：“我能够挽救这些苦难的人吗？我真的能够救他们吗？”这个残酷的拷问像一条灵魂的皮鞭一般，无时无刻不在鞭笞着他赤裸裸的血肉之心，他终于崩溃了，于除夕夜上吊自杀。

或许是冥冥之中他命不该绝，他刚一上吊，就有一家人为他端来了专门为北方人包的热饺子。由于他的家就是白天的“公益心理援助中心”，为了便于灾区的人们在任何有需要的时候都能够找到，大门是没有装锁的。就这样，他被发现了，立即被送进了附近仅有的一家小型医疗救助机构。

在他脱离生命危险之后，许许多多曾经接受过他帮助的人都来探望他，很多人甚至流下了眼泪，告诉他说，他们需要他好好地活下去，他们需要他继续和他们在一起。面对这一切，鲁启明的内心仿佛再次遭遇了一场地震。最后，他狠狠地下决心，不能就这么白白地自杀了，要死，也要累死在工作岗位上，这样自己的生命才能为别人的幸福带来一点儿价值。

听到这里，我的眼睛湿润了，脑子里冒出“春蚕到死丝方尽，蜡炬成灰泪始干”的诗句。一时间，面对着这个正值壮年的男子汉，我开始有点儿不确定，我能够帮到他什么呢？以他的智商、他的力量、他的爱心，哪一样都不需要我的“帮助”！

◆ 督导师点评 ◆

鲁启明可以说是一个英雄，心理能量强、爱心纯洁，令人尊敬。我也很尊敬他。相比较于他，很惭愧我所能做的要少得多。

他有一颗伟大的心灵。

但是，他缺少了一样智慧，那就是平衡地看到：人是如此伟大，又是如此渺小；人的灵魂如此伟大，我们才能超越自私的藩篱，和宇宙中的大爱联系在一起；人的力量是如此伟大又渺小，我们才能放弃幻想。要知道，我们可以为别人做很多很多，但是，我们一点儿也没有办法真正为别人的生命负责。每个人的生命是属于他自己的。

苦、累、危险，他都不怕，是因为他从助人中看到了自己的力量。但一个来访者的自杀就能让他放弃生命，是因为这个事件告诉了他“你不是全能的”“无论你做多少、做多好，你都没有办法让别人不再自杀”。这让他的“理想化”遭到了打击。被救后，他还能活着，是因为来探望他的人让他再次看到了自己工作的意义。但这不能让他忘掉那个事实，即“你对别人的生死无能为力”。因此，他的自杀愿望没有消失，即便自杀行为不再实施，潜意识也会找一个迂回的自杀方法，让自己在继续助人中累死。

我看到了这些，但依旧觉得他不愧为一个英雄。

他很肯定地告诉我，我能够帮到他。他现在已经从一名过去的心理咨询师变成了一名心理疾病患者，已经完全丧失了助人能力。所以，他迫切地需要我为他做心理治疗，帮助他走出心理危机，以便早日“回归战场”。

我请他进入意象，看一看那个渴望早日回归战场的子人格——那是一名已经被子弹打得血肉模糊的战士，生死不明。在意象中，我们充满怜惜之情地检查、处理、包扎了这名战士浑身累累的伤口，为他擦洗身体的血污，等他清醒过来之后，我们又喂他喝了清水，并把他安置到一张温暖柔软的床铺上休息。渐渐地，他开始康复了，原来奄奄一息的重伤号终于恢复了人样。原来，他是一个眉清目秀的青年男子，二十二三岁，血气方刚，内心充满了理想，他的名字叫雄，英雄的雄。

这次咨询过后，鲁启明稍微有了一点点好转，至少他开始恢复正常的食欲，但是，他依然严重失眠。我们再次回到意象中去看望正在康复中的雄，检查他的身体，发现虽然大部分伤口正在正常康复，但还是有几个伤口已经严重感染、溃烂了，其中最严重的一个是右手虎口上的伤口，上面密密麻麻蠕动着一群蚂蚁大小的蛆，肉和肌腱、筋膜基本上已经溃烂光了，连白骨都露了出来。最后，那个伤口变成了人的白骨，是被从手腕处齐齐砍断的一只右手的白骨。

“右手是干什么用的?”我问。鲁启明回答说：“是在战斗中拿武器的。”

“它是怎么被齐齐砍断的呢?”我接着问。鲁启明回答说：“是被敌人砍断的，所以武功尽废了……或者，是我砍断的，因为它太无力了，要它还有什么用呢?”

沿着白骨的边缘不断地看下去，渐渐地，整个人的一副骨骼呈现了出来。看到骷髅头的时候，鲁启明突然变得脸色苍白，浑身猛地打了一个冷战，头随即痛苦地扭向了一边。原来，那骷髅的两个黑洞洞的眼眶让鲁启明浑身发冷，不愿再多看一眼。

在我的鼓励下，鲁启明勇敢面对了自己的恐惧，并重新面对了这个骷髅头——它的两个黑洞洞的眼睛仿佛死不瞑目的样子，但是，一切都晚了，它再也无法说出一个字了。看到这里，鲁启明忽然哽咽了。

鲁启明很有自我觉察力，他知道，自己此刻的情绪是悲哀和痛惜。“悲哀”无法言说，只是流泪；而“痛惜”想要说：“你这么年轻，你还有很多很多的事情要去完成，你怎么就这样轻率地离去了呢?”

稍微处理了一下当下浮现的情绪，我们继续回来看那两个深深的黑眼眶。

“这双死不瞑目的眼睛究竟想要说些什么呢?”我问。

鲁启明说，那双眼睛想要喊，但是喊不出来，因为嗓子太干了。看看骷髅的嗓子，原来那里正燃烧着熊熊烈火，那是通红的、滚烫的、愤怒的火焰，就好像在对鲁启明说：“我恨你！我把生命交给了你来保护，可是你却辜负了我！你却辜负了我!”原来这个骷髅就是鲁启明的来访者姜辉——他就是现实中那个在鲁启明这里接受了四个月的心理辅导，最后却在次年元旦悬梁自尽的来访者。

看到姜辉的那一刻，鲁启明一下子从咨询椅上无力地滑下来，“咕咚”一声双膝跪地，全身匍匐着，头接二连三地撞在冰凉的水泥地板上。我慌忙跳起来，冲过去阻止了他继续撞头。他的额头已经撞破了皮，在薄薄的一层灰土下，粉红色的伤口正在往外渗血。我的肋间神经顿时感到一阵刺痛。

不愧是训练有素的心理咨询师，鲁启明一瞬间就恢复了知觉，他立即停止了那些疯狂的举动，开始用双手捂着脸放声痛哭。半跪在他身旁的我望着他，不知道自己该做些什么，只是感到很心痛。

哭了一会儿，鲁启明重新平静了下来。他睁开眼睛，慢慢地告诉我说，刚刚他一边哭一边和意象中的姜辉对话，他向姜辉表达了自己深重的歉意和罪疚感，并请求他惩罚自己。但是姜辉听到了他的话，却表示能够理解并原谅了他，而且姜辉还反过来向他表达了自己的感激之情，感恩在自己最艰难的时候，鲁启明一直以来细心的关照。最后，姜辉还告诉鲁启明说：“我决定离开这个世界，并不仅仅是因为你知道的那个原因，一件事情的发生，背后往往有许多原因。知道你依然这样牵挂着我，我很满足，但我希望你不要再因为我的个人决定而折磨、伤害自己了。否则，我会感到不安的!”鲁启明含着泪答应了。两个人就此告别。

我点了点头。他做得真好。可是，我不知道该说些什么作为对他的回应。

◆ 督导师点评 ◆

断手的意象很容易理解，这就是鲁启明无能为力感的象征。

意象对话心理疗法中，有一个常常隐形的心理治疗师，那就是来访者深层潜意识中的“治疗者”。姜辉，也可以看成是这个“治疗者”的一个化身。他告诉鲁启明，原因是复杂的。隐形的心理治疗师，比咨询室中现实存在的那个心理咨询师更有智慧。因此，现实中的心理咨询师往往可以做的，就是用意象对话的方法，请出那个更有智慧的心理咨询师，让他帮助自己为来访者治疗。

第三次咨询时，鲁启明一来，就主动和我谈起了姜辉。

和他本人一样，姜辉也是灾区的年轻救助者之一。在摇摇欲坠的楼房里，姜辉舍生忘死地救出了五个人，自己身上也多处负伤。但是，就在他救助第六个人的时候，却由于没有救助常识，使得好不容易被挖出来的遇难者颈椎折断，活生生地死在了他的臂弯里。这件事给姜辉带来了沉重的打击，他久久沦陷在内疚、自责中无法自拔。虽然鲁启明为他做了长达四个月的心理咨询，但他还是无法从深深的罪责感中走出来。最后，就在2009年第一次太阳升起之前，他悬梁自尽了。

听到这里，我心跳加速、难以呼吸，各种强烈的情绪在胸腔里翻江倒海。多么可怕的重复啊！一根结束生命的绳索、新年第一次日出之前、无法挽救的遇难者、不肯放过自己的英雄……这可怕的悲剧脚本，就像一个神秘的死亡诅咒，像不治之症的病毒一般，经由爱的连接，以神圣的罪名在这些美好的生命之间传递！

好半天，我都不能言语。鲁启明关切地注视着我，轻轻地问："你，还好吧?"我回过神来，望着眼前的鲁启明，和他分享了我刚才的感慨。鲁启明也陷入了沉思中，半晌没有说话。

◆ 督导师点评 ◆

分享感慨，好。这不是技术，但是却是最好的技术。我也有感慨。

不知道什么时候，我们又开始了对话。鲁启明告诉我说，上次咨询回去，他香甜地睡了一大觉，他已经很久都没有这样安稳地睡过觉了。从那天晚上到现在，他的睡眠基本上恢复了正常。为此，他深深地感激我。我笨拙地摇了摇头，在心里暗暗对他说："鲁启明，这一切都是我应该做，而且也是我愿意做的。"

我们再次回到意象中去探望那个伤员战士子人格雄。他已经明显恢复了许多，人也已经长胖了一些。再次检查身体，他的大部分伤口已经完全长好了，只剩下一道道显眼的伤痕，右手虎口的伤口也正在长出粉嫩色的新鲜肉芽。只是，雄还是有气无力地躺在病床上，一动也不想动。床头和床腿，到处都是破旧的蜘蛛网，阴暗不透气的病房里弥漫着灰尘。我们一起为雄打扫了房间，打开了窗户。阳光照进了房间，新鲜的空气也开始流通，雄的脸色也有了血色。

于是，我们和雄开始了一场对话。雄一开始面对我们的时候很羞愧，因为他是一个逃兵，他现在只想永远地待在病床上，再也不想回到那个硝烟弥漫、血肉横飞的残酷战场上去了。

鲁启明听了雄的话感到很不齿，开始嘲笑他是一个"吓破了胆的懦夫"。回头看看这个嘲笑雄的子人格，发现他是一个长得异常高大、强壮的巨人。这个巨人的名字叫所罗门，是一个泱泱大国的国王，有力量，又有智慧，深受百姓的拥戴。

于是，在我的"第三方协调"下，所罗门和雄开始了一场富有张力的对话，他们开诚布公地表达了自己内心真实的想法和情绪。慢慢地，他们发现，其实，在激烈的分歧下面，两个人的价值观和理想是一致的，都是想要为人类解除痛苦，造福苍生。只是雄在战场上受了重伤，右手有了残疾，已经不可能再实现自己的理想，所以才有了避世的想法。在所罗门的鼓励下，雄重新站了起来，决心继续为自己的理想而战斗，哪怕自己有残疾，依然也可以做其他造福苍生的事情。最后，雄追随所罗门回到了他的王国，成了所罗门国的一位大臣，专职医疗卫生事业。

◆ 督导师点评 ◆

这还是意象对话中的自我治疗。

第四次见面的时候，鲁启明整个人都显得阳光了起来，人明显的胖了，后背也挺拔了起来，高大的体格显得格外英武。

他告诉我说，他已经学会了给自己做意象对话，在回去后的一周里，他给自己做了三次"自我咨询"，又有一些新的领悟想和我分享。

我很高兴地洗耳恭听。

鲁启明很坦然地告诉我说，首先，他确认子人格雄康复得很好，雄已经不再像以前那样沉溺于自己的个人英雄主义力量，并且开始明白，人和天各有其位，人的职责就是勇敢地为自己的理想而付出自己的全力，至于结果，并不必过于执着。生死有命、成败在天，人做好人的努力就够了，至于结果，那是天的工作。原来自己的理想中还在很大程度上掺杂着自恋幻想，不知不觉中，他就把自己认同成了一个“拯救者”。所以，当无所不能的自恋幻想被现实残酷地打破的时候，他的自恋就崩溃了，因为他发现了自己竟然不是拯救者，不是全知全能的上帝。现在，雄已经明白了这一切，也已经真正接纳了自己的不完美、局限甚至残疾，已经找到了真正属于自己、适合自己的位置，以后会更脚踏实地地实现自己的人生价值。

其次，他发现上次出现的那个巨人所罗门王，实际上是一个乳臭未干的十几岁的少年王子装扮的。现在，他还比较瘦弱、无力，但是他天资聪颖、富有爱心，经过几年的成长一定会有所作为，而那个身高两米的所罗门王的形象，同样也是他内心夸大自体的象征性呈现。现在，少年王子已经把所罗门王当作自己的“榜样”去认同。

而自己意象中的那个“姜辉”，也是自己心中原本就有的一个人格侧面。由于那个“姜辉”和现实中的姜辉具有很多相似的精神品质，鲁启明就把自己心中这一部分人格特征投射到了现实中的姜辉身上。所以，当现实中的姜辉因为罪疚感而自杀身亡的时候，自我中的那一部分能量也随之认同了死亡。然而，无独有偶，姜辉在救助遇难者的时候由于自己的“不称职”而导致遇难者死亡，鲁启明也同样在救助“心理遇难者”的时候由于自己的“不称职”而“导致遇难者死亡”。这种高度的相似性，自然而然地使鲁启明心中那个像姜辉的子人格认同了“该自杀的原因”，而之所以选择悬梁自尽这种自杀方式，是潜意识在表达“难以言说”“如鲠在喉”的内心痛苦的感受。

说到这里，鲁启明深深地叹了一口气，眼圈一红，遗憾地说：“可惜，我还有机会，而姜辉却……现在我明白，我之所以无法帮助姜辉从这个困惑中走出来，是因为我自己身上也存在着同样的困惑没有解决……”

就这样，我还没有来得及真正为他做些什么，我们的咨询就结束了。仅有的四次见面，让我就见证了一个不可思议的生命，见证了他如何以难以想象的坚忍、智慧和直面真相的勇气，完成了一个生死边界的跨越。

一晃三年过去了，我再也没有过鲁启明的音讯，但是，我的内心却对他充满了信心。我猜，他此刻一定正在地球的某一个角落，实现着一个平凡人的奇迹。

相濡以沫，不如相忘于江湖。

◆ 督导师点评 ◆

鲁启明不愧是一名好的心理咨询师，他果然自己发现了问题所在。我本来还担心他发现不了呢。

所以，我们对别人的成长，是不可能掌控的。你不会知道一个生命会如何，因为每个生命都有他自己的自由意志。不相信自由意志的“心理学”，根子上是反对生命的“科学”。

愿我的同行们，能以有或多或少残疾的身心，尽人事、听天命，继续实现“平凡人的奇迹”。

沉默的对白

在一次公开课上，我遇到了这样一个令我印象深刻的个案：她举手说有问题想要解决，但一上来就沉默地望着我，一言不发。我也沉默地望着她，一言不发。就这样，我们默默地对视了四十多分钟。

在这四十多分钟的沉默里，我静静地体会、感受着她无言背后的东西。我感受到，穿越了语言的交流，我们之间正有那么多的东西在暗暗地发生着。

在我面前的是一位年轻、漂亮的姑娘，她身体绷得直直地端坐着，精致淡雅却毫无表情的脸庞上，长长的眼睫毛似乎在忽闪忽闪地说着话。而我面对着她，感受到的却是一个倔强不屈的小女孩。

这个小女孩一动不动、目不转睛地看着我，眼睛在讲台上的灯光下闪闪发光，目光中隐约传递着疑惑、不信任，甚至隐约中还多少带有一丝挑衅的味道。我望着她，心里在想：她现在显然还不信任我，虽然我还不明白这是为什么，但我不要给她压力，我可以就这样陪伴着她，直到等她感到舒适了愿意开口说话的时候再对话吧。

我们就这样不声不响地对视了一会儿，然后小女孩的眼神似乎有了一点点变化，仔细体会，那好像是一丝愤怒。我开始意识到，或许自己这样和她目不转睛地对视，让她感觉到我在和她较量吧。于是，垂下了眼睛，我不再望着她了。再抬起眼睛看她的时候，我发现，她的面部肌肉放松了一些，目光也变得柔和了起来。

于是，我就这样间或地垂下眼睛，继续在沉默中等待着她。但她的整个身体依然一动不动，直挺挺地端坐在椅子上，没有丝毫想要做出一点点调整的意向。这让我体会到，她依然不愿意开口说话。静静地体会面前的这个小女孩，我感觉，她的整个身体和表情似乎在传达着一个对我的试探，就好像在说："如果我就这样不听话地坐下去不说话，你愿意、你能够接纳我吗?"我也用整个身体回答她说："我愿意接纳你，我能够接纳你。"

我看到她的眼神中有了更积极一些的回应，表情也更加柔和了一些。她甚至开始有点淘气地冲我慢慢地眨眼睛，我也冲她有点淘气地眨眼睛，她的眼睛里有了笑意，我感到自己的眼睛里也有了笑意。

忽然，我感受到她的情绪开始变化，有些东西似乎要浮现出来。我垂下眼睛，不再看她，只静静地用我的身体和心灵去体会迎面而来的东西，一种悲伤的感觉渐渐清晰地浮现出来。这时，再抬眼看她，我发现她的眼睛有点红了，那里面分明有一些水汪汪的泪花，不知道那是因为它们被灯光照了太久的缘故，还是她的内心里真的也发生了什么。

但随即，我就感觉到了一种压力。遗憾的是，还没能等我更清晰地捕捉到它，我就看到她眼眶中含着的眼泪已经像潮水一般下去了。她的神情又重新变得坚毅、冷漠起来。

我心里生出了些许迷惑。我望着她，心想：在她的内心，刚才究竟发生了什么呢?

至此，我感到，我们又回到了一开始她刚刚上台来的状态。我知道，我刚刚错过了一些东西。但没关系，我依然在这里陪伴着她，我们可以再来，我想。

接着，我感到我们又重复了一遍刚才的心理过程，只不过这一次，当她的悲伤再次浮现的时候，我感受到自己有了很明确的心痛的感觉。可惜的是，这一次，她的泪水又在刚刚浮现之后就随即消退了。和上一次不同的是，这一次，我似乎感受到了这个姑娘的内部有一个声音在说："不要在他面前流泪，你必须坚强!"

◆ 督导师点评 ◆

这是一个共情与陪伴的过程。

意象对话心理咨询的经验告诉我们，共情不一定是需要语言的。

甚至，语言破坏共情的可能性，比促进共情的可能性更大。我们日常的语言都是一种抽象。所谓抽象，就是把一种心理经验分类，并说出这个类别的名称。这种方式所能带来的，往往是一种很不精确的交流——

除非双方极为善用语言。例如，“我很悲伤”，这句话并不能让我们精确地知道此刻来访者心中的感受，我们只知道他的心理感受属于“悲伤”的那一类。当我们听到这个词，我们会提取自己经验中的“悲伤”，试图以此理解来访者的“悲伤”。但是，世界上有千万种悲伤，每一种都有所不同。我自己经验中的悲伤，也许是亲人去世时的那种感觉。而他说的悲伤，也许是失恋的痛苦。我们用的是同样的词，但是背后的感觉却并不相同，只不过是类似而已。

当我们不使用语言时，如果我们仔细地去体会和感受，我们会直接感觉到来访者的心理经验。他的表情、动作、姿势和其余一切，都在倾诉着他的真实心理经验。只要心理咨询师没有成见，并且足够敏感，就能感受到，甚至即使不看不听，只要心理咨询师把注意力放在来访者身上，并且去感受，就可以感受到。这就是我们所说的“用心倾听”，也就是使用“心”去倾听。

这种共情能力，是意象对话心理咨询师的一个基本功。

意象对话心理咨询师可以在自己的心中，把所感受到的心理经验转化为一个意象，从而把握这种心理经验，这也是一个基本功。比如，这个例子中，心理咨询师把来访者现实中的样子，转化为心中的“倔强不屈的小女孩”形象。

用自己的身体和行动去表达自己的理解，也是共情的一部分，就如同这里心理咨询师用身体和行动表达：“我愿意接纳你。”

我们再次回到了开始的地方。第三次循环依旧是这样的一个过程。现场观摩的学员产生了一阵骚动。我仔细体会了一下，那里面似乎有焦虑、不耐烦，甚至还有一点儿不满。我开始出现了刹那间的分神，体会自己的内心，那里也有一点焦虑和不安在升起，甚至有一个念头在当时迅速飘过我的脑海：“我是否应该现在就打破我们的沉默呢?”随即我意识到，如果我现在这么做了，那么，这只是我对团体压力的一个焦虑性防御反应，而并非我们的咨询进展需要。那一刻我的任务是，如果有志愿者要求个案的话，那么我们会向全体学员做一个真实个案的演示。我想，如果在咨询室里做一个真实的个案，我是不会屈从于场上反应的压力的，我的目标就是我的来访者需要什么。

于是，我略微松动了一下自己的肩肘和后腰，重新定下神来，专注地回到我的来访者身上。这阵骚动从表面上看似乎并没有对这位来访者产生任何影响，但我分明看到，她的眼神变得更加倔强了。仔细体会她，我感到她的内心有好几种情绪在交错着——有满不在乎的平静，有明知山有虎偏向虎山行的勇敢，甚至隐隐约约地好像还有一点点冷眼旁观看笑话的得意，但在所有这些情绪感受的最下层，我体会到，那是一份恐惧，一份怕不被接纳或是怕没人保护的恐惧。

我立刻感觉到自己内部有一个好妈妈的子人格被呼唤了出来。这位妈妈很温柔，但充满了力量，她在用自己的态度和行动一遍又一遍地告诉眼前的这个倔强的小女孩："孩子，不要怕，这个时间段是属于你的，我会在这里耐心地陪伴着你，你不会受到伤害。"

这次她似乎感受到了，泪水再次浮现在眼眶，久久不能散去。我望着她，也感到自己热泪上涌，好一阵子才下去。

场上重新安静下来。危险过去了，小女孩又开始顽皮地向我眨着眼睛。我们再次相视微笑不语。但随即，似乎有一个在冰上预先开好的滑道似的，微笑着微笑着，她的眼神突然再一次变得凌厉起来。我确信，到现在为止，我们一开始有些张力的基本信任关系其实已经建立起来了。而我已经陪伴这个倔强淘气的小家伙在原地绕了三圈了，或许我们一起这样绕圈子会让她觉得很好玩、很享受，但如果我们继续打圈未必对她的问题解决有什么实际的帮助。我在心里做了一个决定：是时候和她直接对话了。

于是，在她的泪水第四次浮现在眼眶中的时候，我突然开口说了一句话："其实，你可以流泪的。"

"你说什么?"她显然对我突然发话没有任何心理准备，如大梦初醒一般地反问我。于是，我望着她，认真地、一字一句地又把我刚才的话重复了一遍。

她愣了一下，眼眶中含着的眼泪随即就消退了，她笑着回答说："你说的话我是听到了，可我完全没有想哭的感觉啊！我完全什么感觉都没有!"

"可是，你的眼睛里有泪水，你感觉到了吗?"我问。

"噢，那不过是因为我的眼睛看你看累了，讲台上的灯光又老是照着我的眼睛，我有点眼花了。我根本没有任何感觉!"她依然笑着回答我，强调着自己的没有感觉。

我没有马上回应，自己心里想，我也和她对视了一样久，一样被讲台上的灯光照着，但这些原因并不会使我热泪盈眶。看起来，对她的意识层面来说，承认自己刚才有过一些情绪是一件很有阻力的事情。

◆ **督导师点评** ◆

“你可以流泪的”，这是很好的共情。

“可是，你的眼睛里有泪水”，这个是面质。这个面质稍微早了一点。也许，心理咨询师可以继续共情：“你也可以不流泪，也可以没有感觉，我刚刚觉得你好像想流泪，但是即使这是真的，你也许也更愿意让自己坚强。”或者，心理咨询师也可以说出自己刚刚感觉到的那些：“我不知道这是不是你所感受到的，刚刚我感觉到的是……”

“那么，在你看来，我们刚才发生了些什么呢?”我问她。

“我不知道啊！我一直在等着你开口说话呢，我也不明白你准备让我干什么，你老不说话，那我就这么等着。我也很奇怪，这是怎么回事呢?”学员一阵哄笑。

她的回答的确让我感到有点意外，我愣了一下。

“难道你不是举手自愿上来做个案的吗?”我问她。

“是啊，可我在等你说话啊。你不开口，我也不开口——我自己也是做咨询师的，我知道你不开口我就等着的道理。反正你是老师，你不说话我也不说话，咱们就这么坐着好了。我也有的是耐心，我们就这样一直坐到下课也无所谓。”她这样回答。我再次愣住了，团体再次哄笑。学员中开始有人说了一句：“她还没有从咨询师的身份中切换过来！”

回过味来，我开始感到有点哭笑不得。我还以为上来的是一个要做个案的来访者，却怎么也没想到原来上来的是另外一个咨询师！我在用自己的耐心陪伴和期待着我的来访者，而对方却用一个咨询师的身份在等着我这个来访者报告自己想要解决的问题！原来，我们之所以一直沉默了四十几分钟的原因是讲台上端坐着两个咨询师而没有来访者！

◆ **督导师点评** ◆

“上来的是另外一个咨询师”，这也许说明，上来的人需要“咨询师”身份所带有的那种主控感来对抗内心的不安全感；也或许，出于某些原因，来访者需要防御，表面是对"咨询师"这个身份的认同，而实际上是对"来访者"这个身份的拒绝——当然，这只是我的假设，让我们继续看下去。

"我明白了。不过我还真没想到，原来我们之间发生的竟然是这样一个误会。"我有点被戏弄的感觉，用自嘲的口气说。"但在整个过程中，你都没有任何感受吗？比如，你对我的感受是什么？你感觉我对你的态度是什么？"我单刀直入地问。

她回答说，她感受到我对她的态度是不接纳，还有一点不耐烦。

她的回答不再令我意外了，我逐渐明白过来，她对我一定产生了某种负性的移情。

她接着说，在这个过程中，她就是等着我开口，什么感觉也没有，如果非要说有点什么的话，那就是我们之间的个案演示像一个游戏，很好玩。她不过就是坐在那里看着我怎么在她身上投射我的东西罢了。

"你说我可以流泪，但我刚才并不想流泪，我是真的眼睛看花了，"没等我再开口，她接着说，"我看到你的脸都变样了。不过，我在这里当众说出来可能会对你不敬。"

我鼓励她说出来，并向她保证说我没有关系的。

她说，她看到了我的脸是一张狐狸的脸，又是一张老太婆的脸。台下的学员又爆出一阵哄笑。虽然有心理准备，我依然感到自己的脸热了一下。

"具体再说说看，你看到这两张脸的感受是什么？"我问。

她目光犀利地望着我说，她感到她看到的那两张脸是穿过了外表下面隐藏着的真面目。

这个回答使我证实了自己被这个姑娘负性移情的猜测，难怪我们之间的阻抗那么大，难怪我几次都有被戏弄或攻击的感觉。我开始有点兴奋起来，"猫儿"就要钻出口袋了！

◆ 督导师点评 ◆

在一个人的脸上"看到另一张脸"，这有两种可能：一种情况是，这另外一张脸，是观看者对被看的人的心理感受的意象化——就如同刚刚心理咨询师在一个年轻姑娘的脸上看到“一个小女孩”；另一种情况是，观看者把自己内心中的东西投射到了对方的脸上，这就是移情。

本文中的心理咨询师，判断“这个姑娘有负性移情”，前提是咨询师能确定自己当时的心理状态并不是像“狐狸和老太婆”。因此，这个方法的应用，要求心理咨询师对自己的心理状态有足够的觉知才行。

我请她再次望着我的脸，看一看现在她面前的我的脸到底是狐狸的脸还是老太婆的脸。她看了几眼，说，老太婆的脸。一些学员闻言又开始在底下窃笑。

“你看我的这张老太婆的脸，像多大岁数的？”我问。

“六十五岁。”她凝视着我的脸，很确定地回答。

“这个六十五岁的老太婆长什么样子？”我继续顺藤摸瓜。

她皱着眉头端详着我，说，她看不清楚，眼前我的脸和那个老太婆的脸叠加在一起在闪动。于是，我请她闭上眼睛，在自己的意象里看那个老太婆，她立即就看到了——这个老太婆满头白发，满脸皱纹，而且脸上带着厌恶、不耐烦、看不起的神色。

“你认识这个老太婆吗？”我问。

她说不认识。

我又问：“那么这个老太婆的特征能让你联想到生活中有什么类似的人吗？”

她回答说，没有，从来没有。

“你小的时候呢？也没有看到过类似的老太婆吗？”我感觉她似乎在下意识地否认什么，紧追不舍。

这一下，她突然想起来，那个老太婆就是她的祖母！

“看到她，你的感受是什么呢？”我问。

她说：“看不起她，厌恶她。”

原来，这是一对互相厌恶和看不起的祖孙俩。在意象中，祖母和小孙女进行了一场简短但很有张力的对话。为了对学员的个人资料进行保密，对于具体细节，这里不便多说。经过这段对话，虽然祖孙俩的矛盾依然无法一下子得到缓解，但在这个过程中，两个子人格的负性情绪都得到了一定程度的表达和宣泄，这个情结在表层也得到了一次成功的面对。

◆ 督导师点评 ◆

这是意象对话的“借染”技术的一个应用模式，这也是在来访者对咨询师有比较强烈的负性移情时，或是当咨询师面对来访者的强烈攻击时常用的一个技术。咨询师用自己做“屏幕”，让来访者把所投射到上面的意象看清，而不急于把来访者的投射推回去让她自己看清，这可以有效地化解来访者的攻击性或阻抗，通过“顺势”“借势”，让来访者在不知不觉中看到自己所投射出来的内容，是一种心理能量的“太极”。在这个过程中，由于认为自己看到的消极意象是别人而不是自己内心的一部分，来访者就可以比较没有阻抗地把它呈现出来。咨询师在明知被来访者消极投射的情况下，不做任何自我防御，也不和来访者在事实层面进行对质(比如，咨询师和来访者对质说：“你看，我今年才三十多岁，显然不是你看到的那个六十五岁、满头白发、满脸皱纹的老太婆呀，所以这个意象其实是你自己心里的一部分……”)，而是带着接纳的态度，容许来访者用自己做屏幕，把她心中的消极意象呈现出来。之后，来访者内心的消极情绪能量也能够经由这个包容的过程得到一定程度的宣泄与化解。与此同时，当这个意象被越来越清晰地呈现出来之后，来访者自己也能够发现它和咨询师的差异越来越大——在这个时候，咨询师轻轻一推，来访者就会比较没有阻抗地回到自己的内心中去。

在具体操作过程中，如果现实中自己的脸对这个投射过程有干扰，咨询师可以让来访者闭上眼睛，当意象清晰呈现后，再通过意象对话来做一定的干预。

在意象对话咨询中，这是一个很重要的实操性技术。该技术看似简单，但实际上对应用这个技术的咨询师要求较高，因为成功使用这个技术的前提是，咨询师能够有足够的觉察和定力，并且能够全然地关注来访者，否则，咨询师被投射消极意象的时候，很容易就会进入自我防御状态。在这个个案中，咨询师做得不错，尤其是在公开课上被学员观摩的情境下，在这么长时间的沉默对峙中又被消极投射，这对咨询师的心理承受力和自我成熟度是一个严峻考验。

接着，另外一个亲人的形象自动浮现在这个姑娘的意象中——那是一个已经意外丧失了的亲人。我能感到，此时此刻，她的心中很是悲痛。

“你可以流泪的。”我依然把这句话轻轻地对她说出来。这一次，她的泪水流了下来。但是，她依然感觉不到有多少悲哀。但此刻，她开始感到自己拿着麦克风的手臂好累，想要放下了。我鼓励她放下，把麦克风交给另一位学员替她拿着，而她的整个身体则软软地靠在椅子里。

静静地望着她，我的内心也开始感到有一点儿疼痛。这是一个多么倔强的女孩子啊，不知道她的生活中曾经发生过什么，使她要依靠这么强大的志气和意志力来压抑自己内心的悲哀。

然而，很快，她的泪水就戛然而止。她说，她从来就是这样，就算哭一次，也很快就没有感觉了。她的话让我想到，有许多时候，我们对悲哀的压抑，是因为悲哀会让我们感受到自己的脆弱和无力，会动摇我们一直坚挺着的强大的斗志……

从意象中出来，我们回到现实世界中再次交流感受的时候，她已经重新恢复了一开始的样子。她的脸上还挂着泪痕，却灿烂地笑着说，她其实从来都不在乎在众人面前哭得稀里哗啦的样子，以前她参加过很多这种类型的心理学培训班，只要能够碰到她的情结，她都可以很开放地处理情绪。她是一个完全坦荡、开放的人。从她上来的那一刻起，她的态度就是：我很真实、很坦荡地暴露在你面前，你看到什么都可以。如果我真的能够触到她的问题，那么她是不在乎当众表达情绪的。

当然，我看到的是什么并不重要，重要的是，她看到的是一个不接纳她的老太太。更有趣而耐人品味的是，她其实一开始举手上来想要解决的问题是：她如何才能更好、更亲密地与上司打交道！

我发自内心地相信，她真的是自己所描述的那样真实而坦荡的人，也发自内心地相信，在她的意识层面，她真的是愿意抓住这个做个案的机会来解决问题的。但与此同时，我依然感受到，在她潜意识层面发生的是：这个曾经由于性别歧视而不被祖母所接纳、曾经备受祖母贬低和伤害的小女孩，是来上台打败祖母这个代表和行使着男尊女卑思想的权威和“上司”的。

而在我们的互动过程中，由于“老师”（老师是思想教育者，就像封建思想权威也是教育者一样）和“咨询师”（咨询师是用来“摆平”来访者的，很容易被当作一个精神上的“征服者、主导者、强势者”）的双重身份，我其实被下意识地当成了她祖母的替身，而她通过和我不说话的“僵持”、我先开口说话的“让步”，以及我对她的“干预无效”，来达成一次在潜意识中对祖母权威效能的挫败。这种感觉就好像她在对那个祖母说：“在我们的较量中，你失败了。这证明现在的我足够强大了，我不再处于你的重压与控制之下任你摆布了。”

课程结束以后，有的学员感到非常不能理解，她怎么会把祖母的影像投射到了我的身上，但我自己明白，她把祖母这个子人格投射给我还真的是有道理的——因为在我的童年生活中，我也恰巧有过和她有些类似的创伤经历——虽然那和男尊女卑无关，但在我的成长经历中，也的确有过和她祖母一样的一位老人，以及那贯穿我整个童年与少年时期痛彻骨髓的被贬低、被排挤和被羞辱的烙印。我乐观地想，她之所以选择了和我玩这个看似无厘头的“投射游戏”，以便伺机修通那个“和权威亲密相处困难”的问题，是因为她灵敏的直觉嗅出了我身上有让她自己似曾相识的“味道”，所以她下意识地知道，她的那个外表坚强、独立、自尊、定力超群，而内在无助、孤独、不安、害怕被伤害、无处容身的小女孩，在我这里是能够暗暗地被体会、被关怀和被保卫的吧。

回观我自己，所幸的是，经过了长时间持续的自我成长之后，现在的我已经不再会轻易地认同外在投来的“无能”和“无价值”感，进而否认自己应有的价值，转而进行习得性的自我贬低和自我攻击了。虽然她在结束的时候依然认为在那个过程中，只是我在她身上投射了我自己的东西，并且她还很真诚友善地点拨我可能投射给她的情结是什么，但我仍旧坚信，对我们之间这宝贵的四十几分钟沉默内所发生的东西，她的潜意识其实已经收到了。而我真心实意传递过去的那一段平静的陪伴，以及对她小小的“嘲弄”和“攻击”的接纳，相信对她内心那个一直不被祖母接纳的小女孩会是一次有意义的修复。

在我们告别时的拥抱中，我感受到了她挺拔身体下潜藏着的细致与柔软，也读到了她从内心中传递出来的复杂的善意和谢意。那一刻，我的内心也涌动起了一份复杂的感动。

人啊，相逢何必曾相识……

◆ 督导师点评 ◆

看到这里，实证主义传统下的心理学家，也许会质疑说："你有什么确定的证据，证明心理咨询师所说的是对的，而不是心理咨询师的投射呢？"

说真的，我们没有办法给出实证主义者所要的那种证据。这里面有一个深刻的哲学观层面的不同，实证主义者会假设有一个"唯一的真相"，而在不同的哲学中，这种唯一真相本身就是不存在的东西，但是并非"没有真相"，只是有"不同角度的真相"。

晚上，两个朋友分开，各自回家。路上，朋友甲给朋友乙打电话说："我发现我是一个非常不一般的人，证据是，月亮一直陪着我向东走。"朋友乙抬头看了看，回答说："你是个骗子，显然，事实是月亮在陪着我向西走。"

当我们借助别人的眼睛看到了不同的月亮时，我们就会更聪明。

不管这位来访者会怎样讲述这个故事，至少，我们可以借着咨询师的眼睛看到一个有趣的视角。

这个个案本身，看起来是一个没能真正深入下去的案例。显然，来访者出于某些未可知的原因，依然还有比较强烈的阻抗，但我个人并不认为这一定是不成功的。意象对话的咨询很注重"后劲"。有时候，一次成功的咨询就像把一块冰投入了一面湖水中，当时可能只看到了湖面上几波微小的涟漪，但那之后，冰块就会逐渐在来访者的心湖中完全融化开来。

幸运的是，在这本书第一次出版后，我们得到了来访者自己的反馈。来访者周霞，愿意从自己的心理世界为本书提供另外一个视角。以下便是她的反馈。

沉默之下的涌动

2011 年 1 月 15 日，我在一次意象对话初级班学习中，我初遇略带忧郁但睿智美丽的曹昱老师，在欣赏她的同时还掺杂了几丝小女人的嫉妒，我知道这是我不自信的外在体现。

课程进行到第二天时，曹昱老师说有一个机会可以现场做一个意象对话式的咨询。我几乎毫不犹豫地立即举手，虽然脑中还没有浮现清晰的、亟待解决的问题，但内心里总觉得我和这个女人之间似乎有丝丝缕缕的吸引！

上台后坐定，我内心真的没有说话的欲望，只想那么安静美好地和曹昱老师互相看着。对面的曹昱如此美丽，如此安详，看着她，看着她，慢慢地，我内心似乎有些东西在涌动，有些许的怀疑：你真的能感受到我的内心吗？你真的会懂我吗？同时，还夹杂着隐隐的对抗和期望：我心里有感觉但是不说出来，这样的话我们之间能从潜意识层面沟通吗？如果你能感受到我内心波动，那就更不用我开口说了(台下那么多人让我觉得不安全)。

我们之间的注视依然在继续，曾有一瞬间我脑中在想：其实说一下也没什么。对面的曹昱老师如此专注，她的整个身体都在回应——我愿意接纳你内心受伤的小女孩，即使此时此刻你依然倔强不屈。内心浮起一波又一波的感动，我甚至友好地朝她眨眨眼睛，有点像小孩和大人撒娇的意味，还有点这是你我之间的小动作，只有我们两个人知道的小甜蜜。

曹昱老师也淘气地朝我眨眨眼，我立即感觉被接纳了，被深深地拥抱和接纳了。霎时间，我内心有一股酸楚的感觉袭来，从来没有人像此时此刻的曹昱老师一样给我全然被接纳的感觉，我脑中思绪全无，只有感动、甜蜜、悲伤、难过，诸多情绪交杂在一起。感动的是我等了这么久终于等到了被全心疼爱、呵护的瞬间；甜蜜的是台上只有我们俩，我们眼中只有彼此；悲伤的是这样的时刻和情境不会长时间属于我；难过的是一下课曹昱老师和我就擦肩而过，可能再也没有交集……思及此，如潮水般的情绪立即被打回了原形，我知道头脑中的理智感又占据了阵地，我害怕这份被开启的情感不能持续而自动隔离了它，得到再失去还不如一开始就没有！

随后，我三番两次地挣扎在试探、冒头、期盼、开口之间。场下的学员开始不满。此时，我有些窃喜："如果这个时候结束了，那么就不是我的原因，大家等不及就不用怪我了。"

脑中理智的思考一直在盘旋，以至于我感受不到身体的回应，我的心的的确确没有想哭的感觉！此时的我内心已然平静，又回到了只想坐着互相注视对方的感觉。但这一次的安静美好没持续多久，曹昱老师打破沉默开始对话："在你看来，我们刚才发生了什么呢?"

"我不知道啊！我一直在等着你开口说话呢，我也不明白你准备让我干什么，你老不说话，那我就这么等着。我也很奇怪，这是怎么回事呢?"我说的是真话，但瞬间，我也觉察到在回答这个问题时我回到了咨询师的身份。台下一阵哄笑，此时我又切换了身份，就像打了胜仗的小孩子自以为得意地笑了一下。事后深思，这是我一直向外展现、寻求别人认可的体现！而台上的曹昱老师则很无辜地成了我展现自己而被对抗质疑的替代对象！

接下来是一个大的突破和治疗，我和曹昱老师之间进行了一段深度的意象对话。在放下心防深入对话中，随着曹昱老师的引领，我看到了对抗的原型——我的祖母。之前和曹昱老师之间的怀疑、对抗和隐隐的希望被接纳其实都源于我渴望被祖母这个长辈认可。这段启迪和有意义的修复使我开始重新看待我和权威相处的模式，以及这种模式和自己与祖母之间互动的联系！

在这次咨询中，曹昱老师平静的陪伴让我内在无助不安的小女孩得到了抚慰和滋养。这是此次注视过去很长时间后我才体会到的，而在当时，我还没有足够的心理能力承认自己内在的小女孩是容易受伤、想寻求保护的。

在告别时的拥抱中，我发自内心的感动和谢意想必曹昱老师也收到了吧！至此，我也完成了对曹昱老师从初遇的欣赏加小嫉妒到完全的欣赏和敬慕的转变！我们两个都可以很美好地生活下去，活出各自的丰盈！

阿昱，感谢我们曾经相逢……

（周霞：华中师范大学心理咨询与治疗硕士，国家高级营养保健师，国家高级育婴师，亲密之旅婚恋情商实习培训师，首届幸福力讲师。）

隔世的忠诚

（一）

陈辉，男，是被另一位咨询师作为一名“恋爱恐惧症”的来访者转介给我的。转介的原因是，他让这位咨询师感到绝望。因为这位咨询师感觉无论自己做什么到最后总是错的，而这个痛苦的代价并没有换来他任何症状上的好转。于是，她这样忍受了将近一年，最后，她实在无法再坚持下去了。现在，她需要中止和陈辉的咨询关系并找督导。

第一次来找我的时候，他表现出来的“完美无缺”就让我有点警觉——二十八岁的他，高大、英俊，看上去一切都是那么好！衣着整洁，考究，风度清新、儒雅，脸色红润，身材健美，刚勇之中混杂着书卷气质。在一小时的咨询中，他先是对我描述了自己的心理症状——对女性的极端反感，以及由此导致的至今还没有谈过恋爱的事实。之后，他又非常流畅地给我讲述了自己人生各阶段所取得的辉煌。

“你确认你需要做咨询吗?”第一次咨询临结束的时候，我受自己直觉的驱使，这样问他。他莫名其妙地看了我一眼，反问道：“什么意思？我不明白!”我告诉他说，这个问题就先作为给他的家庭作业吧。

那天他离开咨询室以后，我们办公室里的两个年轻姑娘兴致勃勃地评论了他半天。我回想着他和她们短暂的社交场面，心里也暗暗滋生出些许疑惑：这个年轻男子似乎并不反感或是惧怕女性，而且从表面上来看还恰恰相反，他很会在不经意之间偷偷猎取女人的好感，那份轻松自如倒像一位情场老手那样不露痕迹、游刃有余。

再来咨询的时候，他已经很认真地思考了这个问题。他对我说，他忽然意识到，其实他可能真的并不需要来改变这个问题，所以他准备结束咨询了。

我坦率地告诉他，我对他态度的一百八十度大转弯感到很好奇。他也坦率地告诉我，他只是忽然之间发现了自己内心里的这个态度，也就是说，他不是“不能够”和女性谈恋爱，而是他“不想”和女性谈恋爱。所以，现在他不需要解决这个问题了。

然后，他付了一小时的咨询费，就离开了。我望着他毅然决然离去的背影，忽然冒出一个想法：这不是结束，而是开始，我们还会再见面的。

◆ 督导师点评 ◆

所有的第一次都很重要，因为第一次是在一张白纸上画画，而以后的每一次所面对的都不再是一张白纸了。前面所发生的每一件事情，都会对后面的事情有影响。

心理咨询中的第一次访谈之所以重要，是因为在第一次的时候心理咨询师对来访者的印象还是一张白纸，没有先入之见。因此，这一次访谈中咨询师比较容易看到来访者的心理全貌，对来访者形成一个初步的但是更可靠的基本印象。

好的心理咨询师，应该充分地利用这一次访谈，深入地体验来访者给自己带来的感受。好的心理咨询师，不应当在这一次的时候有太多的思考，因为思考会阻断感受过程。好的心理咨询师，也不应当轻易得出结论，因为如果轻易得到了结论，就会阻断进一步的感受，保持一种好奇的观察而无结论的态度是更好的——简单地说，心理咨询师应该多看少想。

本文中的心理咨询师做得相当不错，她关注了来访者的外观，也关注了自己对来访者的感受，还关注到了“办公室里的两个年轻姑娘”对来访者的议论——这是很值得关注的，因为从别人对来访者的态度，可以得到关于来访者心理的信息。心理咨询师发现了一个不一致，如果来访者真的极端反感女性，似乎他就不会立即受到办公室年轻姑娘的青睐。心理咨询师做得好的地方，就是对这个不一致并没有试图去解释。不管是多么聪明的解释，都可能导致错误并且阻碍以后的观察，而不解释就为未来的发现打开了大门。真相，往往不需要我们有多么聪明的脑子去分析，而是在关注的眼光下“呈现”的。

当然，严格地说，第一次访谈也并非第一次，因为心理咨询师已经从前一任咨询师那里得到了一些信息。对前一任咨询师提供的信息，也是既要重视，又要不能受其影响才好。

也许有的心理咨询师会“看出”，这位来访者有点完美主义等，但是等一下，我们现在做判断，真的为时过早。

（二）

不知道过了多久，我心里的这个“预言”被验证了。陈辉再次来到了我的面前。

“是什么让你又改变了主意?”这是我抛给他的第一个问题——这个问题会是一把打开一扇暗门的钥匙，我信心满满地想。他立刻露出了笑容——那笑容怪怪的，不知道为什么竟然让我感觉有点像嘲笑——不假思索、胸有成竹地回答说：“我变卦了。这需要理由吗?”我愣了几秒，有点尴尬地回应道：“当然，你有随时做出新决定的权利。”然后，我忽然之间不知道该说什么好，而他似乎也打定主意不说话，只是用他那双俊美的、犀利的眼睛观察着我的反应。我开始隐约感到有点不安全，于是我们就陷入了沉默。

在这段时间的沉默里，我忍受并观察着自己头脑中闪过的种种杂念，以及内心里的混乱、无序和挫折。渐渐地，我的头脑安静了下来，内心又重新变得清亮起来。

“既然你决定来咨询，那一定带着你的目标吧，哪怕这个目标是就这么瞎坐坐，或是随便看看咨询师的样子。在这一小时的时间里，你想做什么呢?”理清楚自己之后，我打破了咨询室里的安静。

“老实说，我是想先考验考验你。”他微微扬起额头，有点俯视地望着我。

“哦?那你想怎么考验我?”我问。

“关于咨询师的‘真诚’问题，”他回答说，“我想知道你究竟有多真诚，到底能不能达到一个合格咨询师应有的标准。”

“哈，原来你是花自己的钱来审核咨询师的呀?”我突然冒出了这么一句连自己都没想到的话，随即发现自己的内心居然被激起了一点儿愤怒，就像一汪平静的湖水冷不丁被一颗投入的小石子激起了一阵涟漪。

此刻，他直视着我，目光中似乎有点得意，也有点鄙夷。

我重新淡定下来，对他承认说，刚才那一刻，我差点对自己内部被激起的一点儿愤怒失察，现在明白，这是他的态度和言语让我感到自己作为咨询师的权威感被质疑而产生的。

“哦，除了你说的这个原因，还有其他原因吗？”他继续逼问，用一种无足轻重的语调。刹那间，我的内心再次被激起一圈圈愤怒的涟漪。我努力如实地觉察着自己，没有立刻回应。过了一会儿，我认真而平静地告诉他，没有其他原因了。

本以为可以到此为止了，可是他仍然不肯放过我：“你刚才刻意强调只是‘一点儿’愤怒，那是真实情况吗？”

还有完没完?！是他要来咨询，我是给他提供帮助的人，可现在倒变成了他来审讯我，这小子也欺人太甚了！这一次，我真的有点恼火了，回答他说：“现在的我倒真的对你有更大的愤怒和不耐烦了。”

“哈哈哈哈，”他竟然夸张地放声大笑起来，“你看，明明都要暴怒了，却还坚持说愤怒真的只有‘一点儿’！你说，我看着能不觉得可笑吗？”

我的脸涨得通红，连同我的耳朵和脖颈。一时间，我只注意到自己出现了这样的躯体反应，却无法立刻分辨那下面的情绪究竟是愤怒、羞愧，还是别的什么。

我发现自己在很努力地和他保持着目光接触，以免在他面前显出心虚、恐惧或是不够专业化的样子。他依然面带着微笑——后来我才发现，那是他很独特、很经典的一种微笑，在胸有成竹的笑容下面，似乎带着一点儿嘲弄、一点儿鄙夷、一点儿愤恨，又像是带着一点儿怜惜，甚至是一点儿暧昧……总之，那神秘的微笑里面携带的内容，总是让人既能够感受得到，却又难以捉摸得清楚。

忽然，我的内心中出现了一种无力感。随即一个放弃的念头升起：这个家伙明明就是来戏耍我的，他根本不是来解决问题的，甚至更糟的可能也不能排除——那个所谓的“恋爱恐怖”根本就是个幌子，他就是一个花花公子(想到这里，我的内心升起一股强烈的受辱感以及对他的厌恶)。我不用再和他浪费时间了！无力感忽然消失了，变成了一个有力的决定。

“你打算宣布你放弃我了，对吧？”我还没来得及开口，陈辉的声音就捷足先登了。这句话就像当头一棒，把我一下子从自己的盘算中给打了出来。我望着他，无言以对，一阵茫然。我忽然之间发现，自己今天的每一步都仿佛行走在陈辉设置好的陷阱当中！我想起了陈辉的前任咨询师，想到她居然能够坚持将近一年的时间，我不由得对她生出了许多同情与钦佩。而他，之所以能够也坚持这么长时间的咨询，恐怕也不是单单满足到咨询室里来“泡妞”的需要，而是真的有心理困扰想要解决。看来，陈辉很擅长为咨询师设置迷宫，我只有跳出这个迷宫，才能真正地与他发生接触。

在令人窒息的沉默中，我再一次整理好自己的思路，重新冷静下来。我决定把自己在这次咨询中的内心语言如实地和他分享。听着听着，他脸上的微笑渐渐地消失了，取而代之的是一种淡淡的悲哀。

我告诉他，此刻我能够感受到他的悲哀，虽然我依然不知道这个悲哀是什么。

陈辉终于把目光从我的脸上移开，垂下了头。那一刻我忽然轻轻地舒了一口气。

但是，他依然没有说一个字。我们就那样一动不动地坐着，像两尊雕像一般，直到第二次咨询结束。

那天晚上，我居然有点失眠。陈辉的影子顽固地侵入我的脑海中。挣扎着驱赶了一阵子之后，我决定放弃不去想它的努力，而是直接面对自己的烦恼，好好看看我们之间究竟发生了什么。

通过一次意象对话，最终我明白，我们今天的咨询，其实是一场来访者和咨询师争夺控制权的游戏，而在那背后驱使着我在不知不觉中就参战的动力，就是我的自恋创伤。由于缺乏足够的觉知，我让自己陷入了陈辉的投射认同游戏，以至于当时的我接过了从他内心深处投出来的自恋暴怒，以及围绕着自恋暴怒的那些消极情绪——被羞辱感、被蔑视感、被戏弄感、被强加感、挫折感和无力感。

弄清楚了哪些部分是自己的、哪些部分是来自他人的，我忽然有一种如释重负的感觉。与此同时，我还看到，今天这次看似很无厘头的失败的咨询，其实从另一种意义上来说，倒也是一个将错就错的“双赢”：对于严重缺乏安全感的陈辉来说，咨询的前提是自己要占据优势地位，而这次咨询的开始，是出于他的决定，挽回，也是出于他的一句及时的提醒。只要我不去和他争夺这个主控权，并且不再因此而让自己的自恋受损，那么，这样的开始倒也不失为一个良好的开幕。说到底，咨询师的目标并不是去证明自己能够“打败”来访者，或是自己足够强大和专业，而是为来访者不断提供能够继续成长的平台和机会。到此，我心里的余波总算归于平静。很快，我就进入了香甜的梦乡。

◆ 督导师点评 ◆

心理咨询师和来访者之间，常常会有这样的“过招”。来访者会有意无意地设置陷阱，引诱心理咨询师掉进去。

陈辉先是轻松地化解心理咨询师的询问，避开对问题的回答，随即把心理咨询师放到了一个“被审核”的位置。来访者运用了“沉默”“直视”，甚至“俯视”的方式，加强他的心理优势感并对心理咨询师施加心理压力，且通过逼问“还有其他原因吗?”“愤怒真的只有‘一点儿’吗?”，进一步强化对心理咨询师的压迫感。这些都是在争夺心理控制权，当然，也是在考验心理咨询师。

来访者想考验心理咨询师是很正常的，毕竟他要把自己的内心展露给这样一个陌生人，不能不先做一点儿考验。陈辉这个来访者选用这样的方式对心理咨询师进行考验，以及他在这个过程中的那“一点儿嘲弄、一点儿鄙夷、一点儿愤恨，又像是带着一点儿怜惜，甚至是一点儿暧昧……”的目光，一定有特别的原因。但心理咨询师要做的，的确是看清自己的“反移情”，看到自己真实内心中发生的一切。这不是为了“通过考验”，也不是为了“战胜来访者”，而是心理咨询师的本分。没有觉知就没有真正意义上的治疗，心理咨询师的觉知，首先是对自己内心的觉知。

心理咨询师不是圣人，在来访者的种种“攻击”下，被激起了愤怒、羞辱感等，都是很正常的现象。有些心理咨询师以为，自己应该能控制自己，做到不受对方影响而一直平静，实际上那不可能也没必要。如果心理咨询师压抑自己的情绪，达到了完全平静的状态，他就失去了一个如实了解双方的机会。心理咨询师正是从自己的情绪、对方的情绪中，可以看到来访者和自己的互动，从而让双方对自己和彼此都有更多的了解。我们和来访者“过招”，不是为了战胜来访者，而是为了“感觉到”来访者，以及呈现来访者和我们之间的关系模式——这些，都是意象对话心理咨询中的工作要素。

我猜，心理咨询师一开始的愤怒，也可能真的不是“一点儿”，也许来访者比心理咨询师看得更准确。但是，这并非心理咨询师的失败，因为心理咨询不是比赛，而是一个助人与自助的过程。在这个过程中，“对错”“输赢”并不重要，重要的是“觉察”和“对话”。

怀疑陈辉是在“戏耍”自己，是来“泡妞”的，这个结论得来的很轻率。但是这并非心理咨询师的智力或者技术的问题，而是心理咨询师下意识地不愿意再继续面对对方的压力，而为自己放弃所寻找的理由。这就是所谓的合理化心理防御机制。

好在心理咨询师的情绪一直在她自己可控的范围内，她也一直都有对自己不同程度的觉知。所以，即便在很有张力的情况下，心理咨询师仍然能够一次次冷静下来，并且做了适当的事情，那就是真实地反观自己的内心，真实地分享自己的内心语言。在前面的真实分享后，心理咨询师受到了进一步的压力，她这次能继续这样做，是不容易的。心理咨询的好多事情，不是你会不会做的问题，而是你能不能做到的问题。做到了，就会柳暗花明。陈辉的转变，表明他不再继续和心理咨询师“过招”，而是真正地“在自己当中”了。当双方都卸下“盔甲”的时候，心理咨询师和来访者之间“真正的接触”才发生——我见过在很多其他的咨询中，这种真正的接触很久都没有发生。

咨询结束后，心理咨询师对咨询过程进行了反观和思考，这是一个很好的习惯。至于所得到的结论是不是完全正确，实际相对来说倒并不那么要紧，重要的是能够有随时自我检视的警觉，这也是意象对话心理疗法高度强调的“反求诸己”原则在咨询过程中的应用。

（三）

第三次咨询进行得出奇顺利，那是因为，陈辉碰巧在生活中遇到了一个现实的麻烦需要解决：他需要立刻做出一个有关仕途发展的抉择，因为有一个机遇从天而降。通过一个意象对话，他理清了自己内心的需求和潜质，最终做出了一个决定——而这个现实中的决定，很快就被证实是正确的，这也加深了他对我的信任。

第四次和第五次咨询的主题都是事业发展。通过这两次咨询，长期困扰他的“思维过度发散和注意力无法集中”的症状基本消失了。这让他感到很是开心。我知道他是由衷的，因为能够更好地管理自己的思维和注意力，显然增加了这个生命的自我掌控感。同时，我也在想，开幕后的第一场戏就是职场故事，这倒也很符合心理动力规律。随着对安全感的小心试探和缓慢递增，我们会从社会面具层的问题逐步过渡到更自我内层的问题中去。

在第六次咨询中，我们进入了一个更深层的内心世界。围绕着“我为什么要追求卓越”这个主题，一个童年丧父的创伤被暴露了出来。原来，这个家中一直备受宠爱、娇生惯养的长子，在六岁父亲突然亡故的时候，就被迫要让自己变得强大起来，以便能够取代当年那个卓越的父亲。而从那时起，他就不再允许自己内心中的孩童部分存在。最后，在意象中，那个被“我一定能行”的咒语吹起来的充气巨人，变回了自己原来的样子。那是一个六岁的、悲哀的、恐惧的、无助的小男孩，他像一只可怜的惊弓之鸟，对任何人与事物都没有安全感，总觉得一切属于自己的、最好的东西都会随时失去……

这次咨询结束，回家后，陈辉给我发信息，要求我给他介绍一批能够帮助他自我治疗和成长的书籍，我别有用心地给了他一个菜单——神话、童话、卡通片。

在第七次咨询中，这个小男孩已经在意象中长大成人了，他很强壮，无所不能，陈辉一边表示自己对他很满意，一边暗中观察着我的态度。我觉察到了这一点，并没有对此给予任何回应，只是话题一转，问他，他看神话、童话或卡通片了吗？他愣住了，似乎他已经完全忘记这回事了。没等他回答，我接着说，没有看也没关系，这个过程中的任何反应都是正常的，我们不需要强制它，而只需要如实地观察它，理解它对我们的心理意义就可以了。

陈辉显得有点如释重负，甚至有点感激的样子，似乎此前他正准备为自己防御或辩解，而现在这一切都不需要了。他轻轻地说了一句“谢谢”，脸有点微红了。

我告诉他说，我能够感到他此刻真诚的感激和表达感激时的困难，有时候，我自己也发现，其实表达一份对他人的感激和欣赏反倒是很难启齿的。这句话竟然歪打正着地触动了他，第一次，这个坚强的男子汉的眼睛里出现了泪水。

马上进入意象。原来，那是一个十二岁的男孩子，留着感激和愧疚的泪水——他辜负了母亲的信任，没能保护得了她，让她被别人欺负和羞辱。可是遍体伤痕的母亲依然温柔地把他搂在怀里，告诉他说，他现在还只是个孩子，还没到长大的时候，刚才他面对那些坏人，勇敢地冲出来和他们战斗，已经很让她骄傲了，但是他怎么可能打败那些身强力壮又有武器的强盗呢？所以他虽然失败了，但依然是妈妈心里的小勇士。孩子的心得到了谅解和安抚，他停止了哭泣，长大了一点点。现在，这个男孩子长到十四岁了，他考上了重点高中，打败了伤害妈妈的那家人的孩子。他立志要成为一个顶天立地的男子汉，成就一番大事业，让母亲为他骄傲，让那些坏人再也不敢欺负他们。

◆ 督导师点评 ◆

非常有趣的是，我看到心理咨询师对这些次咨询的描述几乎是"简写版"。这是我们人类的一个特点，那些让我们备感困难的，我们会记忆深刻；而那些当时做得很顺利的咨询，过后在我们的记忆中就留不下多深的痕迹。我想，也许这些咨询中有好多对其他心理咨询师有用的经验，但可惜那些故事已经是"春梦了无痕"了。

既然心理咨询师没有什么困惑，督导师也不需要没话找话了，否则那就成了督导为了表示自己的存在而刻意而为了。

来访者心中刚刚被发现的小孩子很快就长大了，而且"很强壮、无所不能"，这个"长大"依然带着幻想的成分，背后是不允许自己弱小，强行让自己强大，这可能是许多来访者问题的来源。真正的强大不是无所不能、从不犯错，而是敢于让真正的自我过真实的人生。咨询师在这里并没有给予来访者所期待的对自己"长大长强"的欣赏，而是询问他是否看了童话、神话、卡通片。这看似不经意的询问，实际上传递了一个非常有心理意义的信息，那就是对来访者心中孩童部分的关注和接纳，以及带着慈爱的"喂养"——对于小孩子来说，童话、神话、卡通片就是喂养他的食粮。在这里，咨询师试图通过自己这个榜样，唤醒来访者自己内部的好父母部分，来关注、接纳和喂养他内部一直不被关注和接纳的弱小孩童部分。而对于咨询师的示范，来访者的潜意识做出了积极的回应，那就是"母亲依然温柔地把他搂在怀里，告诉他说，他现在还只是个孩子，还没到长大的时候，刚才他面对那些坏人，勇敢地冲出来和他们战斗，已经很让她骄傲了……他虽然失败了，但依然是妈妈心里的小勇士。”这一段意象说明，来访者内心已经有了对自己弱小孩子的接纳和肯定。我们看到，当自己心中的“母亲”子人格允许这个“孩子”子人格做一个孩子的本来面目，并得到爱与肯定的滋养之后，这个孩子就成长了一点。

对了，看起来心理咨询师有点像来访者的“妈妈”了，不知道是不是这样。

（四）

第八次咨询，我们处理了陈辉对家庭内部矛盾的一个纠结。

原来，陈辉还有一个比自己小两岁的弟弟。这个弟弟从小就很懦弱无能，好在学习还不错，所以后来考上了一所不错的大学，拿到了学士学位，毕业后又考上了公务员，在政府机关当一个“小喽啰”。很快，弟弟被上司的女儿看上了，他们就结了婚，弟弟入赘到了人家。这也就罢了，最让陈辉受不了的是，弟媳妇儿一家人从一开始就不把自己的母亲放在眼里，加上弟弟无能，让母亲受了好多委屈。而为了儿子的幸福和前程着想，母亲一直忍气吞声，有多少委屈都往自己肚子里咽。

在这次咨询中，我们在意象中修复了一些母亲的创伤，也在一定程度上促成了陈辉与弟弟、弟媳妇之间的和解。最后，陈辉忽然意识到，自己之所以一直不愿意谈恋爱，是因为他实在不愿意让自己的母亲以后再受到自己媳妇的欺负！通过去染，他明白，自己不是弟弟，自己要寻找的妻子也不会是弟媳妇。

本以为这个发现对陈辉不愿意谈恋爱的问题会有很大的积极影响，但结果却令人失望。第九次咨询的时候，陈辉说他最近正在努力摆脱一个姑娘的追求。令人不解的是，他并不是不喜欢这个美丽、优秀的女孩，事实上，他很受她的吸引，但是越是受她的吸引，他就越是对她感到厌恶。这究竟是怎么回事呢？

艰难地穿过重重阻抗，我们终于进入了意象：浓重的色彩，夸张的暴行——那是电影《无辜的坟墓》中的一段场景，而台下作为一名观众的陈辉，既无法阻止故事的发生，也无法改变屏幕上让他无法忍受的情节：

欧文终于对相恋了五年的米歇尔起了疑心，于是在她去附近的小镇上探望一个闺密的时候秘密地尾随她，结果发现“闺密”是一个比自己还要高大的粗鲁男人。二人在酒吧里耳鬓厮磨，然后这个男人把她带回了自己的家，欧文痛苦地看到了二人映在卧室窗帘上的影子……

米歇尔直到半夜才回家，一见到欧文就喊累，说自己不得不耐心倾听闺密的不幸遭遇，一直听到这么晚。欧文冷眼看着眼前这个谎话连篇的贱女人，告诉她说，自己已经看到了她和那个男人的一切。米歇尔突然歇斯底里起来，她尖叫着扑向他，声称他并不拥有她，如果他在性上不行，那么自己就有权利去找能行的人！看着这一切，欧文几乎难以置信，就像看着一个自以为像了解自己一样了解的人，突然变成了另外一个陌生人一样。欧文也崩溃了，他骂她这么多年来不过是在利用他的感情，她是个厚颜无耻的骗子！米歇尔抓起一把剪刀再次朝欧文扑过去，二人厮打成一团，剪刀飞出到一旁。可是米歇尔重新发起攻击，踢打、抓挠、咬，无论欧文怎样做都不能使她冷静下来。最后，欧文一把把米歇尔推倒在地上——事实上欧文只是出于绝望，只是想要把她从自己身边推开，让她到别处去闹。然而，米歇尔却脸朝下摔倒在地上，四肢摊开，头撞在椅子腿上出了血。

欧文带着嫉妒和疯狂，把米歇尔脸朝上翻过来，撕开她的衣服，骑在她的身上，用两只早已经血脉贲张的手扼住了她的喉咙。手中的女人在无力地挣扎着，那恶毒的嘴巴里再也发不出声音了，眼神却还在对他说着话——从震惊到愤怒，从愤怒到哀求乞怜，从哀求乞怜又到绝望……最后，她失去了知觉，像一具漂亮、性感的女尸一般，任人摆布地被摊在那里，半睁的双眼迷茫地望着天花板。

看着米歇尔在整个过程中的样子，欧文突然感到全身热浪滚滚，不知道是愤怒还是兴奋，他感到两种冲动强烈地交织在一起：一种是干脆彻底掐死这个女人的冲动；另一种是把她就地狠狠地“办了”的冲动——为了她对他所做的那一切，为了毁灭，为了自己心中本以为一生之爱的玷污，为了复仇，为了赎回自己被辱没了的男人的尊严。他憎恨自己竟然还想要她，也憎恨她竟然还能够让自己对她有这样的欲望！而这憎恨，反过来又给他想要狠狠地报复她、征服她、羞辱她、让她在自己男人的力量面前尊严尽失的想法添了一把燃料。就这样，这两种本能的冲动，就像两条缠绕在一起的毒蛇，它们像是在互相战斗，又像是在交颈调情。

描述到这里，陈辉的声音戛然而止，他的拳头早已经不知不觉地紧握了起来，脖子和额角的静脉血管明显地暴突着，眼球也在剧烈地颤抖。我留意了一下他桌子下面的双腿，发现它们此刻正绷紧着交叠、缠绕在一起。显然，这个挣扎已经不再是电影屏幕中的表演。

“陈辉，”我轻轻地呼唤他的名字，“请你看着这两条毒蛇，听听它们的对话。如果你不愿意让我听到，你可以不必讲出来。但是，你要在自己的意象中如实地倾听它们的对话。”

陈辉听到我的声音，脸上的肌肉放松了一点，他稍微挪动了一下自己的身体，把坚挺着的头靠在了沙发的靠背上。

这个姿势保持了大约三分钟以后，陈辉开始改变自己的身体姿势——仿佛他已经很累了似的——他慢慢松开了自己的双拳，放开了自己紧紧相交的双腿，深深地做了两三次呼吸，慢慢地睁开了眼睛，看着我，双唇紧闭。我看到，他的两只眼球里充满了血丝。

就这样，我们又在沉默中度过了剩下的咨询时间。我感到，他沉浸在自己的回忆里。那回忆，透过他毫无表情的、冷漠的脸，分明散发出疼痛和苦涩的味道。最后，离咨询结束还剩下最后一分钟的时候，他看了看手表，说：“我走了。”然后，他就站起来，默默地离开了咨询室。

那次咨询过后，他又脱诊了一个多月。在那段时间里，我成功地忍受住了对他的种种猜想和担心，以及对自己咨询失败的质疑和愧疚。或许，在和陈辉互动的过程中，作为咨询师的我，自始至终都在与一份不大不小的挫折相伴，而那时候的我，已经学会了带着这个“症状”继续我们的咨询。

◆ 督导师点评 ◆

对于心理咨询师来说，督导师是另一只眼睛。督导师未必一定要处处比心理咨询师更出色，但作为“另一只眼睛”，督导师是置身事外的，因此会看到一些心理咨询师没注意到的东西。

在这段记录中，我看到了一些东西。我看到他对弟弟的很多不满和贬低。比如，他说弟弟“懦弱无能”，还说弟弟的工作是做“小喽啰”。为什么呢？也许以后我们会知道。

心理咨询师发现了一个和他不愿恋爱有关的原因——弟媳和母亲之间的冲突所带来的担心。但是，这个情结的发现并没有带来行为的转变，这让心理咨询师有些失望。不过，人的情结既然是一个“结”，就往往是许多东西“结”在一起形成的，很少是单独的一个原因所导致的。发现了一个原因，但是问题并没有解决，这并不奇怪，也并不意味着这个原因没有找对，只是意味着在这个“结”中，还有其他的原因尚未被发现。

果然，随后我就读到了另一个故事，那个妻子欺骗和背叛丈夫的故事。从陈辉的巨大情绪反应，我们当然有理由相信，这个故事和他的现实生活有密切的关联。

心理咨询师在这里做得很好的一点是，关注到了来访者的躯体反应。紧握的拳头，暴突的血管，颤抖的眼球，尤其是“绷紧着交叠、缠绕在一起”的双腿——显然，这双腿象征的是那两条蛇。

“看着这两条毒蛇，听听它们的对话”，这是意象对话的一个技术，我们叫作“从比喻引入的意象对话”。来访者讲到“就像两条缠绕在一起的毒蛇，它们像是在互相战斗，又像是在交颈调情”，是在做一个比喻。心理咨询师以这个比喻为出发点，让他进行意象对话。因为比喻本身就是对原始的象征性思维的一个启动，所以从这里出发开始一次意象对话是比较容易的。

允许来访者不把意象对话的内容说出来，是意象对话治疗中心理咨询师为了减少来访者阻抗而采用的一个策略。如果我们要求来访者必须把意象对话的内容告诉咨询师，在面对一些高度、难以接受的内心活动时，来访者的阻抗也许会使得他自己也看不到意象。与其如此，还不如不要求他说出来，这样他至少会让自己看到。只不过这个策略大大增加了咨询的难度和风险性，相当于摸黑操作。因此，使用这个策略对咨询师本身的心理素质和专业素质要求很高。如果没有足够好的共情能力、控场能力和危机干预能力，这个策略的使用可能会给咨询带来失控的风险。

这两条蛇说了什么，我们不知道，但我们也许可以猜测出来一些，因为我们显然看出这两条蛇一条是攻击性本能的象征，另一条是性本能的象征。我们甚至怀疑，那条性本能象征的蛇，也许潜意识中是允许甚至纵容对方有外遇的，因为某种原因使得它觉得这是一种性的刺激。但是，我们现在还不需要知道。

这次咨询后，来访者有一段时间不再来咨询，这并不奇怪。当猛然被暴露出的问题太大，引发的情绪反应太强，来访者会把暂停心理咨询当作一种缓解焦虑或是沉淀、消化心理经验的方式。当然这对心理咨询师来说是一种考验，因为心理咨询师不知道来访者是不是还会再来完成剩下的治疗。而如果来访者在这个时候停止了心理咨询，留下没有解决的问题，心理咨询师知道那是一种不好的情况。有些心理咨询的来访者会提到，他们在心理咨询中遇到了“二次伤害”。有时，的确是心理咨询师不恰当的做法给来访者带来了伤害。但是，也有一种情况，就是心理咨询师引导来访者“打开伤口”“发现问题的症结”，本来是为了下一步的心理调整，这是恰当而必要的，就像我们在处理故障之前必须首先把故障暴露出来看清楚一样。但是来访者在这个时候不愿意面对这个旧伤口，而突然单方面停止了心理咨询，于是他的心理问题不但没有得到解决，反而看起来更严重了，这样他就觉得自己受到了“二次伤害”。我有时很羡慕外科医生。因为他们的病人，决不会在外科医生刚刚开腹，正打算切除内脏的病灶时，突然跳起来宣布不做手术了，然后起身就离开手术室。但是在心理咨询中，这种情况是可能的——来访者可能会忽然半途停止治疗，带着心理医生刚刚打开暴露出来而尚未来得及处理和缝合的心理“刀口”跑掉了，然后说这就是心理医生带来的“二次伤害”。

心理咨询师对此担心是合理的。但如果来访者真的不再来咨询，心理咨询师也可以电话询问来访者，并给予来访者一些简单的善后应急处理的建议，就像把腹部的手术刀口暂时缝合起来。

但与此同时，对此过于担心也大可不必。毕竟来访者的潜意识也知道什么对自己更好，来访者内心中的生命本能，会让他们回到那些真正能帮助到他们的心理咨询师那里的。有时候，暂时的“脱落”只是因为这个生命有自己成长的节奏，而这个节奏和咨询设置的节奏会有差异；或者，在这个阶段，来访者需要给自己一个空间去沉淀、消化，为接下来的“应战”做准备。在这种时候，心理咨询师更需要的是：沉住气，尊重来访者为自己选择的空间。经常有一些咨询师由于过于害怕来访者脱落，而受到来访者的要挟和控制。这种情况下，咨询师的正常治疗功能就“被阉割”了。因此，咨询师如何觉察自己和来访者的真实内心，以及如何分辨合适的“度”，对咨询的成败而言是非常关键的因素。

（五）

他再次走进了咨询室。是的，他永远是来去自由的，而我，也已经习惯了这样的结束和开始。我只是作为一个在固定的地方可以被找到的资源，以一个背景的样貌，稳定地在那里出现。

没有任何道歉，他以一种很久没有出现过的、鄙夷的语气，开门见山地告诉我，上次咨询揭开了他一个巨大的伤口，他对我事先毫无告知就触及这一块秘密的行为感到愤怒，这说明我是一个没有职业素质的咨询师，所以他决定抛弃我。但是，他又想，就这样放过了我岂不太便宜我了，于是，他决定继续回到咨询室来折磨我，反正我是一个被出售的商品，我是被买家所选择的。

我对他投掷过来的羞辱早已有所准备，这一次，我纹丝不动。

他没有如愿以偿地看到他预期中我的反应，开始愤怒了，但依然以一种文质彬彬的表达方式说：“我在你身上浪费了很多钱和时间，而你所付出的不过是假惺惺的爱心而已，这和那些性工作者出售他们假惺惺的快感没有什么区别。你是不是以为我没有识破你拙劣的表演，还暗自得意来着？”

如果没有前面的心理准备，这一次我可真的要生气了——他怎么可以这样侮辱和糟践一个咨询师和她所付出的感情，把她和“性工作者”要强行放在一起？

我依然没有回应，一边静静地望着他、听他说话，一边暗中观望着自己心中开始发生震荡的水面。

“你为什么不说话？”他突然从座位上跳起来，失态地大声呵斥道，“不要用这样无辜的眼神可怜巴巴地看着我！你以为我会心软吗？你以为我还会再被你玩弄吗?”话音刚一落，陈辉自己也愣住了，就以那样的姿势突然之间停滞在了空气里——双手按着桌子，弯着腰俯瞰着我，就仿佛连他自己也不知道自己刚才在说什么。

在心脏剧烈地跳动了几下之后，我迅速地平复了下来。我请他坐下来。他顺从地一屁股坐在了椅子里，浑身无力，就好像一只突然被扎瘪了的氢气球。

“我感受到了你心里的痛苦,”我的眼睛看着我们之间的桌面，很小声地说，“我刚才也同时感受到了那些愤怒和屈辱，我也同样觉得很难忍受，想把它们统统都扔出去。”

陈辉没有回应，我也没有抬头看他。我只是默默地待在原地，保持着原来的姿势，让我们双方都在这个沉默的空间里慢慢复原。

“曹老师，对不起，让你受委屈了。”最后，陈辉终于开口说话了。我机械地摇了摇头，虽然我当时也不知道自己为什么要这么做。然后，我开始抬头望着他的眼睛——那里面已经潮湿了。不知道为什么，那一刻，我明显地感觉到自己的心也一下子变得柔软了，那感觉有点像一场突如其来的化冰，让我原本包裹在坚硬盔甲下的心一下子裸露了出来。

就这样，陈辉终于敞开了那扇封闭已久的暗室之门。原来，上次意象中出现的那段电影情节，几乎就是陈辉初恋的现实翻版……

那次咨询，我们艰辛地进行了一个半小时，直到最后结束的时候，陈辉还是不愿意给这段恋情一个位置。看来，这个创伤对陈辉的打击真是非同小可。结束的时候，我们俩都感到有些精疲力竭。

“曹老师，这个奇耻大辱我从来没有告诉过任何人，请你务必要替我保密啊!”走出咨询室几步之后，陈辉还不放心地转身回来叮嘱我。

之后的连续几次咨询像“接力赛”一样，我们终于为这个创伤宣告了尾声。陈辉终于全然面对了积压在自己心灵深处的那么多的愤怒、羞耻、恐惧、哀伤、遗憾、懊悔和恋恋不舍，也愿意承认这段暴毙的初恋在自己的历史中占据了一个应有的位置。经过这么多痛苦的挣扎，他终于决定为新的爱情放出一条生路。

伴随着这个令人鼓舞的决定的诞生，我们的咨询又一次落下了帷幕。

◆ 督导师点评 ◆

看到陈辉对心理咨询师肆意攻击的那一段，作为旁观者，我明显地感觉到，陈辉对心理咨询师说的那些话之中有很多是本来应该说给他生活中的某个人的。“不要用这样无辜的眼神可怜巴巴地看着我！你以为我会心软吗？你以为我还会再被你玩弄吗？”我能感觉到，这句话本来是来访者想要说给另外一个人听的——这就是所谓的“移情”。

在心理咨询过程中，当咨访关系足够安全，来访者开始信任咨询师不会轻易伤害他之后，他内心中一直压抑的创伤就会发作出来，而咨询师通常就成为承载那些怨恨的靶子。对于心理咨询师来说，带着对来访者的爱和怜惜来承受来访者从过去的创伤中转移过来的攻击，是一个非常困难的情境。知道对方是移情，会感觉好一点，因为你知道对方那些仇恨、侮辱实际上不是给心理咨询师的，而是给另外一个人的。否则，不论多么有爱心的心理咨询师也难以承受这样的攻击。但是即使知道对方是移情，当对方面对自己倾泻对别人的怒气，尤其是羞辱时，心理咨询师作为一个有血有肉的人，依然是很难受的。

在这个案例中，心理咨询师能承受这样大的情绪压力，主要靠的是“自我觉知”和“去染”——在承受攻击的过程中，随时“观望着自己内心的震荡”，并依靠着每一次当下的分辨；在自己内心中，把来访者移情过来的消极能量归还到其原来的地方，而不是盲目认同来访者的投射。这就是意象对话咨询过程中的两个重要“法宝”。

看得出来，这个事件给来访者带来的创伤很大。我估计，这次关于这个创伤的情绪宣泄，应该对来访者之后的治疗有很大的帮助。

（六）

又来了，就像一个几进宫的瘾君子一样，陈辉垂头丧气地出现在我面前。几个月不见，陈辉几乎变了个人：眼前的他不但已经清瘦了不少，居然连胡子都没有刮，这个以往永远西装革履的小伙子，现在却裹在一件皱巴巴的脏衬衣里，整个人显得没精打采而又憔悴不堪。我一看，心就揪了起来。

好消息是，陈辉终于和那个姑娘建立了恋爱关系，而且他对她各方面都很满意。坏消息是，恋爱进展得磕磕绊绊，很不顺利。

说起来似乎难以启齿，陈辉和她很快就进入了白热化，于是两个人自然而然地就有了床笫之欢。可是，才亲热没几次，陈辉就发现自己出了问题——就仿佛自己本能中的野兽被唤醒了一样，越是迷恋自己的女朋友，他就越是想要对她施暴。为了控制自己的冲动，不伤害到女朋友，他只好悄悄购买了好多变态的毛片来“自行解决”。可是这样一来，他对女朋友就渐渐失去了性欲，而这又导致他对自己“性无能”的强烈担心，于是他就更加依赖那些变态的毛片来证明自己的性能力。这样的恶性循环到了最后，他竟然对女朋友完全丧失了性欲——昨天晚上已经是他第三次“不行”了，他明显地感觉到女朋友对他也开始厌倦。他的恐惧又被重新唤醒了，他非常担心随时都会失去这个好不容易才找到的女朋友。想来想去，他才下定决心来找我咨询，希望我能够力挽狂澜，再次帮他跳出困境。

面对他，我感受到了扑面而来的压力：一方面，我在他的焦急和期待面前，担心自己难以胜任；另一方面，我作为一个女性要和一名男来访者深入讨论性问题而导致的尴尬。我犹豫片刻，提出了把他转介给一个男性咨询师的建议，他听后立刻脸色一白，沉默了。

我开始意识到自己太冒失了，于是向他道歉，并坦率地说明了我这个建议背后的顾虑。我向他保证说，如果他不同意转介，我会为他继续咨询下去，这不过是一个建议而已。陈辉渐渐地放松了一点。毕竟我们之间已经有了深厚的信任，这使得我们彼此都能够在这个关系中承受一定的张力和挫折。

但他仍然很激动，告诉我说，他绝对不会找一个男性咨询师去咨询这个问题，因为他不能容忍一个男性在心里嘲笑他在这方面的无能。这么说的时候，我注意到他的手指在微微颤抖。我请他闭上眼睛，关注自己的手指，看看他颤抖的手指想要对我们表达些什么。

很快，他就看到一个场景：那是自己青春期的一次真实的经历，在厕所中，几个小便的男生指着他的“小鸡鸡”在讥笑它太小，因为他发育得比别的男孩子都晚……

我明白了，他也明白了。今天，我们的咨询工作对他和女朋友之间的性困扰并没有任何帮助，但却在无意中修复了他的一个与性有关的青春期创伤。

咨询结束的时候，我们约定下次一来就直奔主题。

那天他离开咨询室后，我发觉自己的心里头仍然残留着一些怪异的不舒适感，仔细倾听，仿佛这个不舒适感在对我说，不愿意跟他一起深入性的话题。这让我感到很奇怪，对于一个有过很多年咨询经验的咨询师来说，谈性难道不是家常便饭吗？为什么我唯独就对这个来访者存有这样的抵触呢？

带着这个困惑，我回到了家中，吃完晚饭后，一个人静静地进入了意象：我和一个年轻的男子站在一条满是粪便的河流旁边，那个男子蒙着黑布眼罩，我帮他把眼罩取了下来。当发现眼前是一条充满粪便的河流时，他忽然一把拉住我的胳膊，把我推进了那条河流中，让我猝不及防。河水倒是不深，我立刻站住了，但我膝盖以下的腿上却沾满了粪汤。再看那个男子，原来是现实中我过去的一个来访者。

回到现实中，我想起意象中的那个来访者，恍然大悟。原来，那个很久以前的来访者有乱伦恐惧，在我们处理这个情结的过程中，他曾经把我投射成自己的母亲，并对我产生了短暂的"乱伦式"移情。由于事态很快就得到了处理，所以当时我内心中被激发的"被侮辱"的感觉就被压抑了下来，一直未能得到解决。而现在，当我就要和陈辉一同涉及性主题的时候，我因为直觉性地感受到他身上类似的"乱伦恐惧"，所以下意识地警觉起来，怕自己再次被拉入这摊浑水中重蹈覆辙。

现在，我觉得自己准备好了。

◆ 督导师点评 ◆

性的欲望和攻击的冲动结合在一起难以分离，导致了来访者性关系的困难。

当然，这很有可能是那次初恋中的创伤结果：当来访者得知自己被初恋女友背叛、愚弄之后，他内心中的强烈愤怒、被羞辱感，可能同时混合着对女友的性欲望，想要对她一股脑儿地宣泄出来。所以，"越是迷恋自己的女友，他就越是想要对她施暴"，可能是他当时面对自己前女友时内心感受的重演。

但是，性的欲望与攻击的冲动结合在一起，是不是有可能也是那个初恋中的创伤事件发生的原因呢？是不是性的自卑感和不自信，让他只有借助攻击性的力量，才能产生足够的性的能量？

性这个东西非常有意思，它可以从各种不同的情绪中借用能量。愤怒、屈辱等激发出了能量，如果被性借用，就可以让一个性自信不足的人产生强烈的性唤起。

电影中的“欧文”，为什么在发现“窗帘上的影子”时并没有行动？为什么在攻击了米歇尔，在米歇尔奄奄一息的时候，却产生了强烈的性冲动？也许，欧文平时对自己的性没有自信，担心米歇尔看不起自己。但是，在愤怒、嫉妒的能量下，在体力上战胜了这个女人的情况下，他有了一种力量感，这种来自性别优势的力量感让他有了性的自信，于是转化成了性的能量——所以他想象中的蛇会“调情”。还有，当欧文可以愤怒而粗暴地对待不忠的米歇尔的时候，他不必再顾忌米歇尔的感受，也不必再顾忌米歇尔的尊严，于是，被米歇尔偷情所践踏和羞辱的一个男人的性尊严，可以在他对米歇尔的践踏和羞辱行为中找到平衡；同时，过去担心“米歇尔会怎么看我”导致的性自卑，及其这个担心带来的焦虑在那一刻没有了，性的能量也就可以爆发出来了——也许，欧文潜意识中甚至有一部分需要米歇尔的出轨，好给自己一个机会得到性能量的苏醒。这样的假设，当然不能轻易对来访者说，因为这太挫伤来访者的自尊心了。我们不妨假设，然后等待。

心理咨询师感觉到自己对陈辉的性问题的消极反移情后，用意象对话找到了自己这边的原因，这一点做得很好。这里的粪便意象，象征的是一种被污的感觉。自己知道了，就准备好了。否则，咨询师会带着前面来访者留给自己的“染”给现在的来访者咨询，这就好像用一把尚未消毒的带菌手术刀去动手术，一定会由于“交叉感染”而大大干扰治疗效果。

（七）

已经记不清这是第几次咨询了，总之，我们这次深入地进入了性的话题。为了避免现实中双方的尴尬，我们基本上都是在意象层面进行的。或许我们双方都已经事先做好了充分的心理准备，一切进行得出乎意料的顺利。很快，我们就弄清楚，陈辉的那些所谓“性变态”的嗜好(性虐与奸尸幻想等)，其实都与初恋留下的自恋创伤息息相关。通过这些“变态的性幻想”，陈辉潜意识中未能得到完全呈现的、对前女友依然残存着的那些攻击性和性欲望被更安全地释放出来。与此同时，现任女友在陈辉心中是一位纯洁的女神，为了不把她和放荡的前女友混为一谈，陈辉的潜意识需要努力让自己对她保持一种截然相反的态度——因此，当他发现自己的性欲望和攻击性、羞辱女人的愿望已经绑定在一起的时候，为了保护自己现任女友不受到伤害和沾染，陈辉就把自己对她的性欲望也一并“隔离”了。而努力隔离导致的压抑，以及陈辉内心中强烈的怕压抑不住而产生的焦虑，使得他出现了一系列的强迫性症状，进而让事态更加恶化。

发现问题的根源之后，我们就对症下药，把和攻击性、羞辱的愿望打包在一起的性欲望重新拆分开来，使攻击性和羞辱的愿望都分别得到表达，而剩下的性欲望就干干净净地留给自己的女朋友。

谢天谢地，打那之后，他和女朋友的关系总算恢复了正常。在被告知这一情况的时候，我内心的焦虑也才随之得到了彻底缓解。

◆ 督导师点评 ◆

“打包、打包”，很多心理问题由此而生。许多时候，来访者被“卡在”一个心理困境中，正是因为在这个情境中，他内心有不同的部分想要做出不同的选择。这就像寓言里讲的：一辆车被“卡在”原地不能动弹，因为有一匹马在用力往东拉，一头牛在用力往西拉，一只老虎在用力往南拉，一匹狼在用力往北拉，还有一只大雁在用力往天上拉。

“为了避免现实中双方的尴尬，我们基本上都是在意象层面进行的”——这正是意象对话心理疗法能够有效穿越阻抗的一个优势。只是用隐晦的“象征”来呈现问题和处理问题，避免了咨询师和来访者不得不用赤裸裸的言语来描述一些难以启齿或是需要保密的现实事件的尴尬。这样，来访者的问题得到了解决，而咨询师也可以完全不知道来访者在生活中对应的具体事件。在一些特殊情况下，这很好地维护了咨访双方的安全感。

（八）

大约半年多过去了，陈辉再次出现在了我的面前。见到他的一刹那，我发觉自己在苦笑——怎么又来了？问题还有完没完？我发现，我其实多么希望这张面孔永远不再出现啊！

当然，无事不登三宝殿。问题升级了，这次是未婚妻和母亲之间的问题。

他们计划着结婚了。可是，这个未来的儿媳妇连婆婆的脸还没见着过呢！陈辉这个纠结呀！他也不明白这是为什么，怎么把自己的未婚妻带给母亲看看这么简单的事情，对他来说就这样难呢？

陈辉主动进入了意象——这个家伙早已经轻车熟路了。

在意象中，陈辉看到的竟然是父亲！他带着自己在外面偷偷娶到的小老婆，扭扭捏捏地走到了母亲面前。母亲开始流泪："你怎么可以这样？我把自己的一辈子都给了你，你怎么可以这样背叛我？没有了你，在这个世界上我还有什么？你竟然再次抛弃了我！我已经无依无靠了！"

父亲羞愧万分，跪倒在母亲面前，流下了眼泪，无言以对。

现实中的陈辉也泪流满面。

原来是这样！

"如果此时，父亲变成了两个人，会是什么样子的两个人？"我咬咬牙，单刀直入地问。

意象中的父亲慢慢地分开了，一个还是父亲去世时候的样子，另一个变成了现在的陈辉。

我轻轻地舒了一口气。

"你再仔细看看，那个'小老婆'到底是谁娶的？"我接着问。

陈辉定睛一看，原来，那个"小老婆"就是自己的未婚妻！陈辉睁开了眼睛，惊讶地望着我，用两根手指抹去了眼角的泪水。

"从这个意象中，你明白了什么？"我问。

陈辉低着头，陷入了沉思。半晌，他重新抬起头来看着我，心情沉重地说，自从六岁那年父亲去世后，母亲就一个人带着他们兄弟俩，含辛茹苦，受尽了艰辛。当时，有一个死了老婆的叔叔对母亲有意思，可是，为了孩子们，母亲坚决地拒绝了自己的幸福。到现在，兄弟俩都已经长大成人，并且都找到了自己的另一半，而母亲，却永远失去了重新组建家庭的机会，孤身一人。说到这里，陈辉的喉咙哽住了，黯然泪下。

带着当下的情绪，陈辉进入了意象，向母亲表达了自己的感激、心疼与愧疚。意象中的母亲慈爱地抚摩着他的头发，对他说："我的好儿子，妈妈含辛茹苦地熬到现在，就是想要看到自己的儿子幸福。儿子幸福了，妈妈的一生才有意义。"陈辉抱着妈妈的膝盖，大声哭泣起来。"那我要是成家了，你怎么办？你一个人孤苦伶仃的，连个伴儿也没有！"

"傻孩子，你可以带着媳妇儿常回家看看我呀！再等一两年，给我生个胖孙子抱抱，还怕我没伴儿不成？"母亲乐观地说。

"妈，您真的这么想？"陈辉抬起满是泪水的脸，半信半疑地望着母亲问道。母亲坚定地点点头。陈辉忽然感觉到一阵暖流穿过自己的身体，刚才纠结成一团的心脏忽然舒展开来。

这次咨询结束的时候，陈辉一次又一次地出着长气。"你在叹气吗？"我问他。"不是叹气，我是好久都没能这么顺畅地呼吸了。"陈辉说。

这是我们的最后一次咨询。

陈辉终于把未婚妻带到了家里，母亲很满意，未婚妻也很孝顺、乖巧。看着两人其乐融融的样子，陈辉的心里百感交集。

但是，他心里很清楚，在自己的潜意识里，他仍然在扮演着父亲的角色——这个角色，从六岁那年失去父亲开始，他就担任上了。那时候幼小的他就发誓长大了要代替父亲来保护母亲，让母亲幸福。一晃二十多年过去了，他真的已经变成了一个男人，然而，他却要去保护另外一个女人，而抛弃自己的母亲了！

这是他内心里无处可逃的内疚，虽然母亲是如此宽厚、无私、毫无所求！

我也明白，陈辉的内心里，依然有一份沉甸甸的责任，使得他无法从父亲的角色中卸任。对于这个父亲的子人格来说，他应该永远对母亲忠诚，永远属于母亲！

在沉重的内疚中，我们进入了意象。

母亲正以泪洗面。她的胸中，是一汪苦咸的海水。那深不见底的孤独、悲哀、无助与绝望，那无边无际的难以言说的伤痛啊……

我们不再对话，我只请陈辉关注自己身体上的任何感受，并陪伴着意象中母亲任何情绪的升起和落下。我知道，对于这位母亲来说，此刻，任何语言都是苍白无力的。

近二十分钟以后，当这些蓄积多年的情绪情感得到了陪伴之后，陈辉的眼前出现了父亲的形象。

在意象中，父亲对母亲表达了自己深切的内疚和不舍。他说："死亡已经让我抛弃了你一回，无论如何，我都不能再次抛弃你了！我要永远和你在一起，不让任何人、任何力量再把我们分开！"

母亲说："老陈，你真傻。你难道都不知道，即便死亡也从来没能把我们分开吗？你难道看不到，这二十多年来，你其实每天都活在我的心里吗？"

父亲忽然变老了，变得和母亲一样老。他老泪纵横，再也说不出话来，只把母亲紧紧地搂在怀中。母亲幸福地微笑了。

我静静地坐着，不忍打断这对老人的幸福。

过了五六分钟，我担心陈辉沉溺在自己的心理世界中太久，于是请他把这个团聚的场景在意象中变成一幅照片，储存在自己的心里。他给这张照片起名叫《隔世的忠诚》。

最后，我请他回到意象中，以自己的方式，去完成和父亲的告别。

他脱下父亲的衣装，卸下自己所扮演的父亲的角色，以自己的面貌向自己的父亲深深地鞠了三躬，感谢父亲给了他生命和那么多卓越的品质，感谢父亲毕生对家人的爱。他告诉父亲，自己现在已长大成人，希望天堂里的父亲能够为自己骄傲。他还把自己的未婚妻也介绍给父亲，告诉父亲说父亲的血脉将会健康地传递下去，也请父亲放心，他和妻子会好好地照顾母亲，尽到晚辈的孝心。最后，父亲含笑离去了。

我们的咨询到此真正地拉上了帷幕。在最后一分钟里，陈辉有点难为情地告诉了我他最后的一个小秘密：他一开始找我做咨询的时候，还抱有一个不可告人的邪恶目的，那就是要折磨我、羞辱我，以此来报复他的前女友。

"你知道吗，"他说，"你和我的前任咨询师，都长得有点像我的前女友。"

◆ 督导师点评 ◆

又是一个和"打包"有关的情结，作为"父亲"替身的陈辉，和作为"陈辉”的陈辉打包了。于是产生了一个看起来非常像弗洛伊德的所谓“俄狄浦斯情结”的现象。但是，在意象对话中，打包的两个人被看清、拆解，各就各位，于是问题也就得到了解决。

让母亲和父亲在意象中见面，也是个很好的意象对话处理。我非常同意，一个人在现实世界中的死亡并不能把人在心理世界中分开。看到母亲和父亲的连接，对来访者的母亲来说，是一种治疗，而对来访者陈辉来说，是一种欣慰和释然。

至于说心理咨询师长得像他的前女友，所以他会攻击心理咨询师，这一点也不让我们意外。所以说，一个来访者选择哪个咨询师，绝不是偶然的。即使是心理咨询成功完成，心理咨询师也永远不会知道，来访者还有多少心理之谜。

这个咨询做得很好，虽然并没有使用多少高深的意象对话技巧，但是心理咨询师努力凭借着自我觉察和去染，在充满张力的困境中，一次次承受住了来访者情绪性的攻击，为来访者的自我发现提供了有利的机会和氛围，也为来访者做了一个具有包容力和接纳性的积极示范，这有助于唤醒来访者内部自我包容与接纳的资源。在好的个案中，真正起到关键作用的往往并不是心理技术，而是咨询师本身。

这个个案让我想到，在这个世界上，有多少个陈辉挣扎在爱、恨、性、自信和自卑之间，盲目地被内心中的种种力量驱动，如同黑夜洪水中随波逐流的树桩，时常撞到自己和别人。他们会被辜负他们的人伤害，也会去伤害无辜的别人，就这样在浑然不觉中“繁衍”出无穷无尽的痛苦。心理咨询师的任务，就是以自己的智慧和爱心为镜子，协助他们看到自己、看清自己，他们才能不再是随波逐流的树桩，而有机会选择转变成为生活中的游泳健将。

致命的真相

（一）

在一个乍暖还寒的初春周日，一位亭亭玉立的妙龄女郎走进了咨询室。虽然不施粉黛的素颜显得有点苍白失血，但依然难掩她浑身上下散发出来的清丽脱俗的气质。轻轻到来的她，让整个咨询室好像都立刻变得光洁、柔和起来。

她对我说，她来寻求帮助是想救救自己，因为她最近常常产生自杀的冲动，听说我自杀干预做得比较好，所以就来找我了。但她不想让别人知道她在做心理咨询，所以，她说她打算让咨询尽可能“速战速决”。

（二）

她叫嘉宝，今年二十二岁，某名校的在读硕士，出身于一个普通的知识分子家庭，是父母的独生女儿、掌上明珠，从小就沉浸在书香里，再加上天生性格内向，在读硕士以前，从小到大几乎都守在父母身边，大门不出二门不迈，连同伴交往都很少。

近一年前，有一次学校组织优等生外出旅游，不料嘉宝和同伴失散，就在她最惊惶无助的时候，遇到了一个比她年长十岁的男人贺琦，在他的慷慨帮助下，她顺利回到了同伴中间。

这次英雄救美的奇遇，为她和贺琦打来了一扇美妙的爱情之门。两个城市的距离并不足以阻挡迸发在两颗年轻的心灵之间的火花。不久，利用频繁鸿雁传书交流的“英雄”和“美女”就坠入了情网。

贺琦经常趁着出差的机会来和她幽会。他告诉嘉宝，自己是一家电脑公司的程序员，工人家庭出身，没有车子也没有房子。然而，情窦初开的嘉宝并不介意，对这个冰清玉洁的姑娘来说，一颗能够与自己相濡以沫的美好心灵就已经足够。在一个浪漫的夜晚，她把自己的贞操献给了他，他紧紧拥抱着她年轻的胴体，动情地留下了热泪。

从那天晚上起，嘉宝就已经在自己内心认定，贺琦就是自己一生一世的爱人。而贺琦，也对她更加温存体贴。两周以后，贺琦在嘉宝22岁生日那天秘而不宣地从天而降，并且为她带来了一份生日礼物。在生日的烛光中，那颗豌豆大的白色钻石，璀璨地闪耀着神秘的光芒。嘉宝惊喜地抚摸着它，感激地给了贺琦一个拥抱。贺琦深情地对她说："亲爱的，等你一毕业，就嫁给我吧！你来我的城市，我们开始自己的生活！"嘉宝毫不犹豫地点头答应了。

很快，放暑假了，嘉宝带着这份珍贵的生日礼物回到了家中，并且向父母公布了自己和贺琦的恋情，以及毕业以后的结婚计划。令人意想不到的是，这颗钻石却引发了嘉宝父母的怀疑。他们暗中找专家鉴定，发现那颗钻石的真正价值之后，大吃一惊、如临大敌，连夜"拷问"女儿。在父母的强大心理攻势下，从小就不会撒谎的嘉宝很快就吐露了真相。一下子，这个正统家庭就炸了锅。在严厉责骂了女儿之后，父母鉴定：自己的宝贝闺女绝对被坏人骗去了贞操！而且更严重的是，他们越讨论越相信，这个自称"工薪阶层"的"电脑公司程序员""百分之九十九"是个罪犯，而那颗来历不明的大钻石，极有可能就是被转移到天真的女儿这里的"赃物"。他们还预测，等到哪天风头过去了，这个穷凶极恶的罪犯一定会夺回钻石，并且杀人灭口。讨论到最后，他们决定报警。

嘉宝被一连串的意外击溃了，她也没了主张，立刻断绝了和贺琦的任何联系。

在父母决定报警的前一天晚上，她越想越绝望，越想越没脸见人，于是她把自己关在卧室里，试图割腕自杀。

当然，自杀未遂，不然我们也就没有今天这个故事了。

可是，自杀未遂却歪打正着地达到了一个现实效果，那就是阻止了父母去报警。这一点，连嘉宝自己当时都没有意识到。而现在，一个当初被压抑了的潜意识愿望，在嘉宝的意象中被清晰地呈现了："我依然不惜用自己的生命来保护自己深爱的男人，哪怕他是一个骗子、罪犯。"

与此同时，在意象中我们还发现：在一连串巨大的心理冲击下，如温室花草一般的嘉宝已经很难承受被父母严厉责骂带来的羞耻感、对报警可能会把自己的“丑闻”公布于众的担忧、自己内心中对恋人信赖的颠覆、对未知命运的恐惧和发觉自己可能被玩弄的自恋暴怒，等等。她想要逃避到一个一了百了的地方，也想像“壮士断腕”那般毅然决然地快刀斩乱麻，让一切都瞬间“清零”。所以，割腕自杀这个行为，虽然带有一部分功能性，但其本质目的还是严肃、认真的。

除此之外，嘉宝还很惊讶地看到，在自己的内心，竟然还隐藏着对父母的怨恨。这份怨恨，来自他们对自己心中白马王子的“玷污”(想象化客体被击碎的暴怒)，也来自于他们披着“正统卫道士”的外衣，对自己的自尊心不管不顾的残酷践踏(自恋暴怒)。但由于嘉宝的超我感到“理亏”，她无法合理地释放暴怒所产生的攻击性，于是就只好变成了“自我攻击”加上“被动攻击”，用“死给你们看”这种方式来宣泄和表达。

◆ 督导师点评 ◆

22岁的嘉宝实际上有几岁呢？

生理的年龄每年都长一岁，哪怕你忙得根本没时间去抽空长大，每年你的身体也会自己长大。

心理的年龄却并未如此，如果像嘉宝这样生活，不去接触世界，心理年龄就会长得很慢。从心理上来说，嘉宝实际上还是个孩子。

她并不知道现实的世界是什么样子，不知道现实世界中的人是什么样子，所以当她出门的时候，她会迷路。迷路，是一个现实事件，也是一个象征，象征着她在现实世界中迷失方向。而这个时候，她遇到一个引路人，那个人就成了她的依靠。“初入江湖”的她，对这个多歧路的世界正迷惑，当然就会一下子依赖上这个引路人。这并非爱情，但是嘉宝还小，不懂什么是爱情，所以像所有孩子一样幻想这就是爱情。

“不惜生命保护自己深爱的男人，哪怕他是罪犯”，这也是故事中常有的情结，符合小孩子的幻想。

至于这个男人究竟是什么人？是罪犯还是好人，嘉宝也并没有能力判断。男人说什么，她相信；父母说什么，她心里也相信。这是因为她还没有真正去见识过世界，所以没有自己的判断。

小孩子初入江湖，就遇到这样大的风波，当然会惊慌失措，也当然会有自恋挫伤等。在完全不知道该怎么办的时候，只好"一死了之"。这种夸张的做法，实际上也符合幼年人的心理。

当然，我希望心理咨询师不要像我这样尖刻，如果像我这样分析嘉宝，嘉宝会受不了的。

想到嘉宝的父母，突然觉得他们的反应也蛮极端的，虽然，一个小孩子的确需要大人去保护。

（三）

再次咨询的时候，嘉宝反映说，从上次咨询回去到现在的一周里，她的自杀冲动明显减少了一些。她很想知道这是什么原因。

我告诉她，所有的自杀行为背后，都有好几只幕后黑手在推动着我们的内心。由于这些黑手是无形的，所以在我们没有看到它们的时候，就仍然会继续受到它们鬼使神差般的驱使。而一旦看清楚，这些无形的幕后黑手就现形了，我们就不会再迷迷糊糊被它们随意驱使和推动，我们就可以以自己的自由意志来决定往哪里走了。因此，在看明白在自己上次的自杀行为背后，还隐藏着那么多不为人知的心理秘密之后，嘉宝的心更少地受到那些无形的幕后黑手的操控，自然就自由了许多。嘉宝用一根洁白、纤细的手指按着嘴唇，长长地"哦"了一声，一副恍然大悟的样子。

"可是，我还是不知道该怎么办呀!"嘉宝焦急地抓住我的手，一双憔悴的大眼睛闪动着迷茫。

贺琦这段时间有什么反应？我问。嘉宝告诉我，他发疯似的给她打电话、发短信和电子邮件，但是她已经答应了父母，对此一概不予理睬。可是，她的内心却纠结极了！每个白天她都如坐针毡、度日如年，到了夜晚就彻夜失眠、辗转反侧。一天天就这么过去，她觉得自己已经到了崩溃的边缘。

我带着她做了一个意象对话。在意象中，她看不到任何东西，除了无边无际的黑暗，还是无边无际的黑暗。于是，我们使用了听觉意象对话。

在意象中，她接听了贺琦打来的电话。刚听到那熟悉、亲切的声音，嘉宝就已经泪如雨下。在疏导了嘉宝的情绪之后，我们成功地继续了对话。嘉宝问贺琦，那颗大钻石是怎么回事？贺琦回答说：那是他家的传家之宝，因为他把她当作无价之宝，所以，他才把这颗钻石赠送给她作为一生一世的定情之物！可是，嘉宝还是怀疑他是坏人，因为自他们交往以来，嘉宝对贺琦的父母和家庭信息一无所知。贺琦回答说："可是，你也从来没有问过我呀！"嘉宝无言以对，挂上了电话。

回到现实中呆呆地坐了一会儿，嘉宝对我说，她知道自己接下来该做什么了。她决定联系贺琦，听他亲口解释这是怎么回事。然后，这次咨询就提前结束了。

◆ 督导师点评 ◆

不知道方向的时候，心理咨询师也是一个依靠，因此，来访者"焦急地抓着"心理咨询师的手，也是情理之中的事。这就好像一个迷路的驾驶员，忽然之间抓住了一个"代驾"。

值得一提的是，在意象对话中，任何意象都不能像查字典那样作为固定的意义去解读。比如，"看不到任何东西"，虽然常常是阻抗的象征，但在这里并非是因为阻抗，而是因为她自己的确看不到任何东西。"黑"，就是她内心中"无知""不明白"的象征。

联系贺琦，虽然不能说毫无风险，但比起继续在无知中"漫无边际"地等待下去，这显然是一个更好的选择。不过，这孩子也真够听话的，父母说不让联系就不联系啊。

这个心理咨询，比较适合采用"教育"模式。心理咨询师需要像一个人生导师一样，帮助来访者学习如何了解人。如果在这个阶段，为了刻意避免来访者的依赖，而强求她独立自主，那么在她缺乏足够心理资源支撑的现状下，效果估计会更差。

另外，在视觉意象无法呈现的时候，我们可以用听觉意象来继续呈现。初学者往往只关注视觉意象，其实，视、听、味、触、嗅都是可以用于意象对话的。

（四）

第二天，嘉宝就再次来到了咨询室。她眼圈乌青，神色恍惚。

她和贺琦通了电话。贺琦吐露了一个迫不得已的真相：自己以前的确向嘉宝隐瞒了个人信息。实际上，他是某个社会名流的独生子，很早就出国深造，现在回国发展，已经独立地开创了自己的一片天地，是年轻而事业有成的"新一代名门望族"。由于以前几次恋爱中，贺琦发现女孩子常常是爱上他显赫的家族势力或是爱上他雄厚的财富积累，因此，他决心在今后的恋爱中隐瞒自己的真实条件，以测验女孩子真心爱慕的是不是他这个人。与此同时，贺琦是个自视甚高的人，他希望看到由于自己个人的素养和实力白手起家，所以一贯很厌恶社会上的人由于他父亲的成就而对他高看一眼、阿谀奉承，于是就养成了平素不透露自己家底的习惯。他本来打算很快就跟这个真正和他相爱的姑娘吐露真相的，想不到自己考虑不周，反倒把事情搞砸了，弄出这么多乱哄哄的误会来。

嘉宝大吃一惊，但随即想想，还是心存疑虑，于是委托自家在贺琦当地的熟人落实情况，结果证实贺琦所言句句属实。而且，贺琦也着急上火地要求嘉宝让自己亲自上门，给嘉宝的父母做出道歉和解释。嘉宝的父母知晓后也舒了一大口气，转忧为喜了。

本来，事情到了这一步，应该是皆大欢喜了。想不到，嘉宝却陷入了激烈的内心挣扎中。对于从小就在书本的"象牙塔"中长大的嘉宝来说，"富二代"是一个很消极、很危险的标签。她不是一个嫌贫爱富、想要垂钓一个金龟婿的世俗女孩，在她的心目中，"富二代"反倒成了一个"金玉其外、败絮其中"的代名词，现在，她反倒对自己所爱的这个男人失去了信赖。

这份巨大的焦虑让她想到立即跳出这趟浑水，和贺琦分手。但随即，她又想到自己已经轻易地委身于人，不再是纯洁的处女了！与此同时，她的心也的确对这份爱情不忍释手。嘉宝内心再一次陷入了困境。

而且，贺琦对她的不信任让她觉得受到了侮辱！说到这里，嘉宝满面通红，额角青色的血管都开始激愤地暴突着跳动。

我带她进入了意象。

正在生气的是一只美丽、纯洁的白天鹅，她雪白的羽毛被粪便弄脏了，怎么都洗不掉。原来，粪便是另一只白天鹅拉的——他在天空中围着她盘旋，既爱慕她的洁白美丽不忍离去，又担心她是假的白天鹅而不敢落在她的身边。两只天鹅经过对话，终于和解了，美丽的雌天鹅恢复了自己洁白的样貌，和英俊的雄天鹅一起幸福地戏水。

结束的时候，嘉宝对我叹息说，自己是一个洁身自好的女孩，就像那只爱惜羽毛的白天鹅一样。可有时候，这份对羽毛的“洁癖”，会让自己很容易受伤。

◆ 督导师点评 ◆

天鹅不天鹅的，我倒觉得是表面上的，甚至可能主要还只是一个对羞耻感等消极情绪的合理化。我觉得重点是，嘉宝对“富二代”的刻板印象以及洁癖等，这还是反映出她的涉世不深。因为来访者对社会上各式各样的人不理解，所以就会以一些抽象的、完美主义的原则来指导自己的评判和行动。

不过没有关系，人总是在逐渐长大。能想到托熟人去落实情况，就说明她的现实检验能力在长进。

（五）

再次来到咨询室的时候已经是一周以后了。

在此期间，贺琦来到了她的家乡，见过了她的父母亲。经过仔细观察，嘉宝的父母更加放下了原来的担心，并开始喜欢上了这个少见的“优秀富二代”。双方老人也互通了电话，彼此都表示，只要自己的孩子幸福，老人都愿意支持。结婚这个计划竟然就这样顺理成章地被提上了议事日程。

然而，嘉宝内心的纠结却并没有因此而休止——事实上，不仅没有休止，她的内心反而更加混乱无序起来。也不知道为什么，在和贺琦在一起的几天里，她就像变了一个人一样，暴躁、冷漠、喜怒无常，她能够明显地感觉到，贺琦内心也因此掀起了波澜——在震惊之后，他似乎也在重新考虑，自己是不是太草率地就向一个自己还不了解的姑娘做出了婚姻的承诺。

我也对此有些摸不着头脑。于是，我们做了一个意象来看看究竟。

这次嘉宝的意象中出现了一个灰姑娘，她已经幸运地被王子接到了宫里，成了准新娘。然而，新的矛盾马上就呈现了出来：宫廷中处处都是规矩、礼仪，而她从小就生长在乡下，对此既茫然不知所措，又感觉受到了莫大的限制。她失去了对美好未来的梦想，陷入了悲伤和绝望中。

继续看着灰姑娘，她哭着哭着就变回了一个村姑的样子，灰头土脸，邋里邋遢。原来灰姑娘是被王子赶回家乡的，因为他觉得灰姑娘既土气，又没有见过世面，感觉给自己丢脸了。于是，他改变了主意，不要灰姑娘了，准备日后再娶一个真正高贵的公主。

意象做到这里，嘉宝忽然睁开眼睛说："我知道了！"原来，这些天来，一直有一件小事让她深受困扰。那天，贺琦带着嘉宝和她的父母亲，一起到一家五星级酒店吃饭。嘉宝可从来没有到过那么奢华的地方，她立刻焦虑地发现，自己显得多么的笨拙无知和没有教养——她甚至连一些酒店的公共设施都不知道该怎么使用！

继续回到意象中，村姑向王子写了一封信，吐露了自己的肺腑之言。在信中，她诚实地表达了自己的自卑，并告诉他说，她理解王子不能娶她的缘由，接受他的决定。与此同时，她还是很珍惜和感激两个人的美好爱情。她表示，虽然在现实层面分手了，但她会继续爱着王子，并为他未来的幸福祝福。

王子深受感动。他把村姑抱在怀里，又心疼又有点嗔怪地说："傻丫头，在我心里，你就是最美丽、最高贵、最纯洁的呀！我一直都知道你在乡下长大，有着你们那里的生活习惯，但是我从来都没有因此而看不起或是嘲笑过你啊！"

于是，村姑放心了，和王子一起又回到了宫殿。王子每天和她在一起，耐心地教她宫廷的礼仪，灰姑娘也很好学，变得越来越仪态万方，很快就变成了一位真正的公主。

这个意象做完以后，嘉宝重新平静下来，脸上挂着轻松的微笑，但还是显得很疲惫的样子。

咨询还剩下大约一刻钟，我请她依靠在柔软的沙发上放松休息，给她讲了一个古老的希腊传说：

从前，有一位美丽的仙女叫塞莫勒，她的身世十分高贵，祖父是英雄威武的战神阿瑞斯，祖母是爱与美神阿芙洛蒂忒。

有一天，天神宙斯发现了她，立刻对她产生了爱慕之心，于是秘密地追求她。很快，她的芳心也为宙斯的勇武英俊所深深打动，他们成了情人。

尽管他们十分相爱，宙斯也告诉过她自己的真实身份，但他每次来与情人幽会，总是化为一个温文尔雅、英俊潇洒的普通男人的样子。

他们亲亲昵昵、快快乐乐地度过了一段时间的幽秘生活，塞莫勒怀了孕。然而，就在这个时候，天后赫拉知道了他们的秘密恋情，嫉妒不已，心生一计。

于是，赫拉变身成为塞莫勒的奶娘去探望她，关切且忧虑地对塞莫勒说："我的傻孩子，你可太天真了，完全不知道人类的阴险狡诈！要知道人为了获取他们所需要的东西，都是很会伪装的，只要稍不留意，你就会上大当啊。比如说你的情人吧——如果他果真是天神宙斯，那自然好极了。可是，听说宙斯是天上最尊贵、最有力的众神之父，仪表威严显赫、人神敬畏。而你的情人根本不像宙斯，完全是一副凡夫俗子的样子！好孩子，我真为你担心啊，你就这样轻易把自己托付给他了，可是谁知道他会不会是什么骗子冒充的呢？"

"奶娘"的话情真意切而又合情合理，塞莫勒的内心被搅动起来了，就像平静的一面湖水被突然投入了一块大石头。塞莫勒开始对自己的情人产生了怀疑，她决心测试一下情人的真假。

于是，在宙斯又来与她幽会的时候，塞莫勒撒娇地说："我的情人啊，我们相爱多时，除了你的爱情之外，我从来没有向你祈求过什么。今天我想祈求你满足我一个愿望，如果你真心爱我，就不要让我失望，一定答应我的祈求啊！"宙斯把仙女温柔地拥入怀中，充满自信地微笑着说："我的小心肝，只要我能办到，无论你要什么我都答应你！说吧，你想要什么呢？"塞莫勒说："我的情人啊，我所向你祈求的是一件小事，对你来说毫不困难。我们已经相爱这么久了，可是我从未见过你的真身，请你返回天宫，换上你华丽的衣裳，像一个真正的天神一样来见我吧！"

宙斯一听这样的要求，立刻收敛了笑容，沉默不语。他不禁为自己怀中的情人担心起来——这个天真无知的小仙女啊，怎么知道这个要求的背后潜藏着怎样的危险呢？端详着宙斯为难的模样，塞莫勒更加肯定了"奶娘"的猜测，坚决不肯改变自己的要求：“我的情人啊，既然你已经允诺了我的祈求，那么现在就请你返回天宫，现出你天神的真身来见我吧!”最后，宙斯知道情人心意已决，只得无可奈何地告别了她，返回天宫。

宙斯有两套衣服，一套是战袍，威势太显赫了，连天神们都不敢轻易睁眼目睹；另一套是接见群臣的王袍，虽然温和，但也不是一般仙人可以看的。最后，宙斯穿上王袍，现出自己的真身，从天庭冉冉而下，缓步走进了塞莫勒的闺房。可怜的塞莫勒，虽然是个仙女，但毕竟只是个天神的后裔，根本禁不起宙斯刚烈威严的光芒，在抬眼望去的一刹那，她娇小的身躯就在一阵雷电霹雳中化为了灰烬。

见到心爱的情人竟然被雷火化为灰烬，宙斯悲从中来。然而，他也无法起死回生，使情人再见天日，只能够从灰烬中抢出了他们的儿子，并将这个未出世的孩子缝在自己的大腿上。从此，宙斯走起路来显得有点瘸。这个从灰烬中被父亲抢救出来的孩子，就是以后的酒神，宙斯给他取名叫“俄狄倪索斯”，意思是“宙斯瘸子”。

故事讲完的时候，也正好到了我们这次咨询该结束的时间。嘉宝问我：“曹老师，这个故事对我有什么意义吗？我不明白，我的脑子转不过来!”我神秘地对她说：“神话，是说给我们的心听的悄悄话。你还是等着它自己去告诉你答案吧。”

◆ 督导师点评 ◆

来访者表面上是因为社会地位低而自卑，实际上却是因为自己内心的幼稚而自卑；表面上是因不会用酒店公用设施而自卑，实际上却是因人际互动的无能而自卑。灰姑娘情结虽然让她不舒服，但这个情结的呈现也是她走入现实世界的一个步骤，因为看到自己的幼稚和自卑，她的现实能力就会增加一些。

讲那个神话故事很好，不解释就更好。当我们把一切都做了清晰的解释后，听者很容易以为“需要知道的就是这些”，而且他们容易以为“我已经听懂了”，这样他们就会把知识储存在他们的记忆中，而不是融化在他们的生命中。而当听者“不懂”时，他们的潜意识就会把这个故事收藏、咀嚼，直到真的消化它，把它转化为自己的血肉。

（六）

嘉宝最后一次来到咨询室的时候，是假期结束的时候。她穿着一套优雅的雪花呢套装，风格和以往已经有些不同。确切地说——再加上她更加淑女的举手投足，分明已经有了点低调的小贵族的味道。我有点惊讶，心想：我一直认为门当户对还是很有道理的——一个人的家庭阶层，决定了一个人接受的家庭教养，而这个文化烙印，怕是后天的境遇很难抹去的。但现在看来也不尽然，我还是低估了一个人内部“自我身份认同”的功效啊。

嘉宝意气风发地带来了一个好消息：她和贺琦准备结婚了。嘉宝如实地把咨询的情况和自己内心这段时期的变化和贺琦做了分享，贺琦不但完全能够理解她，而且对人的心路历程产生了很大的好奇心——他甚至还很认真地打算买几本有关心理学的书来好好看看。

而且，经过这样心对心的坦诚沟通，嘉宝也完全放下了自己“配不上”贺琦的担心——她明白，那只不过是在自己毫无准备接受“天上掉的馅饼”时，自己的自卑心理被激发了出来。其实，她是怕自己被贺琦嫌弃和抛弃，所以想要“先下手为强”地毁掉关系。

嘉宝还得意地对我说，对于那个仙女和宙斯的神话，她已经明白了。人对突然得到超过自己内心期望的美好东西都会产生怀疑——连仙女都会，更何况凡人了，所以这很正常。更重要，也是让她不胜感慨的是，虽然人人都想要知道真相，但其实真相有时候又是人的心理很难面对和承受的，不仅是对于坏的真相，对好的真相也是如此。

她告诉我说，自己的问题解决了，她现在能够承受得住，并且已经准备好了去拥抱一个“美丽的重大真相”。

我也很开心，但随即又有怀疑和担心冒出来。犹豫了片刻，我还是“乌鸦嘴”地提醒嘉宝：再美丽的人生故事，也是现实，不是童话。在现实生活中，即便再美好的关系，也会有风雨交加的时候，就像最明亮的太阳光下也会有黑影一样。嘉宝愣了一下，说，明白，放心。

（七）

那之后，我和嘉宝就再也没有见过面。但嘉宝好像知道我暗暗地担心她似的，所以一段时间以后，她很体贴地给过我一个邮件，告诉我说她总体来说很好——结了婚，搬到了老公贺琦的城市里，有了一份自己还满意的工作，生活很优越，小两口之间倒是很相爱，唯一有点麻烦的是，她的公公婆婆对她有些挑剔和不满……

◆ 督导师点评 ◆

贺琦喜欢嘉宝也不是偶然，也许他在这个世界上见过太多精明绝顶却无法信任的人，于是渴望着能有一块还没有被雕琢过的璞玉、一湾还没有被污染过的净水。嘉宝虽然天真，但却正是这样的人。

生活在继续，嘉宝总会慢慢长大。如果她能逐渐接触社会，又少一点被社会中坏的东西污染，那最好了。如果不能……或者如果贺琦那边有问题……也许是我们有点多虑了，或许对嘉宝这样的“孩子”，我们也忍不住有些过度担心了吧。

驱　鬼

魔鬼上身

“我越来越相信自己中了魔,”阿霞忧心忡忡地说，“我的朋友们都羡慕我——我有一个那么好的婚姻，而且事业上也很成功。可是，最近两个月以来，我却觉得自己莫名其妙地要崩溃掉了。”

“那么你希望我能为你做点什么呢?”我问。

“听我的一个咨询师朋友说，意象对话擅长降妖除魔，所以我就来找你们了!”阿霞有点不好意思地说。

我有点哭笑不得，问她说：“你相信真的有妖魔附了你的体吗?”

“原来我是绝对不相信这些玩意儿的，可是，最近一段时间里发生的事情我真的没有办法用科学来解释!”

“比如?”我好奇地询问。

阿霞告诉我说，大概两个月以前，有一次她开车去上班，不料却遇到了传说中的“鬼打墙”——“我在一条不知道是哪里的陌生路上转来转去，一直转了两个多小时。最后，我不得不给我老公打电话让他来接我。你要知道那可是一条我每天都要至少走两趟的路啊！那怎么可能发生呢？如果不是我亲自遇见这事，你就是打死我我都不相信。”她瞪大眼睛，带着一脸狐疑的神色强调说。

“那天或者头一天你的生活中有什么事情发生吗?”我问。

阿霞困惑地摇头说，一切正常!

“那之后呢?”我接着问她。

她告诉我说，那天夜里，她就做了一个噩梦，梦见一个黑影骑在她胸口上压着她，一直到第二天早晨，她一次一次地感觉到自己已经从梦中醒来并起床，却发现自己其实一直都还沉睡在床上，真是太诡异了！而且，这样的梦打那之后就不时地重复发生，她感到自己的精神越来越恍惚，工作频频出错，说话也经常语无伦次，而且完全丧失了性欲望，弄得她老公都开始怀疑她是不是有了外遇。最近一周来，她感到自己突然到了一个即将崩溃的边缘，因为她开始有了自杀的念头。

“嗯，的确挺令人费解的，而且这样下去，的确让人难以承受。”我表示同感。她一个劲儿地用力点着头。“你说到开始有了自杀的念头，不知道你是否具体地想过该怎样实施呢?”我接着问。

“想过。我想过或者我会跳楼，或者我会开着车让自己撞死。总之，是那种很惨烈的死法，血肉横飞的。”阿霞不假思索地回答。看来她还真的已经有了具体的计划，我心里警觉起来。但同时，我从她的嘴角上似乎也看到一种细微的动作——仔细体会那个瞬间带给我的那种感觉，竟然隐约像是有点得意的微笑！真诡异！刹那间，我感到自己的后背有点发凉，就像是我正背对着太平间的感觉。

定了定神，我接着问阿霞：“你对血肉横飞的场景有没有什么联想?”

她想了想，回答说：“很多电影里都有这样的镜头啊。比如，车祸、战争、灾难什么的。”

我请她随便说一个镜头。她想了半天，很勉强地说，很难想到什么太具体的，因为她这个人很健忘，电影不过是些虚构的东西，她并不当真，所以看完了就完了，她没有什么特别的记忆。

我依然尝试着坚持了一下，请她试试看，在刚才她说到的那些车祸、战争、灾难片之中，能不能随便想到一个片子。她用手挠着腮帮子，想了半天，最后说，只能想起一个战争片叫《拯救大兵瑞恩》，但具体情节和镜头都记不起来了。

我接着问，那个瑞恩是个什么样子的人？她绞尽脑汁地想了半天说，就是个挺帅的美国年轻男人，当兵的，除此之外也没有什么特别的地方。

我对她的耐心合作表示欣赏，然后接着问：“你的生活中有没有什么人和他有相似之处？比如，挺帅的、西方人、年轻男人、当兵的?”她说，她不认识老外，也没什么熟人是当兵的，如果非得要说的话，那只有她老公了——

他是个挺帅的男人，但也不怎么年轻了。说到这里，她忍不住笑了。

我不觉得好笑，依然很执着地追问："那你和你老公会经常有'战争'吗？我知道有很多来访者的婚姻里都会有伴侣之间的冲突。"

"恰恰相反，"阿霞很自信地反驳道，"我们夫妻两个是罕见的例外——我们结婚以来连一次拌嘴都没有过。"

我还想再接着这个话题问下去说，那你们结婚多久了？你是如何看待夫妻之间闹矛盾的？……但，我突然意识到，自己一直都在很努力而且徒劳地逼迫着她！皇帝不急太监急！我也笑了，心里还真有点同情她了。

第一次咨询就在这样的话题中磕磕绊绊地结束了。她眼巴巴地看了我一眼，然后有些遗憾地走了，留下了一大串问号给我，在这间空空的咨询室里。

◆ 督导师点评 ◆

说到"驱鬼"这件事，我不由得想先把督导的事情放一放，和读者说几句话。

"意象对话能驱鬼、降妖、除魔"，这个说法给意象对话学派带来了两种人，一种是认为自己被"鬼附体"的来访者，另一种是反意象对话的攻击者。后者认为，意象对话是反科学的，是一种巫术，甚至比巫术更坏。

实际上，意象对话当然不是巫术。从意象对话的理论来说，所谓"鬼""妖""魔"等，并不是一种实体的存在，而是人用原始的形象思维去认识世界时，想象出来的一些象征性的形象。简单地说，"鬼"是想象的产物。

但对于这些想象，意象对话的态度和一般人不同。一般人认为，既然想象出的形象不是实体，就不用管它了。就如同做了一个噩梦，一般人醒来后会说："这只是个噩梦，不是真的，不用管了。"但意象对话认为，正如噩梦一样，我们所想象的内容是我们内心的反映。想象中的"鬼"是消极的心理的反映，各种不同的消极情绪、消极感受、心理冲突、不良行为模式等，在想象中常常会表现为不同的"鬼""妖""魔"的形态。比如，抑郁者经常会在想象中出现"长发白衣女鬼"的形象，而压抑愤怒者则可能会出现"青面獠牙的厉鬼"的形象。"鬼"虽然不是实体存在，但是消极的心理内容是存在的，而且会以这样的形象被表达出来。因此，了解了"鬼"的意象，我们就可以了解这个人的内心冲突和问题。

简单说，“一个人看见鬼，是因为他心中有鬼”。如果我们从“鬼”的意象入手，解决了这个人的心理问题，他就不会再“见鬼”。这就是意象对话的“驱鬼”之道。

在这里，心理咨询师所做的就是从阿霞的“鬼”出发，寻找她的心理问题所在。阿霞联想到《拯救大兵瑞恩》，一般来说，这往往是因为她的心理问题和《拯救大兵瑞恩》中的故事有相似之处，或者说《拯救大兵瑞恩》的情节也许可以象征性地表达阿霞的内心活动。

就这个案例来说，阿霞从《拯救大兵瑞恩》中联想到了丈夫，是不是说明她真的和丈夫有内心“战争”？如果是这样，那么她说和丈夫之间关系很好，也许是因为她在自欺和防御。或者是不是另有原因？这些我们都不能轻易下结论。

在这次咨询中，心理咨询师所做的就是初步探索。而且，她觉知很好，及时发现了自己太着急，从而调整了步调。

消失的记忆

诡异的事情随即发生在了我身上！在第二次为阿霞咨询那天的凌晨，我竟然也做了一个“见鬼”的梦：我在书房里看书，猛然觉得左边后背发冷，回头一看，竟然有一个黑影站在那里——我大叫一声，跳起来面对着它——它就在我的眼前像黑雾一般消失了。

这个梦让我感到很不舒适，我开始怀疑自己是否出现了对阿霞的反移情。来到咨询室，我做的第一件事就是关上门静静地坐着，闭上眼睛充分放松自己的身体，在想象中回到那个可怕的梦境中去，继续让这个梦完成。终于，图像逐渐清晰起来，我看到那个黑影变成了一个强壮男人的轮廓，并且在黑影中遍布着鲜红色的血肉。“血肉模糊！”一回到现实中，我就想起那天阿霞说过的这个词语。我打了个冷战。

我依然没有弄清楚，这究竟是我的反移情，还是对阿霞的强烈共情。我决定把这个我自己的潜意识编织的梦和她分享。

正当我把自己的这个梦告诉阿霞的时候，意想不到的事情发生了。

我话音还没有最后落下，阿霞的面部就开始控制不住地扭曲和抽搐！我吓了一大跳，赶紧引导她放松，结果无效。我灵机一动，猛然间大声喊道："阿霞，看我！"然后立刻冲她扮了一个很滑稽的猪脸。她愣了一下，笑起来，脸上的扭曲和抽搐随即停止了。

我长长地舒了一口气，望着她："你没事吧？"

听我关切地问她的情况，泪水一下子涌上了阿霞的眼睛。她哽咽地告诉我说，我那个梦让她忽然想起了很久以前的一个事件，这么多年来，她竟然从来都没有想起过这件事，就好像那只是某一个夜晚的噩梦，不，甚至连噩梦都不是，那件事就好像根本没有发生过……

那是七年的事情了。那时候她刚刚开始一场恋爱。

他叫苏涛，是她的初恋男友，是一名货车司机，身体很强壮。也不知道为什么，这两个年轻人是如此疯狂地相爱着——她那时候甚至不顾知识分子家庭的激烈反对，冒着天下之大不韪，和这个小工人同居了。

然而，很快，两个年轻人就开始争吵不断。有一次，为了一件很小的事情，阿霞任性地和苏涛争吵了一整夜。次日，苏涛出车，阿霞不依不饶，继续在电话里和他争吵。突然，电话那头传来了一阵爆炸似的巨响，苏涛从此就再也没有发出过一点声音了……

阿霞已经不记得车祸是在哪里发生的，也不记得自己是怎么到了事发现场，然后又说了什么、做了什么。她唯一记得的，只是留在脑海中的一张血肉模糊的图片。

后来，阿霞离开了那个城市来到了成都，重新开始了她的生活。一切的一切，仿佛一场上苍的恶作剧般，在那个城市的舞台上拉开了序幕。

一连四年，阿霞都没有再谈恋爱。她只是拼命地学习、工作，成绩斐然。很快，她有了房子、车子和一份平静的生活。她的生命在新的城市里被刷新了。

听了她的故事，我也感到有些震惊。想不到，一个很费解的谜就这样在突然之间大白天下了。

看到阿霞的情绪很激动，我为她做了一些情绪宣泄和疏导。然后，我们约定，等她自己感觉可以再来面对这个创伤的时候，我们再来进行第三次咨询。临别的时候，我叮嘱她要检查一下身体，排除一下器质性问题导致的脸面扭曲和抽搐。

◆ 督导师点评 ◆

来访者的情绪波动，会以两种方式影响到心理咨询师：一是触及心理咨询师的心结，从而激发心理咨询师的情绪；二是被心理咨询师感应到，从而使心理咨询感受到同样的情绪。前者是心理咨询师有反移情，后者是心理咨询师有共情。

心理咨询师在感受到了情绪后，需要去分辨这是反移情还是共情。学习如何分辨这两者，是意象对话心理咨询师训练中的内容，这里暂不详细说明分辨的方法。但有一种咨询中的实操方法就是，和来访者核对你的意象和情绪特质，如果你发现你的意象和感受与来访者的有所不同，那就更可能是反移情，因为共情时你会如同镜子一样和来访者有相同的感受。而这个核对过程，本身也有治疗性的功能。如果你的感受是反移情，那么在核对过程中，你真诚地告知来访者你自己的反移情，会有助于咨访关系中的互动；如果你的感受是共情，那么你反馈你的共情就会让来访者得到理解、支持和陪伴。

此案例中，心理咨询师"见鬼"事件，看来更可能是心理咨询师对来访者的共情——不排除同时也有一定程度反移情的可能，但显然是有共情。

共情反馈的结果是，来访者在心理咨询师的陪伴下，开始面对自己长久压抑的记忆，从而发现了心理问题的所在。阿霞的心理问题，显然是前男友的死亡所带来的心理创伤。

具体操作上，如果来访者被激发起强烈情绪，以至于面部扭曲和抽搐，心理咨询师应根据当时的情况决定如何处理。如果心理咨询师觉得来访者的情绪尚属可控，也可以不去放松，就让来访者带着这些躯体症状去观察自己的内心；如果心理咨询师感到来访者情绪太强有可能"超载"，就可以让她放松或采用其他方法。这里，心理咨询师灵机一动采用的"呼唤——扮一个滑稽的鬼脸"方法，是靠打断沉溺使来访者注意力即刻转移、回到当下、通过对当下可笑情境的自发笑的反应来打破来访者原来的情绪固着——我们在临床应用中发现，当一个人为当下的发生自然地发笑(而不是防御性的面具笑容)的时候，那一刻他内心沉溺着的恐惧或愤怒就会消失。在这里，这个方法见效了，就说明这个方法用得恰当。

但其他心理咨询师在类似场景，未必适合使用这个方法。如果使用的分寸不当，也许会无效甚至会有副作用。比如，当一个来访者正沉溺于亲人亡故的悲痛中时，如果咨询师用逗笑的方法，往往会让来访者感到自己和亲人不被尊重，从而感到愤怒和受伤。而在这里，咨询师判定来访者当下的情绪是恐惧，而且扮的鬼脸只是滑稽的而不是吓人的，所以会奏效。因此，在心理咨询过程中，心理咨询师要靠在长期工作中养成的直觉来决定当下的具体做法，千万不能生搬硬套。

虽然我们相信，面部扭曲极可能是情绪所致，但是有躯体症状时，检查一下有没有器质性病变还是有必要的。

未完的对话

次日，阿霞就来了，红肿的眼睛下面，都是紫红色的出血点。望着她憔悴的面孔，我隐隐地感到有点心疼。

许久，我们都沉默着。在一片寂静中，我关闭了所有的感官，只留下我赤裸裸的心陪伴着她、体会着她。

“一直以来我都没有意识到，其实，苏涛一天都没有离开过我。”最后，阿霞轻轻地开了口，用一种近乎虚无缥缈的声音梦呓一般地呢喃着。

“是的。”我由衷地说——似乎除此之外，再多说什么都是多余。

“这么多年来，我一直都在欺骗自己，一直都在假装他不存在。”阿霞迷蒙的眼神望着不知何处的远方，慢慢地说着，若有所思。

“是的，这个伤痛对相爱的人来说的确太残酷了。”我回应道。

沉默良久，阿霞猛然抬起眼睛看着我，像是下了一个决心似的，坚定地说：“我今天需要和他做一个了断！”

于是，在意象世界中，阿霞再次回到了当年那个血肉模糊的场景……阿霞转过脸去，痛苦地紧紧掩面哭泣，不肯面对已经惨不忍睹的苏涛。

“涛，都是我害的你！都是我的错！是我亲手杀了你！”阿霞已经泣不成声。然而，苏涛已经不能再回应她了。

“你杀了我吧！求你杀了我吧！应该被撞死的是我！是我啊！”阿霞发疯似

的用自己的头在桌子上咚咚乱撞。我连忙递过去一个沙发垫子，却被她一挥手甩出去老远。“让我死！让我去死！别拦着我!”阿霞声嘶力竭地喊叫着，嗓子都劈了。一时间，我愣住了，不知所措地看着她。

瞬间，我回过神来。阿霞已经趴伏在桌子上哭成了一团，浑身筛糠似的剧烈颤抖着。

“阿霞,”我轻轻地开了口，“你说过苏涛的灵魂一天都没离开过你，那苏涛的灵魂此刻看着你这样，他的感受是什么呢?”

阿霞依旧在痛哭，好像根本没有听到我的话。我心里很难过，但我想，阿霞憋了那么久，一定攒了好多好多的眼泪，就让她好好释放释放吧。

痛痛快快哭了一阵子，阿霞激动的情绪渐渐地平稳了一些。她抬起头，闭着眼睛说，她看见了苏涛的灵魂——就是那个在梦中骑坐在她胸口的黑影——他刚才看到她哭泣的时候，慢慢走到她的身后想要拥抱着她，却空空的什么都没有。

“那个想要拥抱着你的动作就好像在说什么呢?”我问。

“……‘虾米’(苏涛对阿霞的昵称)，你这样折磨自己，我心疼。”半晌，阿霞哽咽着说出这句话，随即两行眼泪簌簌地落下。

“涛，你不恨我吗?”阿霞虚弱地问。

“不，我不恨你，我唯一遗憾的是，我们竟然到死都没能再说一句话。”苏涛从黑影渐渐变成了生前的样子，唯一不同的是，他的脸庞上留着两行带血的泪。

“苏涛想要对你说的最后的那些话是什么呢?”我问。

“虾米，你从小就没有地方任性，我知道你是把我当成最亲的人才会对我任性的。我爱你，我愿你能够在我这里随便任性，我不怪你，我原谅你!”苏涛心疼地把阿霞抱在怀里，就像每一次他们吵架以后又和好那样。

在苏涛温暖的臂弯里，阿霞渐渐地平静下来，睡着了，随即均匀地打着鼾，就仿佛一个很久很久都没有睡过觉的累极了的人。

望着阿霞还挂着泪痕的脸，我静静地守候在她的身边，就像在守候一个熟睡的婴儿。

咨询时间快到的时候，阿霞揉揉眼睛，醒来了。她望着我，努力地眨着眼睛，然后环顾四周。“欢迎回到现实世界里来，阿霞,”我微笑着说，“这是我们的咨询室，现在是2008年9月25日上午10点48分。”听完我的话，阿霞笑了，像个可爱的孩子。

随即，她又显得忧郁起来，用轻得几乎听不见的声音对我说：“一直以来，我想要听到的就是那句话，我原谅你……”我望着她，用力地点了点头。

“现在，你感觉好些了吗?”我问。

阿霞回答，心里觉得释怀了很多，但是，脑子里有一个声音在说：“胡扯，这都是假的，都是你自己幻想出来的！你想要放过自己，就这样自己骗着自己玩!”

“是谁在说这样的话?”我问。

“是我自己。”阿霞说。

“你自己为什么这样说呢?”我问。

“是我自己依然不想放过自己。”阿霞说。

“既然你这么需要不放过自己，我们下一次咨询可以好好地看看这是怎么回事。”我建议道。阿霞很合作地点了点头。

拖沓着步子走出咨询室的时候，阿霞背都驼了，就好像一下子苍老了很多岁。我望着她的背影，暗暗地叹了一口气。

◆ 督导师点评 ◆

这次咨询，先是有觉知的宣泄，后是在意象中和已故的人对话。这次意象对话过程和格式塔疗法中的“空椅技术”的作用类似，完成了来访者的一个未了的事件。她和自己心中的“苏涛”进行了交流，了解了苏涛心中会如何看待这个事件，得到了自己心中苏涛的理解和原谅。

心理咨询师在这个过程结束后，用一个欢迎提示她现在回到了现实世界，并且告诉她当下的时间和地点，这些是为了让她重新恢复现实感。这一步很必要，尤其是在来访者刚刚走进过很深的心理世界中之后。但是这一步容易被忽略。这次心理咨询师很及时，恰当地做了这个工作。

至于最后阿霞还是“不想放过自己”，这也不奇怪。我猜，“鬼”缠着自己固然可怕，但是也说明“情缘未了”，“放过自己”则意味着双方心里的联系要被放下，难免让人舍不得。不过，猜的东西只是一个假设，我们还是往下看吧。

死亡——分离还是相聚

回去以后，阿霞做了一个梦，梦见自己去给苏涛扫墓，发现墓碑上刻着这样一句话："只有死亡才能让我们相聚。"

醒来后，阿霞突然想到，在现实中，苏涛的墓地她至今都不知道在哪里，苏涛墓碑的碑文是什么她也更是不知道。但梦中的那句碑文，倒一下子让她想起"只有死亡才能让我们分离"——那是两人在热恋中她逼着他发下的誓言。

"想不到，我逼他发的誓，竟然成了他的死亡咒语。"阿霞内疚地说着，深深地垂下了眼睛。

"这个梦带给你什么样的启示呢?"我问。

阿霞回答，这个梦让她明白，原来她最近以来的自杀冲动，是想要穿越阴阳界再次回到他的身边；而且，苏涛是撞车身亡的，所以难怪自己想要用撞车的方式来结束自己的生命呢——她是想用这种方式一报还一报、一命还一命的。

我深表赞同。那么，为什么那个"鬼上身"的梦会出现在两个月以前呢?

听我问到这个问题，阿霞猛然想起，两个月前她开始"见鬼"的时候，正巧是七年前苏涛丧生的那个时间——但她记不清楚那个具体的日子是不是苏涛的祭日了。"是他的鬼魂来提醒我他在我心里的存在。"阿霞肯定地说。

可是，这七年以来，你不都生活得好好的吗?为什么会在这个时候他要来提醒呢?

阿霞沉吟了半晌，不确定地说："可能是七年过去了，我和他之间需要一个了结吧。因为这七年以来，他都被我整个遗忘了，他的在天之灵可能不甘心吧。"

我听了这个回答，感到还是有些疑惑，为什么偏偏要是七年以后呢?

阿霞想了半天说，为什么是七年，她也不明白，七这个数字对她而言也没有什么特别的意义，她还正想要问我怎么解释呢。

我说，我想到了可能性比较大的三种解释：

一是亲密关系中的人死亡会给我们的心灵带来重大的丧失感，这个丧失感其实会需要很长一段时间才能得到平复。有的心理学流派认为，许多和死者心理联结很紧密的人，在这种情况下会经过五到七年时间，才能从心里慢慢接受亲人已经真的死亡这一事实。因为她说过七年以来她是刚刚才记起苏涛死亡的日子的，这让我一下子想到了自己也遇到过类似的情况。比如，我自己的第一个孩子早产，在新生儿重症监护室里抢救了一周之后就死亡了，我也是在七年以后才能够重新记住他的生日和祭日。

二是由于我们很亲密的人死亡——尤其是在我们没有任何心理准备的情况下的非正常死亡——会导致我们经历一段很长的创伤期，甚至在很长一段时间内，我们还没有从一开始的震惊或隔离中苏醒过来。一些心理学流派认为，对于亲密的人死亡这种很特殊、很严重的人生丧失，人往往会经历几个比较典型的心理阶段(虽然由于个体差异，每个人不一定都依次或完整地经验过这些阶段)：震惊期—隔离期—否认期—愤怒期—抑郁期—修复期。

三是由于阿霞对于苏涛的死亡有着很大的内疚，因此长时间以来自己都无法面对。最近两个月来，有些什么事件悄悄地诱发了她去面对，或是她已经下意识地准备好了，可以让自己和这个事件告别了。

阿霞认真地听我说着，不断地轻轻点头。她说，好像这三点都有道理，尤其是第二点和第三点。她说，她七年前看到苏涛尸体的时候，整个人都傻掉了，她连哭都没有哭，只觉得大脑里一片空白，心里也像突然被掏空了一样，木木的没有一丝一毫的感觉。在苏涛的父亲赶来之前，她就离开了，她无法面对他的父亲。她都不知道自己是怎么回的家……

“这七年来，我好像完全忘记了还有这件事发生过。我搬了家，换了城市，换了工作，一切都重新开始了，所有那过去的一切，都好像不存在了。可能这就是你们心理学的所谓‘隔离期’吧。”

“然后，我就突然之间发生了一系列的怪事：先是很不可思议地迷路——要知道，那可是我每天上下班的路啊，我怎么可能迷路呢？而且还是转着圈，和传说中的‘鬼打墙’真的一模一样！接着又做了那个梦，从此我就感到自己就像被鬼魂附了体一样，我本来好好的平静生活完全被打乱了，我再也回不到从前了！”

“我再也回不到从前了！”这句话引起了我的注意。我请阿霞重复这句话，进入意象中看一看究竟是一个什么样的人在说这样的话。

阿霞看到，说这话的是一个鬼，半男半女的，披头散发，眼神很幽怨。阿霞开始浑身发抖。

“你的发抖就好像在说什么?”我问。

阿霞回答说，发抖好像在说“我很害怕”，又好像在说“我好冷”。

我请她看一看说“我很害怕”的人是什么样子的。阿霞看到，那是一个女鬼，二十出头的样子，很长很长的白发一直垂到地上，脸色苍白，一身白色的长袍下面，隐约能够感觉到她的身体很瘦很瘦。这个女鬼的名字叫“追随”。

“说‘我好冷’的人是什么样子的呢?”我接着问。

他是一个男鬼，一身黑衣，站在“追随”面前。他满脸都是鲜血，看不清楚面容，只是僵僵地站在那里，像一截没有生命的木桩。他嘴唇一动不动，却分明在发出一种奇异的、虚幻的气声：“我冷——来啊，来我身边——抱抱我——”听到他的声音，“追随”就像被咒语附身了一般，直勾勾地看着他，一步步向他走去。此刻，阿霞突然认出，这就是一直以来纠缠着她的那个黑影!

阿霞的呼吸变得急促起来。黑影的面孔逐渐清晰，苏涛苍白失血的脸出现在她的眼前!“涛……”身穿白衣的女鬼“追随”向他张开了双臂，“涛，带我走吧，让我们重新在一起，再也不分开!”

“别靠近我!”涛说，“我会带走你的生命!”

“我不在乎!”“追随”急切地说，“我只要和你在一起，生不能在一起，死就在一起!”说着，“追随”就如一阵风一般飘向涛冰凉的怀抱。此时，阿霞的眼泪顺着脸庞滑下，在阳光下闪闪发亮。

涛不再说话，紧紧地拥抱着“追随”。他的眼睛怜惜地望着怀里的“追随”，渐渐地流下了泪水。泪水落在“追随”的头发上，“追随”的白发渐渐变成了满头青丝。涛用手温情地爱抚着“追随”乌黑的长发，对她耳语道：“虾米，你真美。你还是像以前一样美，一点儿都没有变。”女鬼听了这话，渐渐地变成了人的样子——就是二十几岁的阿霞的样子。

“涛，你怎么可以这么狠心呢?”阿霞用小拳头砸着苏涛的胸膛，幽怨地说，“你说过，你要陪我一直到老、到死。你怎么能够一转眼就这样抛下了我一个人在这个世界上呢?你知道，我有多么痛苦吗?没有你，我的生命再也不完整了，我活着，就像一具行尸走肉啊!”

苏涛用大手握着阿霞的小拳头，把它们捂在胸口。阿霞分明感到，苏涛的心脏正在那里面有力地跳动着。“我也不舍得离开你啊，”苏涛深情地望着阿霞的眼睛说，“都怪我那天不小心，我不知道会发生那样的事，会给你带来那么大的伤害。我多么希望一切可以重来啊！虾米，你可以原谅我吗？”

“嗯！嗯！”阿霞已经泣不成声，只一个劲儿地点着头。“涛，其实，我也一直都想要请求你的原谅，”阿霞忽然抬起头，“从你突然离去的那一天起，我每天都活在内疚和后悔里！我一直以为，是你对我失望了，是你不想再和我在一起了，是你不肯原谅我的任性，才用这样的方式惩罚我的！”

“不是的，不是的，虾米，我这么爱你、心疼你，我怎么舍得用这样残忍的方式惩罚你呢？我一直都没有真正地怪过你，我唯一的遗憾是，永别的时候都没来得及再看你最后一眼，对你说一句再见、保重……”

苏涛说不下去了。两个人紧紧拥抱着哭成一团。

当两个人的哭声渐渐停止的时候，苏涛用温柔的手轻轻拂去阿霞脸上的泪痕，对她说：“虾米，你知道吗，我找了你七年，就是为了告诉你，我原谅你，我祝福你。我也想听到你亲口告诉我你原谅我，你会好好地生活下去，像我爱你一样爱自己。虾米，你能答应我吗？一定要好好活下去，不要再折磨自己——如果你折磨自己，我也会不安、会流血的！”阿霞流着泪回答：“涛，我答应你，我答应你！我会好好爱自己，就像你爱我一样。我不要你放心不下我！你在天堂里也要好好照顾你自己，不要让我放心不下。有一天，我也会到那里去找你的！”苏涛望着阿霞的眼睛恳切地对她说：“但是，在那一天到来之前，你要好好地活着，我不许你浪费我们的生命！”阿霞点点头。

这对情人不再说话了，千言万语，化作一个跨越了阴阳界的拥抱。

我没有打扰他们。望着阿霞，我也有点想要落泪的感觉。想到这世界上有多少相爱的人们，却要被生死一线永远地分隔……

最后，苏涛在阿霞的额头上深情地轻吻了一下，渐渐离去了。阿霞站在原地，一次又一次地向苏涛渐渐远去的背影挥手告别，泪如雨下。

回到现实世界中，阿霞低着头，久久不能言语。我的心也沉沉的，就像我们之间这难以启齿的沉默。

“死亡可以让两个相爱的人分开，却不能把两个人的爱分开。”不知道过了多久，阿霞终于说了一句话。我点头不语。

“其实，我不用去找他的，因为他的爱一直都没有离开过我，我失去了他的身体，但我从来都没有失去过他的爱，我们其实一直都在一起。他爱我，他的心愿就是让我好好地活下去，我不会辜负他！我要好好地珍惜自己的生命，因为他已经把他的心留在了我的生命里。”

我只是望着阿霞，不知道该说些什么。

这次咨询用了一个半小时。阿霞离开以后，我突然感到自己被深重的哀伤席卷了，就仿佛随着阿霞的离去，我一直撑着的什么东西瞬间坍塌了下来。

那天下午刚好没有别的咨询。我把自己反锁在咨询室里，静静地陪伴着自己。顺着我胸腔里面涌动着的波澜，我进入了意象，看到自己的胸腔里正在涨潮，海浪一次又一次地翻腾着，突然打翻了一片漂在海面上的树叶，树叶上的一个很小的什么东西一下子被海浪吞噬了。原来，那个小东西是一个婴儿——他就是我的大儿子！他还是那么小那么小，只有750克，长长的眼睛紧紧地闭着，全身青紫，躯体插满了各种各样的管子……

我再也忍不住，眼泪奔流而出，就像那失控的浪涛……

大约二十分钟以后，我重新平静下来。我知道，今天阿霞的情结也触动了我许多年前失去孩子的创伤。虽然这个创伤已经处理过很多次，虽然因为失去了这个孩子，我成了一个更称职的妈妈和更博爱的人，但那份母亲心中最隐秘的哀伤，依然如那绵绵细雨，挥之不去。

◆ 督导师点评 ◆

心理咨询师被苏涛和阿霞所感动，在感动中和阿霞在一起。这就是很好的治疗。在心理咨询中，技术是次要的，重要的是心理咨询师要有心、有情，作为一个完整意义上的人和来访者在一起。设想一下，如果心理咨询师没有感触，只是漠然地待在一边看着或是分析着，那会如何？

也许有些心理咨询师认为，只要我的表情、语言和行动正确，我心里如何是没有影响的。他们认为，来访者只能通过心理咨询师外在的表现来知道心理咨询师的心理。这和我们的经验不同，我们发现人和人的心能直接交流，你的心如何，来访者的心知道。

表面看起来，这一次咨询只是上一次咨询的重复，“苏涛鬼魂”的意象再一次出现，再一次原谅和和解。但实际上，每一次意象对话所处理的情绪都和另一次有所不同。我们就是要这样：一次次，从不同的角度去看，处理事件中种种情绪，才能最终得到心的解脱。

对来访者是这样，对心理咨询师也一样。

赎罪替身

再来的时候，阿霞的神采恢复了许多，但她依然愁眉苦脸。鬼缠身的问题虽然解决了，但她的生活却已经一团混乱，再也无法恢复以前的平静了。

原来，这么多年，阿霞从来都没有发现，丈夫竟然和苏涛是如此相像！这个发现让她不知道该怎样重新面对丈夫。更糟糕的是，她竟然开始和丈夫吵架了！这是史无前例的事情！

“你们吵架是因为什么事情呢?”我问。

阿霞愤愤地说，是因为老公非得无中生有地怀疑她有了外遇，而她一向洁身自好，连这种念头都从来没有动过，他这样反复怀疑让她感到了极大地被冤枉和被羞辱——“我对他那么好，那么忠心耿耿，他怎么可以把我看成那样的下贱女人呢?”

我压低声音，悄悄地问她说：“阿霞，你的身体是没有外遇，可是，你确定你的心没有另外一个男人在那里藏着吗?”

阿霞怔住了。她表情复杂地看了我一眼，对我说，现在，她能够理解老公了。

但是，这并不等于问题得到了解决，她依然深受困扰。她说，她的生活已经完全陷入了一团混乱，她不知道该怎样继续下去，就好像这里的生活原本就不属于她，她只不过是在当年为了逃避一场难以面对的灾难，而慌不择路地迷路到了这里。现在，她完全不知道何去何从了！

听阿霞说到这里，我想到了她几次提到的“迷路”事件。似乎，这交错的一切都在相互演示着阿霞内心深处的同一个迷茫——到底哪个世界才是“正轨”，哪个世界才是“迷路”呢？她每天上下班都走的路，似乎对应着她现在的婚姻和新生活，在这条熟悉的路上“迷路”，把她重新拉回了苏涛的世界中；而反过来，现在的婚姻和新生活，却也是她当年为了逃避苏涛的影子而为自己重新选择的新的生活环境和生活内容，按照她自己所说，走到这里才是“迷路”！

阿霞对我的理解感到很欣慰。她说，我这一番话，把她心里的一团说不清楚的东西一下子就梳理清楚了，她感到一种被深深理解到了的支持。

“可是，我还是弄不清楚，到底我真正爱的是谁呢?”阿霞用双手抱着自己的脑袋，来回摇着头，似乎想要甩掉些什么一样。

想要甩掉的是什么呢?

在意象中，阿霞看到，丈夫和苏涛的脸在来回切换着，阿霞看不清到底自己眼前的人是谁。

从这个意象中，她忽然领悟到，原来，自己七年前放弃了一切，是为了远离苏涛。可万万没想到的是，她却在另外一个地方寻找了另一个“苏涛”和她在一起。

她从来都没有想过，对自己来说，丈夫竟然是苏涛的活人版替身——就好像她需要苏涛借助这个相似的男人重新再活一次，回到她的身边，让她有机会好好地、温柔地对待她，完成七年前突然夭折的那个心愿。

她痛苦地意识到，这么多年以来，她一直在努力做一个几乎无可挑剔的好女人、好妻子，原来竟然是为了弥补她曾经对苏涛犯下的不可饶恕的罪过——她的任性、她的喋喋不休的争吵曾经让她付出了多么惨痛的代价啊!她是多么懊悔啊!所以，在成为妻子以后，她一直下意识地要成为一个温柔、体贴、大度的妻子，永远也不任性、永远也不争吵!

当她开始明白这一点的时候，她才发现，这么多年来，她其实压抑了那么多对丈夫的不满!

于是，在意象中，阿霞表达了自己那个怨恨的妻子子人格对丈夫的不满，并和子人格中的丈夫最终达成了和解。

咨询结束的时候，阿霞对我说，她现在明白，在自己的内心中一直存在着两种对立的声音。当争吵的冲动越来越强烈时，永远不再和伴侣争吵的压抑也越来越强烈，两种声音互相冲突，最终那个争吵的声音被压抑了，因为她的潜意识认为，是她当年的争吵杀死了苏涛，她永远不能允许自己再重蹈覆辙。她，需要在丈夫身上赎罪。

而通过在意象中夫妻俩开诚布公的对话，阿霞也认识到，老公的猜疑也不是完全无理取闹的，因为她的心里，的的确确一直都还爱着苏涛，而这一点，连阿霞自己以前也没有意识到。现在，阿霞的愤怒、绝望和委屈的情绪终于有了出口宣泄出来，而且阿霞也懂得了自己老公这么多年来总觉得她“人在曹营心在汉”的感受，阿霞终于不再觉得老公不可理喻了。听到这里，我暗自感叹，阿霞的老公并不知道阿霞的这段历史，阿霞也从来没有和除了他以外的任何男人有染，但他仍然能够感受到在自己身边那个“第三者”的存在。原来，人的潜意识在没有相关情结遮蔽的时候，竟然是这样灵敏、明察秋毫。

与此同时，当她在婚姻中压抑的愤怒以及由此导致的绝望感，越来越多地累积起来，并且在完全没有出口宣泄的情况下，她的愤怒开始转向自身，这给她想要为苏涛偿命的自杀冲动又增加了一份内在的驱动力。

◆ 督导师点评 ◆

现在一切水落石出，真相大白了。

在心理咨询中，我们可以提出假设，但是不论这个假设看起来多么真实，我们都不能把假设当作事实。我们要做的，就是和来访者一起一步步探索，直到真相自己逐步浮现。

回到这个故事的一开始，如果我假设：“来访者不可能对丈夫一点儿意见没有，因此她可能是压抑了对丈夫的愤怒。”那么我可能会继续假设：“来访者潜意识中对丈夫的攻击性，让她希望丈夫‘撞死’。”阿霞想那个《拯救大兵瑞恩》中“血肉模糊”的镜头时，联想到的是“丈夫”，也似乎证明了这个假设。那我们还可以假设，阿霞的自杀冲动，是对丈夫的攻击冲动反转了方向，指向了自己……这些很能自圆其说，但是，不是事实。

事实更能自圆其说，而且能解释为什么最早的症状是“鬼打墙”。

阿霞和心理咨询师所看到的这些，很真实。

我该不该离婚

再来的时候，阿霞显得迷茫而且急切。她说这一周以来，她竟然几次三番地想到和老公离婚，这个念头把她吓住了。她想要赶紧弄清楚，自己究竟爱不爱自己的老公。

我先针对她的情绪做了安抚，然后请她先把从开始咨询到现在她的领悟总结一下。在此基础上，我们才能够更加清澈地弄清楚她的内心真正想要的是什么。

阿霞很清晰地梳理了一遍苏涛这段关系以及车祸这个创伤性事件对自己当前婚姻带来的影响，并更加深入地理解了自己的行为模式。说着说着，她忽然想起，就在“鬼打墙”那天之前的一两天，还真的有一个生活事件，就是她发现自己的月经该来的时候没有来，她怀疑自己怀孕了。

“你觉得怀孕和迷路这两个事件之间有没有什么联系呢?”我问。

她很肯定地回答说，有。

和老公结婚以来，她和老公在各方面都琴瑟和谐，唯独有一点，就是老公很渴望当爸爸，而她却一直不愿意要孩子。以前她自己也不明白为什么，只觉得可能是先要忙工作，没有时间和精力生养孩子而已。但此刻，她忽然明白，那是因为她曾经在若干年前对苏涛说过以后要为他生两个孩子，一男一女，所以在她的潜意识里，她的孩子是专为苏涛“定做”的。正因如此，可能怀孕这个事件自动诱发了她潜意识对苏涛的歉疚，让她感到为另一个男人生孩子是对苏涛的一种背叛，于是“苏涛的冤魂”就出现了。

听到这里，我很担心地问：“你真的怀孕了吗?”因为对孕妇，我们的咨询是会非常非常谨慎的。

阿霞摇了摇头说，虚惊一场，只不过是月经推迟了一点而已。我这才舒了一口气。

回到我们刚才的主题，阿霞接着说，自从在梦里见鬼以后，阿霞不仅完全失去了性欲，而且还对老公的亲密举动很反感。有一次老公给了她一个舌吻，她就马上跳起来到马桶去呕吐，老公为此大为受伤。现在她知道，那是潜意识通过让她的身体对老公排斥来唤醒自己，让她明白，她的整个身心都属于苏涛，和丈夫在一起，对苏涛是一种背叛。

“看来，你的身体是对老公绝对忠诚的，而你的心里还真是藏着一个第三者呢。也难怪你老公会感觉你有了外遇，而你却认为他完全是不可理喻的疑心狂呢。”我笑着说。

“是啊是啊。”阿霞也笑了，但随即又严肃起来：“你说，人怎么会那么不一致呢？一方面是忠诚的，另一方面是有外遇的。二者怎么可能同时存在于一个人的身上呢？我还真就想不明白了！”

我解释说：“一个人从外部行为、意识到内心，其实是同时存在很多层的，每一层都有自己的愿望，每一层的感受也都是真实的。正因为如此，我们人才会有内心的冲突和挣扎，那就是因为这些层的声音不一致了呀！比如说你这个例子吧，在现实层面，你对老公非常忠诚，没有任何其他的男人，而老公偏要无端怀疑你有外遇，这对你很不公平，所以你很愤怒，也很委屈；而在心理层面呢，你心里爱的还是另外一个以前关系中的男人，而且还想要给那个男人生孩子而不愿意为自己的老公生孩子，站在这个角度上看，这难道不是'有外遇'吗？所以，公道一点说，你老公说你'人在曹营心在汉'也还是蛮贴切而且一针见血的呀。"

阿霞若有所思地点了点头。

可是，现实问题是，阿霞是否离婚呢？如果离婚吧，阿霞觉得太胡闹了，老公并没有做错什么，而且一直都对她关怀备至，实在张不开口；如果不离婚吧，照现在这样下去也太难受了，而且他们的性生活很可能再也回不到从前了。

于是在意象中，我们对此做了两阶段的处理。

首先，阿霞表达了对没能给苏涛生孩子的遗憾，以及对自己"未能兑现承诺"的抱歉和内疚，得到了苏涛的谅解。之后，阿霞表达了自己对苏涛未了的爱，以及自己感到和另外一个男人在一起对苏涛的不忠。苏涛对阿霞的爱表示了感激，并告诉阿霞，他不但不认为她不忠，而且还认为她非常忠诚，她没有做错任何事，应该被原谅！苏涛还明确表示，正因为他同样地爱她，所以希望她能够得到真正的幸福，得到一个自己没能够给予她的完整的家。苏涛还说，阿霞现在的老公是一个很优秀的好男人，他相信并且很高兴阿霞能够和她现在的老公在一起，只有阿霞放下过去，真正开始经营以后的生活，他的在天之灵才能够真正放心。从今以后，苏涛就把阿霞托付给她现在老公了。两人挥泪告别。

然后，阿霞在意象中面对了自己的老公，她流着泪对老公坦言了一切。她说，她理解了他感到自己被背叛的伤害感，她对此感到很抱歉。老公虽然依旧难过，但也表示能够理解阿霞的感情，并遗憾地说，自己没能早一点遇到阿霞成为她的第一个男人。老公还说，作为一个男人，如果一个女人和自己在一起心里却还在想着另外一个男人，那么这对这个男人来说是一个耻辱。所以，不管出于自己的自尊，还是出于对阿霞的爱，他都理解并且尊重阿霞的选择。老公说，他选择和阿霞在一起，是因为他欣赏她，在他心里，她是一个很宝贵的好女人，他和她在一起感到很幸福。两个人走到一起是为了让两个人都感到幸福，如果阿霞的心里已经有了别的男人，并且这个男人不可取代，那么两个人再强行在一起对彼此也不过都是一种折磨了。所以，如果阿霞选择离婚，他能够理解和接受。

听到老公说出这些话，阿霞感到心潮起伏。望着自己的老公，望着他柔情而坚毅的脸，她忽然感觉心融化了。

这次咨询持续了一个半小时。走的时候，阿霞脸色绯红地说，她忽然感到，自己的老公其实和苏涛不一样！这么多年来，她其实一直还只是停留在苏涛的幻象中，一直把老公当作苏涛的替身，以至于她每天都在面对这个男人，却从来没能看到自己老公真正的样子。直到今天，她开始用全新的眼光看待他，才突然发现，自己的老公其实是那么英俊、宽厚、成熟和睿智——这样的男人，才正是阿霞心目中渴望的真男人！

走出咨询室的时候，阿霞的脸上春色斐然，颇有些楚楚动人，对比一个半小时之前进来的那个沧桑憔悴的中青年女子，就好像换成了一个情窦初开的少女。阿霞在恋爱了！

大团圆结局

我们的咨询就这样很顺利、很平常地进入了尾声。

阿霞神采奕奕地向我汇报了她和老公的进程：她回去以后，经过再三犹豫，还是把一切都开诚布公地告诉了老公。老公果然非常通情达理地谅解了她，也为自己以前的怀疑道了歉。阿霞兴高采烈地说，老公不但丝毫没有怪罪她，反而很心疼她这么多年以来所独自背负的创伤。他心中的疑团完全云开雾散了，而且他很开心地感觉到，自己的老婆终于有了以前一直未曾有过的活生生、亲密的感觉。他还说，他宁可两口子之间有时候吵吵架、拌拌嘴，也不愿意两个人像以前那样总是相敬如宾却摸不着心在哪里的感觉。

而且，最美妙的是，他们沟通之后做爱了，那是一次史无前例的……

七次咨询，从一开始的摸不着头脑到后来势若破竹，这个案例还真是令我难以忘怀。

◆ 督导师点评 ◆

我也为阿霞高兴。难得有这样完满的结局。

我想，这也许要归功于阿霞这个人，她的心还是很单纯的。而且，她和苏涛之间，也并没有恶性的心理冲突，所以比较容易解开。

如果不是这样的话，心理咨询中会多出很多难解的心结。

不过，心理咨询不就是解开心结的过程吗？多了，也就多了。

当她终于能够剥开老公和苏涛的“染”，而给自己的“心眼”一个空间看到老公的真面目时，她发现她真实生活中的丈夫是值得爱的，于是婚姻更幸福了，更真实了。

如果不是这样的话，也许她就只好离开这个婚姻了。

不过，生活不就是寻找爱的过程吗？找不到，也就再继续找吧。心理咨询的成功与否，并不在于婚姻是否继续，而在于一个人是不是看清了自己的心，是不是走在自己要走的路上，是不是在实现自己的心愿。

路远，不怕，只要没有鬼打墙。

总是摔跤的女孩

从不失约的薇薇这次却失约了。这让我忽然担心起来，打过电话去询问，发现她正在医院里拍X光片，她竟然又摔跤了。这一次，她伤得很严重。

自从我到这所大学做心理咨询近一年以来，薇薇已经摔了三次跤了。第一次，她在一次校园舞会中跌倒，扭伤了脚踝；第二次，她在去教室上课的途中从楼梯上跌落，膝盖严重擦伤，小腿大面积瘀血；而这第三次，后来的医学检查结果发现是左腿胫骨骨折。这不得不引起了我的警觉，让我开始怀疑，在不停摔跤的背后，是不是有什么我们尚未发现的潜意识原因。

仔细查询我们以往的咨询记录，我意外地发现，在三次摔跤之前，我们都"碰巧"提到过和"父亲"有关的话题：在第一次摔跤前，我们在处理她与母亲的矛盾时，她提到母亲和继父的关系太过亲密以至于忽略了自己；在第二次摔跤前，我们处理了父亲去世而她不在场的内疚与懊悔；而在上一次咨询中，我们进行到了一个关键的转折点，刚刚成功地化解了在她心中一直纠结着的母亲对父亲的怨恨。

◆ 督导师点评 ◆

时间上的巧合，几乎总是有意义的。如果我们假设"摔跤"和"父亲主题"有关，十有八九会是正确的。

如果我们严格按照逻辑思维去思考，我们会认为这有可能就是巧合。但是在原始认知的层面，我们发现许许多多的巧合都不是巧合，而是有意义的。潜意识层面有一种隐含的秩序，这个秩序背后有一个非常精美的因果链条。表面上的巧合，其实"一饮一啄，皆为前定"，几乎不可能有"偶然"事件存在。

一个月以后，薇薇拄着拐回到了学校。一回来，她就预约了咨询。见到她的时候，她的身边多了一个男生，那是她们班上的生活委员——他负责她来咨询的往来接送。把薇薇护送到门口，这个瘦瘦高高的男生就很有礼貌地向我问了声好，轻轻地转身离开了。

在简要地询问了一下她的康复状况之后，我们直奔主题。

在意象中，我问薇薇，如果摔跤这件事想要表达一句话的话，它到底想要说什么呢？薇薇发现是这样一句话："你看我都伤成这样了，你还是对我无动于衷吗?"

这句话是谁在对谁说？我问。薇薇看到，是一个五六岁的自己在对当时的爸爸说。

爸爸的反应如何？我问。薇薇回答说，他还是继续在读书、写东西，根本没有任何反应。

那接下来会发生什么？我继续问。

五六岁的小女孩想哭，但是她很乖，她想要爸爸喜欢她，所以不能哭。于是，她就走开了。可是，就在她走开的时候，她被一只小板凳绊了一下，一下子摔在了地上，发出"咕咚"一声巨响。这下子，爸爸终于注意到了。他放下手中的书笔，直奔小女孩摔倒的地方。小女孩很疼痛，她的泪水含在眼睛里，爸爸看到了，好心疼自己的女儿，又有点内疚，觉得自己竟然忽略了女儿。他用关切的眼神看着她，温柔地询问小女孩的伤势，安慰她，夸奖她勇敢，还用自己温暖的大手轻轻抚摸着小女孩皮开肉绽、血流不止的双脚。一股暖流从小女孩的双脚传遍她的全身，血慢慢地止住了。小女孩的爸爸给女儿裹上一条毛茸茸的毯子，把她背起来送去医院疗伤。小女孩把自己小小的头颅放在爸爸温暖厚实的肩膀上，感到踏实、安全了。

从意象中回到现实，我问薇薇从中领悟到了什么。薇薇沉思了片刻，回答说，意象里的她想起小时候爸爸总是在工作、看书，总是忽略了她的存在，所以她想要被爸爸关注。可是，她是个好孩子，所以她不能、也不应该去"要"关注。她记得自己小时候有一次从高处跌落，小腿骨裂，爸爸请假在医院陪了她半个月，还陪她下棋，那是童年里感到最幸福的日子！现在，爸爸已经去世了，这份幸福再也不会有了！说到这里，薇薇潸然泪下。

进入意象，薇薇向爸爸表达了感激和怀念，爸爸也向薇薇表达了自己没能在在世的时候好好照顾女儿的内疚、懊悔，以及自己不得不与女儿分别的遗憾。做完这些，薇薇感到心里好像忽然放下了很多重东西一样。

◆ **督导师点评** ◆

这个发现很符合常理，这就是心理学上常说的“因病获益”。人为了获得爱，潜意识中是宁愿付出很大的代价的。付出一个摔伤为代价，换来一份关爱。这很值得，只不过现实中薇薇的父亲已经去世，她的伤已经不能换来父亲的关注和爱了，这样做不必要。而且就算父亲在世，我们也可以找到更好的获得关注和爱的方法。如果说，薇薇是用这个伤，来作为潜意识中对父亲的一种纪念，我们也可以用更自觉的方法，用意象对话来纪念父亲，而用不着用摔伤自己的方式。

那个男孩子，薇薇是不是有些喜欢他？是不是她把对父亲的那种模式，迁移到了他身上？这个假设，我想也不用我提醒，心理咨询师很容易注意到。再说，这也无关大局。

再次咨询的时候，薇薇告诉我，自打上次咨询完了以后，她的心里忽然很为自己难过：“为什么我就必须很懂事、很听话？为什么我就不能向爸爸妈妈要我想要、我需要的东西呢？”

话还没说完，薇薇的眼泪就刷刷地落下来。这个悲伤像一大块浸满了海水的大海绵，严严实实地堵在薇薇的胸腔上部。悲哀得到陪伴与释放之后，薇薇忽然之间感到自己的泪水滚烫滚烫的，仔细体会，那是在火苗上沸腾的一锅开水，这时她意识到自己其实很愤怒，就像在说：“爸爸妈妈，你们根本就不爱我！我恨你们！”

表达着表达着，愤怒的能量就转成了嫉妒：“既然你们不爱我，为什么要把我生下来受罪？同样都是你们亲生的，凭什么弟弟就可以向妈妈要自己需要的，而且可以顽皮？只因为弟弟是男孩子而我是女孩，我就必须很乖、很听话、很懂事，就不能要自己需要的东西，否则我就不好吗？”原来是这样啊！薇薇在意象中和弟弟以及父母做了对话，在对话过程中，薇薇发现，嫉妒情绪的下面其实是恐惧——很隐蔽但很深刻的死亡恐惧，她怕爸爸妈妈有了弟弟就不爱自己了，如果不爱自己了就不要自己了，如果不要自己了自己就死了。所以，这么多年以来，她一直都活在内心的焦虑中，很小心翼翼地扮演着“懂事的乖女孩”的角色，以此来保住自己继续留在家里生存的机会。她甚至不敢提出自己正当的要求，怕提了就会被父母拒绝，而拒绝她的要求就证明了她是不被爱的、她需要的生存资源是不会被给予的。说到这里，薇薇的屈辱和悲哀情绪又冒了出来。

经过我们一层一层细致的剥离、处理，最后，他们几方都达成了和解。薇薇也从潜意识中明白和相信，其实，爸爸妈妈是爱自己的，不管有没有弟弟，她都不会被抛弃。

这次咨询结束的时候，薇薇很感慨地说：“从小到大，大家都说我是个好姐姐，很会疼爱弟弟、照顾弟弟。这么多年以来，我一直都不敢承认，其实我很嫉妒弟弟，也恨我的爸爸妈妈偏心。现在，这个秘密被表达出来，我又觉得其实没什么了。真有意思，很多东西本来没什么的，却被人当作秘密一样不敢去看。其实真的看了，也没那么可怕，反倒‘见光死’了，心里就一下子轻松、敞亮了。”

◆ 督导师点评 ◆

是的，家庭当然常常潜藏着怨恨、嫉妒等情绪。只不过，我们的社会道德要求往往不允许我们有这样的情绪。知道了，接纳了，这些往往也没那么可怕。

我们有什么情绪和感受，都不是错。道德约束的重点是行为。

再次走进咨询室的时候，薇薇的动作显得灵巧了很多。而那个一直负责接送薇薇的生活委员，也和以往一样，很有礼貌地向我问了声好，就轻轻地转身离开了。

询问了她的康复情况之后，我开门见山地问薇薇：“你第一次在这个学校摔跤以后，谁对你最好？”薇薇可能没有想到我会问这个问题，脸唰地一下红了。她告诉我说，第一次摔跤的时候，因为她正在和生活委员跳舞，于是他就自然而然地把她背起来送到了学校医务室。

第二次呢？我接着问。薇薇说：“正好也是生活委员在旁边，所以……咦？怎么这么巧，三次我摔跤的时候他都正好在旁边？”说到这里，薇薇的脸更红了。

我请薇薇关注自己的身体感觉，她发现自己的心跳好快，像一只小鹿在急匆匆地逃跑。什么在追赶小鹿？我问。是一只大白老虎，还是母的，大概三十多岁，体型很瘦但是流线很好，很像豹子的身材，跑得速度很快。听到这里，我忍不住笑了，我意识到自己前面问得有点太猛了，把薇薇这只小鹿给吓着了。大白老虎为什么要追赶小鹿？原来，她是怕小鹿乱跑跌到悬崖下面去，所以想把小鹿给捉住，让它老老实实待在安全的地方。知道大白老虎并没有要吃掉小鹿的意思，小鹿放心了。最后，它停下了奔跑，站在原地看着大白老虎。大白老虎也不担心小鹿会失足跌下悬崖了，她慢慢地踱步到小鹿跟前，用暖暖的、软软的大舌头舔了舔它。小鹿忽然认出来原来大白老虎是自己的妈妈，于是就跟着大白老虎走到了一个安全的地方，她俩一起趴在地上休息了。

现实中，我和薇薇继续对话。渐渐地，薇薇发现，自己总是摔跤，原来是想得到心仪的男生活委员的关注和关怀——就像小时候的自己想要得到爸爸的关注和关怀一样！

最后，薇薇回到意象中，爸爸用温暖的大手轻轻抚摩着她的头说："好女儿，爸爸爱你，现在爸爸也已经知道了你的需要，以后爸爸会更多地关爱你，你不用再用伤害自己的方式来提醒爸爸了，好吗？"薇薇流着幸福的眼泪点了点头。

至此，薇薇总是摔跤的潜意识原因终于真相大白了。直到一年以后我离开这所学校的时候，薇薇再也没有摔过跤了。虽然，后来那个男生活委员并没有成为薇薇的男朋友。

◆ 督导师点评 ◆

少女情怀，有一份美好在。

那个男孩并没有成为她的男友，这是个好事。要不然，将来也许还要麻烦心理咨询师给他们做配偶治疗，去分析薇薇对父亲的移情（这里我们所说的"移情"是广义上的，不是特指来访者对咨询师的那个专业术语的"移情"）是如何影响他们的伴侣关系的。

就让未来更未知吧。

双人床

神秘的影子（第 1～7 次咨询）

那是两年前一个深秋的傍晚，天色已经昏暗下来，没有取暖设施的南方已经明显地有了阵阵的寒意。我一个人在办公室里加班整理完了一个月以来的咨询纪录，收拾东西准备下班回家。这时，一阵窸窸窣窣的声音吸引了我的注意，遁声望去，视野中仿佛有一个身影迅速从咨询室的门外闪过。我起身走到门口察看，走廊里空无一人，只听见一阵轻快的脚步声沿着楼梯向楼下飘远。

一丝好奇闪过我的脑海。我继续回到办公室，穿好大衣，锁门离开。下楼的时候，我留心察看了一下周围稀稀落落的几个行人。一个女人的目光正好和我的目光碰触到了一起，但只一刹那，随即又立刻躲闪开了——那感觉让我想到了在我眼前一闪即逝的身影和迅速消失在楼梯上的脚步声。

我继续偷偷地观察她，她将近四十岁的样子，身材、长相在我们这个美女辈出的城市显得格外逊色，而且刚才的那种眼神也让我感觉到了一丝畏缩，但她的穿着却显得正统而端庄。"她就是那个身影吗？她是想来做咨询吗？"一路上，我的好奇心都试图弄清楚这个答案。

次日、再次日、再再次日，……什么也没有发生。渐渐地，我遗忘了这件事。

大约一个月之后的一天，我们工作室来了一位新的来访者，她仔细地反复查阅了几个咨询师的资料之后，选择了我。

于是，我们开始了第一次的会面。那次会面平淡无奇，就像任何一次最最普通的第一次会面一样。像很多来访者一样，她没有谈到真正需要被解决的问题，而只是大致介绍了一下自己的基本情况，然后烦琐而轻描淡写地抱怨了一番生活中的各种不如意。在那一小时里，我只是依稀得到了这样一个矛盾的印象——她似乎很自卑，但与此同时，似乎又有着一种确信无疑的自信。会面结束的时候，她很有礼貌地向我告别之后，一闪身就离开了咨询室。那一刻，一种似曾相识的感觉被强烈地唤醒了，我突然意识到，就是她！

这个猜测，在不久之后得到了她的证实。她，我就叫她"阿桂"吧——三十七八岁，离异，单身母亲，是本地一所重点初中的班主任。她每次都是临时付费当日的一次咨询，似乎她永远都是处在对我进行摸底考察的阶段。在我们的前七次咨询中，我们一起解决了一些很小的心理困扰，如她工作压力很大，经常会头疼，或是她经常会对儿子发脾气，等等。这些问题似乎每次都很顺利地解决，而她似乎也并没有过度地被这些琐碎的问题所困扰，以至于每次咨询结束的时候，我都以为她下一次不会继续来了。她这一系列的表现都让我对她感到有些摸不着头脑——为什么她这样需要我的持续存在，以至于除了过年放假期间，每周一定还要准时前来，并且不惜付费来到咨询室购买我那可有可无的一小时？

◆ 督导师点评 ◆

很多时候，一名优秀心理咨询师对来访者的印象，是最重要的资料，超过所有的量表和诊断标准。

但对这些印象，我们不需要太早给出解释，把它保留在心中就可以了。

初级的心理咨询师，不大会解释。中级的心理咨询师，乐于去解释也能给出解释。好的心理咨询师，会解释但是不会轻率解释，但是他们懂得把感受到的东西放在心里，等着真正的解释在咨询过程中出现。

困惑、等待，心理咨询师的工作，有点像禅宗的"参话头"。

考察、摸底，是因为将要交给心理咨询师解决的事情太重要，不能轻易交付。心理咨询师也只能等待。

一次冒险的试探（第 8 次咨询）

对于我的困惑，第八次咨询很快就给出了一个响亮的答案。

那天下午，她没有任何电话告知就爽约了，并且关机，让我在咨询室里莫名其妙地等了一小时。

等我加完班准备回家的时候，天色已经暗了下来，整个楼层已经变得静悄悄的。我关上了楼道的灯，正在一边想事一边等电梯，突然有人轻轻地从背后扒住了我的肩膀，把我吓了一跳。回头一看，竟然是阿桂。她看着我，一副难以启齿的样子。

她下午关机爽约，现在又这样唐突地出现，让我有点心生不爽。于是，我也一言不发，等电梯到了，就旁若无人要进去。她却一把紧紧地拽住我，不让我走。我感到自己受到了控制，不由地有些恼火，扭头责问她："现在是我的下班时间，你要干什么？"她惊慌失措地四下张望了一下，小声地哀求我说："求求你，我们可不可以进咨询室说话？"不知道为什么，在昏暗的光线下和她目光接触的一刹那，我的心情就立即平复了下来。我忽然意识到，对她的咨询，现在可能进入了一个有意义的临界点。

于是，我们回到了咨询室。

面对面坐着，我面前的阿桂正硬邦邦地支撑着身体，一动不动，却仿佛有着说不出的难受。我静静地望着她，体会着她，等她开口说话——我猜，此刻我的目光里传达出的是询问和期待。大约这样对视了十几分钟之后，她忽然眼睛一红，开始把头低低地垂了下来，她的脖颈就仿佛一条坚贞不屈的手臂，在拼命支撑了很久的重物之后忽然耗尽力气软了下来。

"我知道，现在你的心里充满了挣扎，你不好受。"我轻轻地开了口。

她开始抽泣，还是一言不发。

"我猜，你也知道不应该那么做。可是，你最终还是来了，是因为有一个对你来说很重要的理由。"沉默了一会儿，我跟随着自己直觉中冒出的话语，接着说——其实，连我自己都不确认自己说的话是什么意思。

阿桂抬起被泪眼弄花的脸，看了我一眼，无力地点了点头。

"我很关心这个理由，但是，你现在想告诉我你的理由吗？"我很直接问她。

阿桂用力地点了点头。

然后，她用一种仿佛支离破碎的语言，告诉我说，她只是在努力，如果不去冒险，她就无法让自己得救，她已经到了疯狂的边缘了。可是，仿佛只有一种疯狂才能把她从另外一种疯狂中拯救出来。

我的大脑吃力地搜寻着她言语中的逻辑，同时，我的心里却有一个地方似乎很明白她在试图表达什么。“你想告诉我，你在努力，你在尽自己最大的极限来解救自己。但你觉得，如果不用一种看似疯狂的方法来解除困境，你就无法找到一条出路把自己从另外一种疯狂里拉出来。”我努力地镜映着她。

阿桂拼命地点着头，感激而无比期待地望着我，两只红眼睛闪闪发光，那神态让我觉得此刻的她就好像一个饥饿的孩子看到了奶瓶。

“可是，我还是不知道该怎么说！我还是不知道该怎么说！”阿桂几经努力，终于挤出了这样两句同样的话。

“那么，让我来试着说说我的理解，你来校正和补充，好不好？”我问，阿桂又频频地点头，那已经被眼泪弄花了粉底的脸庞上竟然露出了一个孩子般天真的笑容。刹那间，我的心里晃动了一下。

稍微静了静，我试着放松自己，让内心中那些直觉的声音更清晰地呈现出来。然后，我深思熟虑了片刻，对她说，我感觉到她现在似乎正在面临一个让她感到威胁或崩溃的处境，而她不知道该怎样解决，甚至也不知道该怎么说出口，因为这个处境已经威胁到了她所能承受的极限。所以，她必须用一个显得很疯狂的方法，才能逼迫自己来面对，或是把这个问题说出来。或者，因为这个困境对她威胁太大了，所以她不得不把这个问题交给我来解决。但这有一个现实风险，就是一旦这超越了我能承受得了的极限，那么她就要崩溃了。所以，她想要先用这种疯狂的方法试探一下，看我的承受力、包容度或者应对麻烦的能力究竟有多大。

这段话就像“芝麻开门”的咒语一般，对她起到了某种奇怪的作用。她先是像震惊了一样，等慢慢地从震惊中神游回来之后，她似乎在自己的内心中暗暗下了一个狠心，然后开始向我——同时也向自己——打开了一扇厚重的大门。

“我差点犯了罪！”阿桂面无血色地告诉我说，她最近不知道怎么了，竟然越来越按捺不住内心的冲动，想要和一个自己班上的初中男生做“那种事”！就在昨天，那个男生照例到她家补课的时候，她几乎就要抚摸那个男孩子的身体了，她根本无法把注意力拉回到补课上面，她满脑子都激荡着那些关于那个男孩子和自己做爱的幻想！

没想到竟会是这个问题！我也暗暗地大吃一惊，心跳猛烈地加速起来。难怪她今天会出现这样怪异而神秘的举止！但确认了这些和男学生做“那种事”的内容，不过是她脑子里的幻想而不是她现实的行动之后，我的心也慢慢地重新稳定了下来。

这次咨询秘密结束的时候，我们商定，次日她再来咨询。并且阿桂承诺我，在我们找到解决方案之前，她一定会先在现实层面杜绝任何与那个男孩子单独在一起的机会。

在她离开咨询室的最后一刻，我又叫住她，对她悄悄地说，她要怎样幻想都可以，但无论如何绝对不可以在现实中实施行动！她很羞愧地点了点头，转身就走，不敢多看一眼我的眼睛。我还是感到不放心，再次叫住她，对她悄悄地说，只要她不实施行动，我一定会尽一切努力帮助她，并且会为她保密，但是一旦她真的付诸行动，那么我就不再有义务为她保密了，我必须向警方举报她。她惊恐地望了我一眼，迫不及待地转身跑出了咨询室。

望着她再次迅速消失的身影，我呆呆地在原地站了好一阵子，直到一个同事走进来关切地问我怎么还不下班，我才仿佛恍然大悟地回到现实中来。

◆ 督导师点评 ◆

果然是重大事件。

心理咨询师的共情用得非常好。最好的共情，不是在来访者陈述了事情之后咨询师能够理解并用自己的话反馈，而是咨询师能读懂来访者用身体、用姿势、用声调、用气息表达出来的东西，甚至能读懂在来访者什么媒介都没有用的情况下，只是在来访者心中发生的东西，并且能用准确的语言去反馈。

我们看到一个很有趣但又很重要的片段，就是咨询师在一筹莫展的时候，只是“跟随自己直觉中冒出来的一句话”，就在她和来访者之间去除了那道无形的阻隔——虽然，咨询师承认“连我自己都不确认自己这句话是什么意思”。在咨询中，许多时候我们会遇到这样的一筹莫展，这个时候往往只要“跟随直觉”，我们就能豁然打开那道紧闭的暗门。因为只在意识层面运用逻辑思维，我们就没有能力处理来访者身体和精神传递出的海量的微细信息，并共情到来访者丰富的内心。只有让自己开放地“跟随直觉”，让潜意识中的心灵用原始认知去和对方互动，才能完成这个任务。真正的意象对话心理咨询，是“下对下”“心与心”的咨询。

但困难的是，这个非常有效力的“技术”，却是无法通过行为学习来模仿的。并非每一个咨询师跟着自己脑袋不明白在说什么的“直觉中的一句话”，就一定真的是“跟随直觉”的共情，就一定会达到破除重大阻抗的效果。那是因为，很多时候，我们以为的“直觉”并不真的是干干净净的直觉，而是被潜意识中的个人情结和混乱念头所污染的产物。真正的“跟随直觉”，前提是要在当下保有一颗干净、无染的心。我们看到一个细节，就是这个咨询师在“跟随直觉”之前，先有一段时间的沉默，而这个沉默，正是她在给真正的直觉浮现以一个心灵空间。同样地，如果她此刻正有个人情结或杂念的污染，即便是她行为上在沉默，也难以产生那个真正的直觉。这种直觉很难言传，更无法以行为样板来界定，它更像一个艺术大师所具备的那种对艺术的自然而然的鉴赏力。所以在这里，我们还是只能重复那句老话：对一名意象对话咨询师来说，最重要的永远是个人成长。如果你还不能区分你的直觉是否是沾染的，那么你还是不要尝试这个“技术”为好。

终于让阿桂愿意说出如此难以启齿的事情，就是这个心理咨询师的成功。

另外，“用一个疯狂来避免另一个疯狂”，和初中男生上床的欲望，是哪一个疯狂？还有另一个吗？

那天晚饭，一贯胃口很好的我却没什么食欲，就仿佛我那一向活蹦乱跳的胃突然之间打蔫犯懒了。我慢慢意识到，这是阿桂的事情给我带来的影响。“难道阿桂的事情碰触到了我自己尚未发现的什么情结?”一丝不安闪过我的脑海。

晚上，我洗了一个很长时间的澡，然后早早地上床躺下。我慢慢地深呼吸，放松自己的身体，这时候，我忽然感到自己胃部有堵得很实在的感觉。

仔细体会，发现好像是被人强行填入了什么消化不了的东西。仔细一看，是满满一罐头瓶的蛆。刹那间，我跳起来开始干呕。一边干呕，一边竭尽全力在意象中看着自己的呕吐物，并用倒带法看这一罐头蛆是怎么到我胃里的。后来我终于看到，原来那一罐头蛆是一个过路的行人扔下的，而我正好是当班的清洁工，当时到处都没找到垃圾桶，我就变成了一个临时性的垃圾桶把那个罐头瓶吞下了。

意象看到这里，我开始明白过来，原来这些蛆是我对阿桂的那些冲动的恶心感和不接纳，罐头瓶是我当时做咨询的时候所用的防御机制——隔离，而那个做替代品的临时垃圾桶，就是在缺乏准备时硬着头皮“接纳”下这一切的咨询师——我。

稍微让自己休息了一下，我接着做。我望着那些蛆，心里已经不那么难以忍受了，我问它们：“你们怎么会变成了这个样子呢?”那些蛆一边继续蠕动着一边满不在乎地说：“我们本来就住在这里——如果人类的伤口太久不处理，当然就会腐烂生蛆了。你的工作是处理伤口，那你当然要遇到我们了。”我一愣，想想也是，哑然失笑。“我明白了，”我说，“谢谢你提醒我有你们出现的地方就可能有一个伤口。”蛆们没说话，身体变得白白地透明起来。我一直看着它们，久久没有离开。“你为什么老是盯着我们看?”蛆们好像有点不满意了，这样反问我。这时我才发现，原来我一直不肯离去，是努力地想要发现一些它们的优点而变得喜欢它们一点点。这个觉察让我自己“扑哧”一声笑了出来。我才意识到，原来我是多么想要成为一个无所不包容的“好”咨询师，为了维护我心中的这份自恋，我在努力地否认和反向认同！其实，我的接纳能力是非常有限的，而且更重要的是，即便接纳本身是完美的无所不容，它也包含着对不接纳的接纳。我的心里顿时宽敞了许多，就像是一个垃圾站刚刚被清理过一样。

◆ 督导师点评 ◆

这里涉及的是心理咨询师的接纳主题。

对来访者的这种冲动，心理咨询师的潜意识其实是难以接纳的，所以她会在自己的意象中看到“蛆”。借助意象对话这个探索工具，咨询师很好地处理了这个“不接纳”问题，看到了“有蛆是因为有伤口”等，又看到了自己想要“无所不包容”的自恋，懂得了对自己的“不接纳”要有接纳的态度。这些都做得很好。

需要多说两句的是，意象对话的“接纳”，不是强求苟同，而是包含了对“不接纳”的接纳；意象对话的“接纳”，不追求无条件的赞同，而是更强调容许一切以它本来的样子呈现，并对这个存在现状予以承认。这背后是一个“因为包容所以如实”的态度。

然而，我的心里还是有一些不适感，这种不适感和刚才的恶心感很不同质。仔细体会，那是一种伴随着冲突的焦虑，背后是恐惧。我再次放松自己不由自主紧绷起来的身体，我似乎听到了焦虑发出的“咋咋”的噪声。慢慢地，我让冲突的声音从那混杂的噪声中单独浮现出来。

第一个声音说：“放弃她！”另一个声音说：“不，你一定不要放弃、不要抛弃！”我继续屏息倾听着两个声音的对话。

第一个声音说：“她已经不可救药了！你是无法左右她的行为的！再这样发展下去，她一定会拖累得你收不了场！你一定会被她彻底毁掉的！”另一个声音反驳说：“她这么信任你，已经把自己交到了你的手里，而你只要竭尽全力，就能够帮助她，帮助那个无辜的男孩子！作为一个咨询师，你怎么可以临阵脱逃?!”

我的内心开始纠结起来，噪声再次将我淹没。此刻，我感到自己的脊椎骨发凉，那是一个冷冷的声音在说：“你已经走投无路了。不管你怎么做，结果都是毁灭。”我咬紧牙关在恐惧中面对着。恐惧渐渐地越来越强烈，然后到达一个高点，在那里驻扎了几秒之后，突然间，恐惧感消退了。我感到自己的内心里稍微有了点力量，耳边的争吵声又喋喋不休地清晰起来。

◆ 督导师点评 ◆

这是一个阻抗的处理。

当“反求诸己”被强大的阻抗挡住的时候，咨询师用了意象对话中的“面对”技术。当心理咨询师面对自己的恐惧，恐惧会越来越强烈，到达高点，突然消退。这个过程的结果是，心理咨询师将不会完全被恐惧控制和遮挡，这样她的心就会有一个更自由的空间来继续工作，而被恐惧所遮挡的内容也云开雾散地呈现出来了。

在前面已经找到、解决一个问题之后，咨询师还能够继续反观并发现自己的新问题，这是一个很好的职业习惯。一些咨询师容易出现的一个误区是，当看到一个问题之后，就认为问题已经解决了，不再继续看了。

第一个声音说："别自大了，你是无法管理她的行为的！如果明天她做咨询的时候真的跑来告诉你说，她已经把那个男孩子给诱奸了，那你该怎么办？真的去报警吗？"第二个声音软弱无力地说："不，她已经答应过我了……"

"别骗着自己玩了！你明明知道她无法控制自己的行为！如果她能够做到自己想要做到的，那她还需要找你来解决她的这个冲动吗？"第一个声音轻蔑地说。第二个声音沉默了。

"现在还来得及，赶紧脱手吧。"第一个声音苦口婆心地劝告说，"在最坏的事情发生之前，先把自己保护好。要知道，这个世界上有些事情我们能够做到，有些事情我们是无能为力的。"

"可是……"第二个声音犹豫了半晌，接着说，"就算最坏的事情真的发生了，我也不愿意放弃她！我愿意冒险，这样她还有机会，那个男孩子也还有机会。"

"你可真是高尚啊！"第一个声音讥讽地说，"你难道真的愿意为了这样一个素不相识的人毁掉自己的前程吗？"

"如果我的前程真的因为这个毁掉了，那我也认了！"第二个声音坚定地回答，"如果我念念不忘只在乎着自己的前程，那么我选择做咨询师还有什么意义呢？我选择这个职业，难道不是为了和那些受伤的生命一起冒险寻求机会去治疗吗？"说到这里，我感到自己的心脏区域有一股暖流经过，我忽然有点热泪盈眶了——那是一份感动。

"瞧你故作高尚的样子啊，都把自己给感动哭了！"第一个声音刺耳地挖苦说，"如果你真的那么高尚，你为什么要告诉她说，如果你知道她做出了侵害男孩子的行为，你一定会举报她呢？"

这句话像一击重棒敲打在我的头顶上，我顿时感到脑海中一片空白。

半天，我才缓过气来。我听见第二个声音羞愧地承认说："是的，我其实很恐惧，很害怕如果最坏的事情真的发生了，我就必须要在举报她和保护她之间做一个选择，我害怕无论怎么做我都会内疚。所以，我就对她耍了一个诡计，我对她说那番话，实际上是在暗示她说，如果她真的那么做了，也绝对不要告诉我，否则我们大家就都没有退路了。如果她选择不告诉我她那么做了，那么至少我还可以对自己说，不举报她不是我的错，是因为我不知道那件事，我的良心还能够放过我自己。”这些声音冒出来的时候，我感到自己的胸口和后背都在渗着细细的汗珠。我好生羞愧。

“看来，你还知道保护自己，”想不到，第一个声音居然没有再嘲笑，反而用一种同情的口吻说，“想要自我保护并没什么可内疚的，我们尽人力听天命，那就是对得起自己的良心。你不用再那么折磨自己了！”

第二个声音沉默了片刻，回应说：“谢谢你这样安慰我，不过，虽然我为自己的自欺和耍心计感到很羞愧，我还是决心要和她一起度过这个困局。我明天就会告诉她我对她耍的心计，我要告诉她，我知道她克制自己的这种冲动很难，但是我相信，她内心的良知和愿望一定可以让她再坚持一阵子，暂时不把这个幻想变成现实行为，为我们找到解决方案赢得机会。我也一定会尽力帮助她走出这个困境！”

“唉，你真的这么决定了，那我就只好支持你了。”第一个声音无奈地叹口气，然后消失了。

此时，我感到自己的内心充满了坚定。是的，我们内心中的良知和我们俩的愿望会帮助我们的！

一晚上的剧烈挣扎之后，我忽然之间感到浑身轻松无比。很快，我就进入了梦乡。

◆ 督导师点评 ◆

这个内部的自我对话很真实。

一个心地善良的心理咨询师，并不是一个“大公无私”的超人，她需要自我保护，这很正常。但是，这却会给她带来心理冲突。怎样做才是最符合良知的？没有一个死的教条可以告诉我们怎么做是对的，每一次我们都需要通过这样的内心对话来帮助我们抉择。

意象对话流派的信念是：不自欺，接受人性的不完美，通过觉察增加自知，是人成长的唯一道路。我们是这个不完美的世界中的不完美的人，我们有缺点，我们有胆怯，我们有私心……但是同时，我们有美好的心愿，而且有时候我们可以带着缺点、恐惧和私心去做一些事情，去实现这个美好的心愿。

这的确是高尚的。“瞧你故作高尚的样子啊，都把自己给感动哭了！”这个声音代表的是对人的高尚品质的怀疑。它的怀疑不能说没有道理，因为“第二个声音”的确有恐惧和心计。但是，我们也不能否认“第二个声音”同时也的确有高尚的动机。（这里所说的“高尚”是这个词的原意，而不是现代所谓“高尚社区”那种高尚，后者的词意似乎应该是“高上——高级上品楼房构成的社区”。）

在人类的心中，那些高尚和高贵的心灵品质、那些真正的理想都有一个特点，它们不怕被攻击和压制，但是比较怕被嘲弄。一个理想主义者被绑在火刑架上，别人手持火把威胁他改变信仰——这是对理想主义者的一个考验，也是很严峻的考验，但不是最难通过的考验。最难的考验，是被嘲弄。嘲弄的可怕，是它会让你怀疑自己的理想。能在嘲弄面前坚持理想的人，比在火刑架上坚持理想的人更难得。

脱　落

然而，正当我已经做好了充分准备的时候，阿桂脱落了！我的内心再次陷入了挣扎。

一个念头让我想要主动联系她，让她不要放弃；另一个念头坚决反对，因为这正好是甩掉这个烫手山芋的好机会。我知道，那两个吵架的声音又对上了。

“你是咨询师，你主动要求来访者来做咨询，这是打破界限、破坏设置！你还是一个合格的咨询师吗？”还是昨天晚上出现的第一个声音。一下子，我像一个被戳了一针的气球，立刻没了底气。这次，我被说服了，我放弃了联络阿桂的想法。同时，我又恨透了这个声音——它怎么好像总是能够一出招就痛击到我的软肋上！

“或许，是我自己杞人忧天了吧，”我这样宽慰自己说，“阿桂或许今天太忙，抽不出空来，她明后天就会再来找我的。”

遗憾的是，我的自欺再次破产了。一周过去了，阿桂还是杳无音信。

我内心的焦虑再次上升到了一个制高点。这一次，经过两个声音的争论之后，我决定，就算我不是一个合格的咨询师，我也要先做一个有良知的人，我选择遵从自己内心良知的指引。

于是，我终于拨通了阿桂的电话。我很平常地问候了她，然后对她说，我猜想，可能我那天的话惊吓到了她，使她不能够再相信我了，同时也放弃了相信自己。我还对她说，我已经厘清了自己内心的恐惧，现在，我不再恐惧了，我相信只要我们勇敢地抓住机会，我对我们走出这个困境有信心。电话那头很沉默，阿桂只是很机械、很社会化地说了几句：“好的，好的，我知道了。”放下电话以后，我很奇怪自己的内心竟然出奇地有信心。本来，阿桂在电话里冷淡的反应，是应该让我感到不安的！

◆ 督导师点评 ◆

“就算不是合格的咨询师，也要先做有良知的人”，这话说得好。

当然，绝大多数情况下，这两者是不矛盾的。遵守设置，在大多数情况下会被证明是对来访者更好的方式。如果情形真的特殊，那么暂时超越设置，也是合格心理咨询师应当做的事情。

这个个案，究竟属于哪种情况呢？说真的，因为不是身临其境，所以我也很难判断。估计了一下，我觉得如果是我，也许我不会去联系。因为来访者在刚刚有这样大的自我暴露后，她有一个回避性反应，从而让自己的焦虑减少一点，我觉得这很正常。我不会为此而焦虑。

精诚所至， 金石为开（第 9 次咨询）

或许是愿力产生的奇迹吧，两天后，阿桂再次来到了我的面前。看到她的时候，我并不感到意外，却忽然激动得有点想要流泪的感觉。“你真棒！”我小声地说。刹那间，阿桂的眼睛湿润了。

一坐定，阿桂就问我，那天为什么要主动打电话给她？我一五一十地把我这边发生的事情都告诉她了。她默默地听着，几次眼睛里泛起泪花。

“曹老师，我真的没有那么做!”阿桂望着我的眼睛，很坚定而认真地说。

“我相信！我相信!”我连声说，同时心里滑过一丝想要握住她的手的冲动。我们互相深深地看了一眼——那一眼，有许多的话都无须再说了。

于是，定了定神，我们迅速进入了主题。

我们直接进入了阿桂的幻想中。她的呼吸开始变得急促，脸色潮红。面前的那个初中男生赤裸着身体，用无辜的眼神正望着她。她感到自己的身体开始继续发热，然后，她突然扑过去把他拥抱在自己的怀中，爱抚着他的身体。

意象做到这里，阿桂忍无可忍地睁开了眼睛，她满脸通红地告诉我说，她实在看不下去了!

“这个难受是什么情绪?”我问。阿桂说：“是强烈的羞耻感，同时还有一种混合着异样的难受感的兴奋。”“你真棒，能够把情绪分辨得这么清楚!”我说。“这些感觉能让你想起过去的什么场景吗?”我继续问。

阿桂慢慢地在自己的记忆中搜寻，像一只专注而沉静的猎犬。

突然之间，阿桂的脸唰地一下红了。她难以启齿地望着我，犹豫着，眼神中满是祈求和期待。

“阿桂，别怕，不管你想起了什么，我都会陪伴在你的身边，我不会评价你，更不会抛弃你!”我轻声地对她耳语。

阿桂放心了，她低着头，用微小得几乎听不见的声音告诉我，那种感觉让她想起了自己的儿子。儿子今年已经十二岁了，显然他已经开始进入青春期，并且对女人的身体充满了好奇。由于多年来，阿桂一直单身带着儿子住一起，所以母子俩一直十分亲密。最近，她发现儿子开始对她有性兴趣——他会偷窥她上厕所、洗澡，并有许多次趁她熟睡时观看和触摸她的下体。

“你发现这些情况以后，是怎么处理的呢?”我用尽可能平常化的语气询问——但听到她描述的一刹那，还是有一阵难受的感觉涌到我的胃部，随即就消失了。阿桂回答说，她只好装不知道，因为她实在不知道该如何去应对。

于是，我和她一起，在一张纸上列出了种种可能的应对方法——尽我们俩所能够想到的一切应对方法。然后，我们一起讨论各种方法的利弊，就像阿桂的儿子也是我的儿子一样。最后，我让阿桂选出她愿意接受的方法。她选的方法如下：

A. 从此以后穿着长袖内衣内裤睡觉；

B. 如厕和洗澡的时候把门窗关严，就像家里有客人在的时候一样；

C. 平时在家的时候也不穿过于暴露的衣服；

D. 给儿子买一些健康的、性教育的书籍。

但是，让我惊讶的是，阿桂无论如何也不愿意接受“和儿子分床睡”的建议！阿桂自己给出的理由是：家里太小，只有一间房适合作为卧室，原来的那张单人小床，由于承放了八年的杂物，也早已经有些损坏了；而且，从孩子四岁他爸消失之后，孩子一直都害怕再失去妈妈，不敢自己一个人睡，所以一直都和她睡在同一张大床上。

我问她：“你刚才说孩子不敢自己一个人睡，你什么时候尝试过和他分床睡的?”阿桂的脸唰一下红了，意识到自己的借口被识破了，紧紧地闭上了嘴唇，一言不发地低下了头。

我意识到自己的对质有些太猛烈了，这是因为我心中急于解决问题的焦虑，或许同时还有一些我前面压抑掉的对她的消极感受。我开始感到有些抱歉，对她说：“对不起，阿桂，是我太着急了。其实我明白，在现阶段，你已经做到自己的最好了。”

于是，我不再和她在理性层面讨论。

再次回到那个性幻想中的时候，阿桂发现，意象中的那个初中男生变了，变成了自己的亲生儿子！一时间，阿桂羞愧万分，有些接受不了，“啪”地自己打了自己一个耳光。

我猝不及防，吓了一跳，赶忙针对她的情绪做了些宣泄处理。等她从激烈的情绪中出来之后，我鼓励她说，我很高兴看到她非常有勇气，只要我们能够勇敢地面对自己的内心，我们就离解决问题的出路更近了一步。阿桂仍然还留在震惊中，继续喘息了片刻，才渐渐地平复下来。

她鼓足勇气问我这个心理测验说明了什么，并千叮咛万嘱咐地要求我务必要对她有话直说、实话实说。她再难都要直面真相的勇气和立志要解决问题的决心令我肃然起敬。于是，我告诉她说，我的猜测是，她可能在下意识里对自己的儿子有乱伦恐惧，但由于道德焦虑她无法容忍和容许自己把亲生儿子当作性幻想的对象，所以就找了另外一个相似的男孩子来作为替身。这样，虽然道德上依然很难受，但是总要好许多。毕竟，乱伦禁忌是人类文明中最大的性禁忌。

阿桂默默地听着，完全没有申辩或反驳，就像一个束手待毙的战俘，那模样让我看着很有些不忍。

我对她解释说，在我们每个人的潜意识中，都藏着好多好多我们难以接受的东西，这就是我们作为凡人的真相。我还告诉她说，如果我足够诚实的话，我就必须承认，就在我自己的内心里，也有很多像这样的让我难以启齿的东西，它们不美好，但它们也是我的一部分。直到现在我还在尝试尽可能多地认识它们，好让它们回归到我的领土上，听从我的调遣，而不是像闹鬼一样，不知不觉地就操控着我做一些我不愿意去做的事情。

阿桂重新抬起眼睛看了我一会儿，对我承认，她意识到，自己的确对儿子有性的欲望。而且，是她自己——而不是儿子——不愿意分床睡觉。

时间不觉中已经过去了一小时二十五分钟，我们的咨询就要结束了。我请阿桂重新在想象中面对那个初中男生，看看会发生什么。阿桂惊讶地发现，只这么几十分钟，她对他竟然已经没有那么强烈的感觉了。这一发现让她感到难以置信，她兴奋地跳着尖叫起来，一把抓住了我的手，就好像终于抓住了一根救命稻草。“瞧，只要你足够勇敢，我们就有希望，对吧?”我对她说。阿桂用力地点着头，就像她经常出现的动作那样。

我们约定，她会尽快再来咨询，趁热打铁。

◆ 督导师点评 ◆

原来这就是那“另一个疯狂”。

难怪来访者是如此难以面对。

经典精神分析会把这叫作俄狄浦斯情结。只不过，这是从母亲角度看的一个俄狄浦斯情结——我怀疑，经典精神分析理论由于某种原因回避了母亲的责任。实际上，在很多俄狄浦斯关系中，母亲会在潜意识中作为诱惑者出现，就如这个案例中的母亲一样。

心理咨询师和来访者一起商量的那些方法，除了有现实的避免性冲动的作用外，其实还有一个意义，那就是建立人际边界感。人际边界感的建立，是一个人人格完成所必需的。如果没有建立好这个边界，那么儿子的人格成熟也不会完成。因此，这些做法非常必要。

难以割舍的婚床（第 10～14 次咨询）

两天以后，阿桂来了。她告诉我说，自己依然还是对那个初中男生有性幻想，但是仅仅是幻想而已，没有想要在现实中付诸行动的冲动了。她反复强调说，那种性幻想已经不让她感到那么危险了，因为它已经完全可以在自己理智控制的范围内了。

在我们回到她的想象中做了一番梳理之后，阿桂发现，她之所以明明知道了那个男生是儿子的替身，可在性幻想中依然又回到了那个男生的样子，是因为她内心对乱伦的强烈恐惧让她还是无法想象自己的亲生儿子在那个充满了性色彩的画面中。

我能够理解她的恐惧，和那些混杂着羞耻、罪疚感的焦虑。于是，我决定我们先暂时放过这个让人难以一下子充分面对的核心，而是先试图扫平周边的那些障碍。

由于直觉地感到阿桂在“强烈排斥和儿子分床睡”的背后，好像有着一份对那张床的奇怪执着，因此我请她在意象中看一看，在那张双人床上真正躺着的、除了自己之外的另一个人是谁。结果，阿桂看到了自己的前夫。她流泪了，哽咽着对我说，至今，她每天睡着的依然还是他们结婚时的双人床。

低头沉吟了半晌，阿桂抬起眼睛，有些羞愧地望了我一下，吞吞吐吐地说：“其实，我……我一直没有跟你说实话……我不是离婚的，我……其实是丧偶……”

我很意外。为什么阿桂需要对我说这个谎言呢？在她的内心，一定有某种还没有被发现的需要。

我轻描淡写地回应她说，没关系的，来访者常常都有心理戒备，所以没有一下子就和咨询师说真话，这很正常。那并不代表来访者品行恶劣，只代表我们的信任关系还没有完全建立起来。我告诉她说，如果她还有什么其他的“谎言”也没关系，等我们之间的关系让她感到足够安全了，我们再讨论那些问题。

我的回应让她立刻放松了不少。但随即，她也开始对自己好奇起来——为什么她不愿意对我承认她是“丧偶”，而非要说成“离婚”呢？其实，按照社会常理，人们对丧偶的人常常会给予更多的同情啊！

带着对自己内心探索的好奇心和勇气，阿桂进入了意象。在意象中，我们终于明白，她这么做是出于两个原因：一个原因是，阿桂的母亲就是中年丧偶，而那个时代的人特别迷信，于是母亲就一辈子被扣着“克夫”的帽子，郁郁寡欢地走完了自己的一生，所以阿桂不愿意再让自己重复母亲的命运悲剧。另一个原因是，阿桂心中至今都还不能接受丈夫已经去世这个残酷的事实，所以她就用“离婚”这个概念来麻痹自己，让自己还保留着“没准丈夫什么时候还可能和我复婚”的幻想。

带着这个发现，阿桂回到了家中，蓦然发现，家里到处都保留着离去的丈夫的痕迹。她的内心失去了平静。

接二连三的噩梦，已经让她等不到下一个周一就奔到了咨询室。

我们直接进入了她的噩梦：那是一个血肉模糊的场景——在一个漆黑黑的夜里，她被一辆巨大的用黑石头做成的卡车来回反复地碾轧。每一次碾轧，她的五脏六腑都迸裂出来，肠子挂在仙人球一般的车轮上，鲜血四溅，她都痛得死去，然而随即又活过来恢复原状，于是卡车再次开过来，再次碾轧，她的五脏六腑再次迸裂出来，肠子再次挂在带刺的车轮上……

和她一同进入这个惨绝人寰的血腥场景，连我也不寒而栗。

“驾驶卡车碾压你的司机是谁?”我忍受着躯体上明显的不适，询问她。她看到，驾驶室里空无一人，是卡车在自动行驶。

我请阿桂再看看油箱，她只看到一个黑色的垃圾袋。“袋子里有什么?”我接着问。她看了半天，怎么也看不清。

我又请她看看方向盘：“如果掌控方向盘的是一双无形的手，那是什么样的手?”话音刚落，阿桂的呼吸就突然急促起来，她浑身紧缩，脸色发灰，脸皮上的汗毛全部都竖了起来。刹那间，我也感受到一股强烈的阴风扑面而来，浑身发冷。

“阿桂，坚持住，”我深呼吸了一下，随即恢复了镇静，“把注意力转向你的身体。比如，皮肤、肌肉、内脏、骨头，分别都有什么感觉?”阿桂顺从地体会着自己的身体，然后告诉我说，她发觉自己浑身的肌肉都绷得很紧。说完，她面部的肌肉就渐渐松弛下来，鸡皮疙瘩也褪了下去。她的骨头还是觉得好冷，她接着说。哪里的骨头感觉最冷？我问。她体会了一下，告诉我说是脊椎骨。冷从何处传来？我接着问。她说，是从自己内部，她的心脏那一片，一股阴冷的、像冰水一样的东西就是从心脏那一片空空的感觉中传出来的。

看到阿桂已经从剧烈的恐惧中稍微平静了一点儿，我带着她回到了意象中。看心脏，只是一片漆黑空旷的空间，什么都没有。继续看那个方向盘，这一次，她看到了方向盘上的手。“那不是一双手，那只是一只手，一只手!”用一种阴森、怪异的声音说到这里，阿桂就戛然而止，紧闭嘴唇，脸扭向了一遍，呼吸重新急促起来。

再次关注呼吸，她才能够继续对话。原来，她看到了丈夫的右手——那只恐怖的右手，正是她在丈夫的车祸现场看到的丈夫的一块碎裂的残肢!

一段不堪回首的惨痛经历，就这样，在阿桂断断续续的哭诉声中，被暴露在了我们的视野中：

那是他们婚后的第八年，正处在人生顶峰时期的她，却突然发现丈夫在外面有了女人！这真是晴天霹雳。这么多年以来，她和青梅竹马的丈夫含辛茹苦、相濡以沫地白手起家，经历过多少风雨患难，才一同开创了他们手中现有的辉煌事业。想不到，在他们刚刚可以高枕无忧地享受丰硕果实的时候，却出现了这样的事！这个打击对阿桂来说真是非同小可，阿桂哭过、闹过、哀求过、寻死过，都无法让丈夫离开那个女人，于是阿桂寒了心想要离婚，可最终还是下不了离婚的决心。最后，她只好隐忍着自己心中的屈辱和怨恨，花了一大笔钱才买通那个二奶离开了丈夫。

阿桂本以为，二奶打发走了，自己也原谅了丈夫，生活还可以基本恢复原来的样子。然而，才时隔不到一年，她再次把丈夫和另一个年轻女孩捉奸在床！这一次，沉睡了近一年的火山终于爆发了，她发疯似的扑上去要掐死那个女人，却被丈夫强制着按在地上，那个女孩仓皇逃跑。寂静的夜空中回响着她歇斯底里的尖利号哭声……

女孩逃跑后，阿桂和丈夫玩命了，她拿起菜刀要杀了他。最后，在屋外人群的围观下，丈夫也仓皇地逃进了夜色之中。

想不到，那竟然就是永别。一小时之后，正在家里借酒浇愁的她，就接到了警察的通知——刚刚还在和自己厮打、吵闹的枕边人，此刻已经变成了大货车车轮下支离破碎的尸块。失魂落魄地赶到现场一看，她一下就晕厥过去了——那个场面实在太……

原来是这样！面对眼前这个女子，我的心中涌动着许多说不出的强烈情绪和情感。

把这个惨痛的故事说出来，并在我的陪伴下表达完自己一直压抑着的那些情绪之后，阿桂的噩梦终于停止了。

◆ 督导师点评 ◆

很多时候，我们发现，对一个人身份的认同，其实是为了对另一个身份的否认。

当不同的情绪相互牵连时，处理这一个会影响另一个。因而，爱恨交织的关系，最难割断。

对于阿桂和丈夫之间的情感关系，还需要处理很多。

愤怒的时候，阿桂产生了“杀了丈夫”的潜意识念头。当丈夫果然死了的时候，她在潜意识中就会有一个观念：是自己愿望的力量杀死了丈夫。人格发展固结在早期的魔幻思维阶段的人，常常会做这样的潜意识归因。

在第12次咨询中，阿桂勇敢地再次进入自己的那个车祸的噩梦，在意象中和自己死去的丈夫做了一次推心置腹的沟通：

这一次她直接看到的就是那辆碾轧她的卡车内部——当年在车祸现场看到的丈夫的那只断掉的右手，此刻正掌控着方向盘。由于那只手找不到自己剩下的身体，所以除了它以外的身体残肢，都已经变成了黑色的幽灵。

这个浑身上下散发着冷气的幽灵，用一种虚无缥缈的声音说：“还我命来！还我命来！”

体会这个幽灵，他充满了怨恨——对妻子绝情绝意的怨恨。

妻子和这个幽灵对话，表达了自己深切的内疚和懊悔。就在这时，突然闪过一个过去的场景——那是她自己驾着车把丈夫碾碎，然后又把残肢装进了后备厢的黑色塑料袋里！那一刻，她突然明白了一个因果：因为她驾车杀死了丈夫，所以丈夫的幽灵也会驾车杀她作为报复。

她倒抽一口冷气，意象做到这里就中断了。我带着她倒带，再次回到她杀害丈夫的场景中去。在意象中，她体会到了那时自己不顾一切想要毁灭他的愤怒，以及真正毁灭了他之后的后悔。

在把这一切表达出来之后，意象中这个痛苦的妻子，又流着眼泪亲手把丈夫的碎尸拼接了起来。眼泪滴到拼接起来的躯体上，丈夫渐渐恢复了人形，但依然血流满面。妻子又掏出一条白色的印花手绢(这条手绢，正是现实中丈夫送给自己的第一件礼物），用颤抖的手把丈夫脸上的血迹擦干净。

此刻，复活的丈夫站在妻子的面前无言以对，心中的愧疚也浮现出来。他流泪了，表达了自己一直惭愧到不敢承认的那些纠结，并真心地恳请妻子的原谅。妻子也表达了自己的怨恨、屈辱和受伤感。最后，夫妻俩重新紧紧拥抱在一起，言归于好。

◆ 督导师点评 ◆

当一种强烈的情绪占据了一个人的时候，其他情绪就难于浮现，更难于被处理。比如，当一个人的怨恨情绪占上风的时候，他就不会意识到自己的愧疚。甚至很多时候，为了避免内疚的折磨，人会宁可让自己愤怒，因为愤怒，就意味着错在别人。活着的人是这样，已故的人的意象也是一样。

我们处理这些情绪时，一般是先让来访者表达上层的、已经浮现出来的那些情绪。当它们的能量得到了一定的释放而不再成为阻碍后，下面其他那些更原发的情绪就可能会逐一浮现出来。然后，我们就可以处理这些深层的情绪了。

当然，这个创伤还远远没有真正修复。在第 13 次咨询中，我们做了进一步的清理，把那些尚未完全得到表达的各种情绪情感进行了更彻底的表达和宣泄。最后，妻子拉着丈夫的手，把他带回了家。她羞怯地说，自己有一个愿望，就是再和丈夫入一次洞房。于是，他们拥吻着，滚倒在他们新婚的双人床上。我知道是该自己退出的时候了，于是我告诉阿桂，她可以结束和我的对话，自己在意象中完成他们自己想做的事，然后自己回到现实中。

阿桂重新睁开眼睛的时候，脸上泛着粉粉的红晕，还有些恋恋不舍、意犹未尽的样子。这是第一次，我从她身上看到了一个少妇的风韵。

第 14 次咨询的时候，我们没有再做意象，我们只是一起对这一阶段进行了总结和讨论。经过前期的一系列扰动，这一小时成果颇丰。阿桂领悟到，自己之所以要告诉我她是“离婚”而不是“丧偶”的，还出于三个以前没有发现的原因。一个原因是，丈夫接连的外遇以及突然丧生，让她的潜意识有非常强烈而且难以释怀的“被抛弃感”。而在她心目中，“丧偶”是一方被迫离开一方，而“离婚”是彼此离开对方，有更多的平等感。所以，说“离婚”——尤其是她对不熟悉她历史的人说是因为自己抛弃了丈夫而离的婚，在心理上会让她感到好受一些。另一个原因更隐秘一些，那是因为，从丈夫有第一次外遇开始，她的内心深处就已经有了一个想要离婚的愿望，而这个愿望，出于种种现实因素的制约，就一直被压了下来。更糟糕的是，丈夫的突然亡故，使得这个愿望再也没有可能实现了。而通过说自己“离婚”，这个在现实中已经绝对不可能有机会实现的愿望，就隐蔽地达成了某种心理上的满足。第三个原因是，当丈夫和别的女人上床的时候，阿桂有某种类似“被强暴”了的感觉，也就是说，当她还要继续和被别的女人玷污过的老公做爱的时候，她也感觉自己的自尊被强暴了。为此，作为报复，她就把“丧偶”说成“离婚”，因为死人是不能开口说话的，所以她就可以由此找到一种“强奸了他”的快感，以此来抵消自己心中的“被强暴感”。

◆ 督导师点评 ◆

两性冲突之中的痛苦，很多都来源于自恋的受损。比如，失恋中最大的痛苦往往不是失去了一个自己爱的人本身，而是“我被别人抛弃”的受辱感。

性，是身体与身体之间最密切的联系——除了怀胎孕育的关系之外，再没有这样近的联系了，因此它也象征着心理上的密切联系。故而，两性关系是人与人关系中最亲密的一种关系。在这种关系中，两个人的自我之间的联系最密切。因此，当这个关系被撕裂的时候，人的自我受损往往最大。

说到这里，顺便说一下，现代有一些性开放的人，可以很随意地和异性、同性甚至异种有性的联系。对于这些人来说，这是不是意味着他们觉和别人的心理联系也都很密切呢？答案是否定的。为什么这个规律对他们不适用呢？这是因为，性开放者为了避免在心理上和别人密切联系，以便保护自己的心理界限，他们必须另外建立起一个心理边界。例如，他们可以随便和别人上床，但是却严禁自己动感情。他们对“动感情”的禁忌非常严格，甚至超过了传统社会中的人对“婚外性”的禁忌。再比如，他们觉得对自己的钱和别人的钱的界限要非常分明，“你可以随意进入我的身体，但是绝不能轻易把手伸进我的钱包”。靠着这样的一些方法，他们可以保持和别人的心理距离以及自我的边界感。

“肥水不流外人田”（第15～19次咨询）

可是，这和对儿子的性幻想有什么关系呢？

在下一阶段的咨询中，我们几经周折，终于在三个意象对话中找到了答案。

出于来访者个人的要求以及咨询师对来访者隐私的尊重和保护，在这里请原谅我无法透露细节。我只能大致地告诉读者，阿桂由于深受传统文化的影响，在潜意识深层中高度认同“生是夫家的人，死是夫家的鬼”的价值观，认为如果自己把身体和感情给予另外一个男人，就是对夫家的背叛和羞辱。因此，她就下意识地把对丈夫的感情和性欲望转移到了儿子的身上。这样，在她的心里，就可以证明自己对丈夫依然保持着爱与性的忠诚，她没有背叛自己的内心信条，她依然还是夫家的女人。这种下意识地把爱与性的“遗产在家庭内部继承”的文化，表面上看起来荒谬而怪异，但实际上却极可能是我们人类集体潜意识中的一部分内容。就像我们也常常听到的，在世界各地的一些时期的一些部落文化中，如果哥哥死了，嫂子就要归弟弟所有，或是如果叔叔死了而没有其他兄弟活着，婶娘就要由大侄子来“继承”。而这种继承“妻财”的传统风俗，可能就有着和阿桂类似的“肥水不流外人田”的潜意识驱力。

然而，与此同时，阿桂却分明能够感受得到，在自己身心的内部，有某种东西总是在蠢蠢欲动——作为一个有着健康身体和正常欲望的女人，阿桂可是正处在“如狼似虎”的年龄啊！可是，思想传统的阿桂实在无法接受自己竟然有这样“下流的想法”，一个好女人怎么能够把身体给另外一个男人，“好女不侍二夫”呀！可是，外面的诱惑又无可避免，那些讨厌的恶心男人偏偏要在她身边晃悠来晃悠去，惹得阿桂就像快要爆发的火山，又压抑又感到越来越压抑不住。这可怎么办呢？一旦自己失控，后果将不堪设想。于是，聪明的潜意识找到了一个绝妙的解决办法——它把阿桂的性欲转向了她自己的儿子，这可是个全世界最不可能与之发生性关系的目标了！于是，在强大的乱伦恐惧下，阿桂体内奔腾汹涌的欲望“消停”了，阿桂终于成功地降服了自己的性欲，她安全了。

还有一个很重要的原因，就是丈夫在外面的两次外遇对象，都是足以做他女儿的年轻姑娘。她因为青春貌美的女孩子最终失去了丈夫，下意识里很想“以牙还牙”来实施报复，让丈夫也蒙受自己所受到的同样的耻辱。但她又对丈夫“在外面”找女人感到嗔恨、不耻，于是反向认同，与丈夫相反，坚决不在外面找那些“肮脏的”男人。同时，她的潜意识又想通过认同丈夫（和丈夫一样，找足以做儿子年纪的男孩来搞“外遇”）来和他保持一致性与连接，所以性欲望就这样转向了儿子这个干净的、家里的、足以做儿子的“小男人”。

除此之外，尽管有许多伤心和抱怨，但在内心深处，阿桂对丈夫依然情意未泯，再加上她从心理层面还没有和丈夫“告别”，所以一直以来，她的潜意识其实还在痴痴地等着丈夫“回来”。儿子渐渐进入青春期，不但从相貌上越来越像丈夫，而且她敏感的女人之心也能够轻易地感受得到，男性的味道已经在儿子的身上越来越浓。于是不知不觉中，阿桂的潜意识就把儿子当成了丈夫的替身，丈夫对她来说是抓不住的，儿子却不然——他很依恋她。

最让阿桂吃惊的是，她一直都以为儿子就是自己的生命，可原来自己在潜意识里对儿子还有仇恨，想要报复他，就像报复他的父亲一样——“父债子还”。于是，她想用性来诱惑他、攻击他、惩罚他，就像阴魂不散的怨鬼一样，让他一辈子都无法与其他女人有正常的亲密关系。

就这样，在诸多机缘的共同推动下，阿桂就不知不觉地把对丈夫的感情和性欲望转移到了儿子的身上。

这是非常困难而且惊险的一次心灵探险。虽然我们无法和读者朋友做更多的分享，但我必须一提的是，这个阶段是整个咨询的重大转折点。在这个阶段的结尾，我们专门花了整整一小时，一同面对和转化了阿桂内心极度的恶心感、羞耻感和罪恶感，以及由此衍生出来的其他各种焦虑。到此，神秘的乱伦情结终于被拆解了。阿桂之后的行为让我更加相信了这一点——一回家，阿桂就和儿子分床而居了，而且自此之后，她对其他男生也不再有性冲动了。那份曾经不可遏制的带着性意味的情感，变成了一种很特殊的类似于疼爱、偏爱的感情。

◆ 督导师点评 ◆

那些我们不懂得的力量会奴役我们，当我们懂得它之后，我们就成了主人。我们是潜意识的奴隶，但觉察给了我们重获自由的机会。

这一段的咨询证明了这一点。

告别（第 20 次咨询）

我们的咨询终于进入了尾声。经过在意象中的最后一次探索，阿桂恍然大悟。原来，真正让她无法释怀的，并不是对丈夫的爱，而是她出于自恋损伤的不甘心、不服气和一个被挫伤的美人英雄梦想：虽然阿桂从小就是一只其貌不扬的“丑小鸭”，但依然和大多数女孩子一样，一直幻想着有朝一日要嫁给一个英雄丈夫，做他心爱的美人。然而，残酷的现实是，就在丈夫终于成为英雄的时候，她的英雄却把爱给了另一个年轻的美人，她的“美人”地位随即就被剥夺了；再加上捉奸的那天夜里在她和情敌决斗的时候，丈夫居然英雄救美，保护那个女孩脱险，这让她的心连同那个“英雄美人”的最后一点残存的梦想一并彻底破碎，给她留下了一个重大遗憾，因为随着“英雄”的永远离去，丈夫也把他的美人之位永远地留给了自己的情敌。

通过意象，阿桂还清楚地看到了自己“英雄救美”梦的破灭和转移——首先，一个“又穷又丑”的女孩想要得到一个英雄父亲的拯救和疼爱，想不到父亲英年早逝，这个梦遭到挫败；之后，女孩就想要得到一个英雄老公的拯救和疼爱，然而不幸的是再次挫败；于是，她又想要培养出一个英雄儿子来完成自己一直未能实现的梦想——这个一心渴望着成为“美人”的女人，希望能够找到一个“英雄”因为对自己美貌的爱而不惜代价把自己从贫穷和痛苦中解救出来。同时，阿桂还意识到，丈夫的空位相比于儿子对自己的依恋，使她觉得儿子是更好控制的男人，而她心目中的理想是，自己占有一个世界上最强大、最富有的男人，但是这个男人要甘心情愿地完全受她的控制，于是她就下意识地把爱和性的能量转移到儿子身上去投注，通过下意识的诱惑来牢牢抓住他、占有他，以保住她手中这个最后的英雄不再失去。

知道了这些后，阿桂在意象中诚实地表达了未能实现梦想的遗憾，再次接受了丈夫的道歉。意象中的丈夫对她说，她不但曾经是自己心中的美人，而且她在自己生命中的位置无人可以取代。最后，阿桂找回了自己应有的位置，她对丈夫说，感谢他曾经在那么多年里给过自己的爱和“美人”的位置，但现在，既然爱已经不在，她就要再度启程，重新寻找一位属于自己的新的“英雄”，与他开始新的生活。就这样，阿桂终于和丈夫做了告别。

临别的时候，阿桂轻轻地问我："你可以拥抱我一下吗?"我没有说话，只是毫不犹豫地向她展开了双臂。她把脸伏在我瘦削的肩膀上，哭了："你真的不认为我是个坏女人吗?"我认真地在她耳边悄声回答说："恰恰相反，在我心中，你是一个太想要当好女人的好女人。"

目送着阿桂离开的那一刻，一声叹息突然冒出在我的脑海里：找替身，真是潜意识经常玩弄的拿手把戏啊。就在这扇窗外的人群里，不知道还有多少噩梦在继续由此生生不息……

◆ 督导师点评 ◆

一句很俗的话：旧的不去，新的不来。用在感情上，这句话非常诚实而贴切。

很多人，只看到了自己的感情生活中新的不来，却不知道自己旧的感情还没有真的离去——也许旧情人在现实生活中已经离开，甚至已经离世，但是在自己心里他还存在。就像那个歌中唱的："你不曾真的离去，你始终在我心里，我对你仍有情意，我对自己无能为力。"这种情况下，我们要看看，为什么旧的感情不能离去？为什么我们不能和过去告别？往往，这都是因为我们有种种未了的情绪和愿望，而出于恐惧或者其他原因，我们卡在那里不能过去了。

心理咨询可以帮助我们去了结这些情绪，让过去过去，让心里为未来腾出空间。于是，感情的水就会开始流动。新的情有了机会，我们也有了生命力。"找替身"，是拿新的当旧的，拿活的当死的。而生命，每一刻都是新的，是活的。

越　狱

不久前，我去外地做了一次意象对话的个案督导。在课堂上，一位在"问题少年"特殊教育学校工作的心理咨询师报告了一例困难个案。案主是一个"劣迹累累"的、让家长和老师都抓狂的、被 MMPI 诊断出有"反社会人格"的孩子。

那似曾相识的感受猛然让我想起，在某学校心理咨询中心兼职期间，我曾经遇到过的两位少年……

案例一：　草莽·英雄

（一）

那本是一个阳光绚烂的夏日午后，几只知了懒洋洋地窝藏在我办公室窗外的树丛里，有一搭没一搭地嗞啦嗞啦干号着。我刚刚和两个合得来的朋友一起度过了开心的午餐辩论时光，正打算一个人把被扰动的灵感好好沉淀一下再记录下来。突然之间，奇怪的喧闹声像一阵飓风一般就刮到了咨询中心的门外。我下意识地站起身，迅速走向门口。说时迟，那时快，门已经发出"嗵"的一声巨响，随即被打开，几个人乱哄哄地一股脑儿涌了进来。

原来，那是一位十五岁的被称为"反社会人格障碍"的少年，被班主任、学校辅导员和两名保安人员一同扭送来咨询室接受"教育改造"——这四位"大人"同时用如雷贯耳的声音争先恐后地向我声讨着这名少年；而那个少年则满不在乎地被按到来访者位置的椅子上坐好，翻着眼睛默默地听着自己的"恶贯满盈"。

很快，我的耳朵就开始感到混沌起来。我注意到，有某些瞬间，他们的声音甚至变成了一些对我来说无意义的音节；紧跟着，我的胸部又开始感到怪怪的郁闷；然后，我发现自己又反复出现了按捏自己嘴唇的动作——原来，我竟然对那个被批判得糟糕透顶的“问题孩子”油然而生了一些同情，以至于我不得不下意识地压抑自己想要去打断他们的欲望。

反移情？一个念头让我警觉起来。

还真的是有。不过那不是针对那个孩子，而是针对那四位“卫道士”的——他们那副自认为站在正义与真理的一边，就可以拉大旗做虎皮的聒噪样子，让我很有些反感……

没等我继续往下体会自己，他们终于数落累了。于是，他们把孩子留给我，要我“好好地改造他的思想”，并很低调地威胁说，如果我无法把他调教好，那就真的说明他没救了，那么他就将被送进少管所去接受更适合他的教育。

“四大金刚”又像一阵飓风般地离开了。立刻，我的咨询室显得好宁静、好宁静。

我看着眼前这个十五岁的男孩子。他一动不动地保持着一开始被按到椅子上的姿势，唯一不同的是，现在他的两只眼睛低垂着，似乎在没有焦点地发呆。他就像一具雕塑，无动于衷地矗立在一个自己的世界里——我们这个世界里所发生的一切，似乎都和那个雕塑世界无关。

“我们有一小时的时间。不过，我们不一定非要谈话——只要不离开这个房间，你可以自由决定用这一小时干什么。”半晌，我开口对他说话。

他依旧，仿佛一潭死水。

“如果不喜欢这个座位，你可以任意换一个你喜欢的——沙发，或者躺椅，都可以。”我停了一会儿，又开口说。

他的身体略微动了动，但又没有真正起身。似乎，他的内心在犹豫不决。

“如果你现在拿不定主意，你可以晚些时候再做决定。你还有五十多分钟的时间去决定把自己安排在哪里，不着急。”我对他笑了笑。他只是用余光扫了我一眼，嘴角轻轻拉动了一下。

我走到饮水机前给我们俩各自倒了一杯温水，然后用我的电脑播放了很轻柔的音乐。“这音乐可以吗？”我征求他的意见。他立刻点了点头，和我对视了一下——我看到他虽然面无表情，但那目光中似乎闪动着一点怀疑和一点信任。

“好了，到此为止。如果你想和我说话，你可以随时邀请我。否则，今天别指望我再主动和你说话了，我打算干我自己的事了。你也可以给你自己找点喜欢的事情干，省得无聊。书架里的书，你可以随便拿着看，你也可以向我要纸和笔信手涂鸦玩。等一小时到了的时候我会向你报时，然后你就可以离开了。”

说完，我就真的开始看我的书，不理他了——当然，我其实一直在暗中观察和体会着他。我发现他也在暗中观察着我。大约一刻钟的时候，他喝了我给他倒的水；大约半小时之后，他终于站起身拿了一本书《实现者》，然后找了一只靠角落的单人沙发坐下。

一小时到了的时候，我如约向他报时，然后告诉他说他可以离开了。走到门口的时候，他转过身来，有些诧异地问我：“你没听到他们对你说的话吗?”“听到了。”我说。“那你怎么和他们交代呢？你没有完成他们交给你的任务!”“没有人能给别人一个任务，除非别人自己愿意接受。”我轻描淡写地回答。他表情很复杂地看了我几秒，然后说：“我叫季宏斌，15 岁半，三(2)班。把我写在档案袋上吧，我下周会按时再来。”我说：“好。”“曹老师再见。”季宏斌彬彬有礼地离开了，末了，还很柔和地帮我把门带上，以免空调的冷气泄露出去。

季宏斌离开以后，我的心里隐约残留着一点怪怪的不适感。但那细微的不适感，还没等到我把它捕捉到，就很快地被稀释了。

第二次，季宏斌如约到来。我们之间开始有了目光接触。我发现，这个传说中常常偷盗、抢劫、故意伤害同龄人的“反社会少年”，在这两次和我的单独接触中，不仅表现得很乖、很绅士，而且他的眼神里充满了恐惧。

那一小时，我们依然没有怎么谈关于他自己的事情，但他开始主动和我谈论古典小说《水浒传》，当他得知我最喜欢的人物之一是“小李广花荣”时，兴高采烈地用双手拍了一下桌子。于是，他眼神中的恐惧一扫而空，话匣子打开了。

在两个“花荣粉丝”之间热火朝天的闲谈中，我发现，他一开始显得有气无力的整个身体变得生机勃勃，原来空洞无神或是惊慌失措的眼神，也变得熠熠生辉。真有趣，谈论《水浒传》中的各路英雄，对他仿佛就是一根仙女的魔法棒，只要轻轻一挥，一只乡村的耗子就摇身变成了一匹矫健的白马直奔宫殿。

我还注意到，他尤其对刘高老婆愤恨不已——他咬牙切齿、手舞足蹈地责备宋江的“妇人之仁”差点断送了自己和花荣的性命，所以男子汉绝对不能心慈手软。我问他：“如果是你，你会怎样?”他胸有成竹地回答说：“先下手为强，直接把那娘儿们杀了，省得留下后患被她反咬一口!”那满不在乎且毫无内疚的口吻让我的后脖颈子顿时有点发凉，暗想，这孩子的“反社会人格”终于初露端倪了。

一小时很快就到了，走的时候，他还没有聊完，恋恋不舍地被我驱赶走了。他离开咨询室的时候，我忽然呼出了一口长气。

◆ 督导师点评 ◆

看完这一段，我先感叹，尊重一个人是多么重要。

一个看起来如此可怕的孩子，需要四个人扭送来的、劣迹累累的孩子，在心理咨询师尊重的态度下，会变得如此友善。反过来，这让我们明白，一个本可以如此友善的孩子，当他不被尊重、不被信任、不被接纳的时候，也可以变得如此顽劣不堪。

他“反社会”，是不是因为他的社会“反对他”？如果社会对一个人如此敌意，那么这个人不反对它又能怎么办？我感叹，我们的教育者往往习惯于强制，很少懂得如何尊重孩子，因而激发起孩子的反抗，造就了这些“反社会”的孩子。

当然，反过来说，我也理解那些教育者的困境。遇到一个让人无计可施的孩子，一个不服管教的孩子，他们用尽了他们所擅长的一切方法都没有效果，那他们能怎么办呢？他们也只好加大管教的力度。如果用力压服，却不能压服，那他们能想到的办法，除了更大力的压服，还有什么呢？实在没有办法的时候，他们也只能借助心理咨询师，甚至未成年人管教员的力量了。

所以在这里，教育者的期待，就是心理咨询师能用比他们更强的、也许更神秘的方式，来替他们做他们想做的事情——制服这个孩子。当然，这也是在把孩子迫不得已地交给更严厉的管教机构之前，他们所能够做到的最后一点儿仁慈的努力。

而孩子，习惯了被强大的对手用粗暴的方式压制，而现在又被送到这样一个神秘的地方，去对付一个班主任、辅导员和保安的援军，而且这个援军的“兵力”他还完全摸不透。他的心态会如何呢？

他一定是用尽全力戒备着的，但他暂时并不愿意随便伤害心理咨询师，他只是想保护好自己。于是他全力戒备的方式，就是让自己有一个“对什么都不在乎”的外壳或者盔甲。那尊“一动不动的雕像”，就是这副盔甲。这正是来访者一开始所坚持做的应对。

然而，出乎他的意料，就在他全力戒备的时候，却发现心理咨询师没有成为班主任的援军，也没有打算对他施压或是和他作对，甚至没有打算改变他，没有打算去调教他。她允许他自己决定坐在哪里、是不是交谈，甚至还尊重他对音乐和书籍的选择……

竟然，这个人不是“敌军”！

既然不是敌军，那他就不需要用盔甲去抵御了——毕竟，在毫无危险的时候，老是全副武装着，也是很累人的。本来使了很大的劲来准备，却忽然间发现用不着了，于是他下意识地放松下来，开始对这个陌生人产生了好奇心，偷偷地观察她这个“社会中的异类”。而当他对咨询师产生好奇的时候，他紧闭的心门就对咨询师打开了。这就为他们之间建立关系创造了空间和可能性。因此，在这里，咨询师的无为就变成了一个最恰当的行为。在意象对话咨询中，我们很强调对躯体的觉察。如果善于观察一个人的躯体，我们就可以看到，在这个看似无法沟通的过程中，虽然他没有理会咨询师对他说的话，但随着咨询师每一次简洁的话语，他的身体语言已经越来越放下了戒备，对咨询师做出了越来越积极的回应。从第一次置若罔闻的“死水一潭”，到“身体略微动了动，又没有真正起身”，到“用余光扫了我一眼，嘴角轻轻地拉动了一下”，到“虽然依然面无表情地点头、对视”，再到后来喝了咨询师给他倒的水、到书架里去找了书看，这些明显接受了咨询师邀请的行为，都是积极地建立关系的信号。

当咨询师按照自己的承诺，告知他咨询时间结束、他可以离开的时候，他主动开口和她交流。我想在这个时候，咨询师才通过了他的考量，他才开始真的相信了咨询师所说的话，相信了她是一个对自己充满宽容和善意的人。当他开始担心咨询师放走了自己，她自己却无法向学校交差的时候，他已经在内心中开始把咨询师当作自己的“盟友”，并对她的处境产生了真诚的关心。这句话下面，甚至还隐含着拖累了咨询师的内疚，以及对她“舍己为人”的感激。而作为被大家所认定为“反社会人格障碍”的人，他一定很缺少朋友、很孤独，难得一个人如此对待自己，所以他对心理咨询师会更珍惜，更温柔，更友善。

心理咨询师观察得很对，这样的孩子内心中是恐惧的——当一个人不被周围的社会认可，必须和周围的人，以及许许多多的有权力的人作对的时候，寡不敌众的他不可能一点都不恐惧。当然反过来说，敢于这样做的孩子，内心虽然恐惧，行为虽然顽劣，却也是一个有勇气的人。

我们最好不要把“反社会人格障碍”这个标签轻易地贴给这样的孩子，也许他们只不过是青春期逆反心理更强一些的青少年而已。如果不服管教就是“反社会人格障碍”，那么太顺从压制的孩子是不是应该叫作“顺从压力人格障碍”呢？当然，他是有心理问题的。但在成长的过程中，每个人都可能有心理问题，我们解决这些问题就是了。

（二）

在这个校园里，季宏斌可是个响当当的大人物——每次咨询一结束，季宏斌的班主任或是辅导员就要来电话盘问进展。说实话，这样的心理咨询设置让我感到有点不舒服，但我从理智上也能够理解校方的迫不得已。前两次咨询，我都简单地汇报说“正在建立咨访关系，尚未干预”。校方对此流露出失望的态度，但也并没有对我施加什么压力——我猜，我的“无能为力”，大概也是他们预料之中的吧。说不定，他们还在偷偷地同情我呢。

或许是机缘到了吧，从第三次见面开始，我们就一下子步入了真正的心理咨询阶段——讽刺的是，那竟然是从他的第一次反叛开始。

那天，他一改前两次的彬彬有礼，一进门就气势汹汹地威胁我，说我向学校出卖了他，他一定会让我付出血的代价。对他的“野性发作”，我并不惊讶，一动不动地听他怒斥完，然后只是安静地坐在原地。几分钟的死寂里，整个房间都弥漫着他强烈而急速的呼吸声和我平缓而微弱的呼吸声。

“你心虚了？你为什么不说话？”他终于打破了沉默。

“如果你已经认定了我就是‘刘高老婆’、你就是‘花荣’，那我还有什么可说的呢？”我慢条斯理地回答说。

他对我的回答似乎很意外，愣了半晌。然后，他说：“我从不滥杀无辜。那你说说看，你到底是不是‘刘高老婆’那种人呢？”

“你自己说呢？”我反问了他一句。

我们又僵持了几分钟，他的呼吸声已经渐渐地平缓了下来，我感到自己一直暗中绷紧的下肢肌肉，也随之慢慢地放松下来。

终于，他在我对面坐了下来，忽然显出有些悲哀的神色，望着我的眼睛问：“你为什么要出卖我？为什么？我把你当成好人、当成自己人，你却出卖我！”

“我不认为我出卖了你，”我平静地望着他的眼睛回答，“在你的眼皮子底下，我被我的雇主赋予了一个困难的任务，并被要求汇报进展，而我出于一个咨询师的良知和对来访者的隐私保护，对前两次咨询只汇报了一句话说‘我们正在建立咨访关系中’。”

“你只是说了这个？”他将信将疑地问。

“是的。当然，信不信由你。”我温和却肯定地回答。

他不再说话，两只眼睛像老鹰一样直直地盯着我的瞳孔，似乎努力地想要从中挖掘出点我撒谎的证据。我没有躲避，继续温和而坚定地和他对视着。

过了好一会儿，他忽然长出了一口气，整个身体放松下来，软塌塌的。“我就再信你一回吧。”他小声地对我说，又像是在自言自语。

“你为什么还要再相信我一回呢？”我试探着问他。

“因为我不想冤枉好人、‘滥杀无辜’！”他气鼓鼓地回答，话音结束的时候，脸上还挂着一分强者的骄傲。

我立刻肯定了这个好品质。然后，我继续试探着问他：“在生活中，你一定遇到过像‘刘高老婆’那样的人吧？”有点出乎我的意料，他丝毫没有防御，立即很痛快地说是，然后就告诉了我他自己的一次遭遇：初二的时候，有一次在放学路上，他遇到两个坏男生在调戏一个女生，就勇敢地出手相救，这个女孩很感激，于是要求他每天放学护送她，他就欣然答应了。想不到，才送了不到一个月，他就很突然地被学校给“遣送”回家了，因为那个女孩的家长到学校告状，说自己的女儿被他“诱奸”怀孕了！父亲气得大病了一场，母亲一边哭骂，一边用铁丝把他捆起来用皮带抽……

说到这里，声音戛然而止，他的眼珠通红，像是愤怒，又像是无法言说的悲哀。我没有惊动他，只是在沉默了片刻之后，轻轻地说了一句：“我相信你。”话音刚落，他就“哇”的一声扑在桌面上痛哭起来，刚刚还像浑小子一样的“愣头青”，顷刻间就变成了一个好委屈、好委屈的小孩子。我把纸巾推到他手前，有些心疼地望着他，一时间也不知道该说点什么。

等渐渐平静下来，他再次抬起已经哭得有些红肿的脸和我对视——我看到，那分明是一双悲伤的、无助的孩子的眼睛。“曹老师，你是认真的吗？我是说，你相信我是冤枉的，是真的吗？”“是的，我是认真的。我相信你是冤枉的！”我点点头，很坚定地回答。一刹那，季宏斌再次泪如雨下。

就这样，在不知不觉中，我们开始了对话。我告诉他，我欣赏那个小英雄，欣赏他的勇气和担当。他的眼睛里顿时生发出一种正气凛然的光彩。我知道，那一刻，他心里的那个被冤杀的小英雄被看到了，他感到自己终于被理解、被承认了存在。季宏斌变得生龙活虎起来，他开始和我谈论他心里的那个一直隐藏着的英雄梦——他想要长大了当国家元首，或是当法官，好保护中国的弱势群体，让我们的国家变得更公平，更强大。说着说着，他又忽然变得沮丧起来。他告诉我说，可惜这个梦想是不可能实现了，因为自从那件事之后，他就被强行转了学，从那时起他的学习成绩就一路下滑，一直垫底，再也没有提升。现在，他越来越没盼头了，实现理想的机会已经被剥夺了。

他再次沉默。我请他在沉默中静静地关注和觉察自己的躯体感觉，不要离开。大约几分钟以后，这种难过的情绪过去了。季宏斌告诉我说，他现在浑身很通畅，就像是血脉被打通了的感觉，而且，他的心里头一下子觉得轻松了很多，就好像一直死死地堵了一年多的胸口忽然之间透气了。

结束的时候，我对他说：“如果学校问我，我依然会如实汇报进程，但不会涉及我们谈到的任何细节内容，可以吗？”他犹豫了一下，点了点头。

◆ **督导师点评** ◆

心理咨询师做得很好。

面对一位贴着“危险”标签的来访者的暴怒，心理咨询师还能够承受住内心自然反应的紧张，没有惊慌失措。能做到这一点很是难得。因为如果来访者真的对心理咨询师动武，这位“弱不禁风”的心理咨询师是全然无力抵御的。

在来访者情绪平复后，心理咨询师能够马上肯定来访者的优点，并且迅速发现心理切入的契机，说明她当时一直保持着很好的觉知，以及锁定在来访者身上的积极关注。她也是一只鹰。

在来访者说了那件事情之后，心理咨询师没有受成见的影响从而怀疑来访者，而是发自内心地相信“他是冤枉的”，这一点也很棒——从种种线索看，以及从我的感受看，我也相信，来访者是冤枉的。一个冤屈被洗雪，对来访者的心理帮助会很大。心理咨询师适时肯定来访者身上的“英雄”气，这一点也做得好。

心理咨询师提示来访者关注自己的躯体感觉，是让来访者在宣泄的过程中保持觉知。这对情绪管理是一个很有效的策略。

最后，咨询师没有“一朝被蛇咬，十年怕井绳”地回避那个引发来访者动怒的“汇报”话题，而是直接面对“导火索”，就如何向学校汇报这个现实问题，和来访者做了坦诚的互动，并与之达成共识。这是一个很好的“回圆”和重构，既修复和强化了来访者与咨询师的互信关系，也加强了来访者的现实感和包容度。

（三）

渐渐地，学校已经不再过问这个“问题少年”的情况。看来，他的行为已经有所改观，学校已经把他从“黑名单”上删除了吧。

近一个学期以来，我们的咨询也总体上进展顺利，虽然季宏斌还是有周期性的“反抗”，但他对自己的“问题”已经认识得比较清楚。总体来说，是这样的一条因果链。

季宏斌的原生家庭并不幸福。身为“黑十类的狗崽子”的父亲，和身为“红色后代”的母亲结合以后，在“阴盛阳衰”的家庭格局下一直活得很压抑，疾病缠身——在季宏斌的意象中，我们看到，父亲对母亲怀有一种很矛盾的心态：一方面，母亲是父亲的拯救者、保护神；另一方面，母亲又是父亲的压迫者、统治者。父亲一直活在这样的心理冲突中，一直牢牢地压抑着想要“暴动推翻”母亲“政权”的潜意识冲动，于是，被压抑的攻击性就转向了自己内部，伴随着对自己阳刚气的失望和对妻子的内疚，季宏斌的父亲就用身体的疾病来表达无法说出来的悲愤和对自我的攻击与惩罚。

遗憾的是，当季宏斌父亲儿时的“英雄梦”被“文化大革命”彻底粉碎了之后，这个不能被实现的梦想，又转而传递到了季宏斌这个独生子身上。对父亲来说，老辈未完成的大业，只要后继有人就还有希望；对母亲来说，当“嫁一个英雄”的梦被粉碎以后，至少“生一个英雄”的梦想还有可能实现。因此，可想而知，季宏斌的父母对这个儿子寄予了多么大的期望。

在这样的潜意识家族文化传承下，在父母望子成龙的重压下，季宏斌从小就幻想着自己成为一个英雄，他看各种英雄的小人儿书和神话传说，画各路英雄豪杰的肖像和兵器，幻想着自己就是他们本身。然而，不幸的是，在这样强烈的认同下，这个满怀英雄梦的孩子，在第一次尝试实现梦想的时候，就遭到了打击。当这个少年男孩努力克制着自己的恐惧，决心像那些好汉一样路见不平、拔刀相助，并且真的能够做到了的时候，他当时的内心中涌动着多少骄傲和感动！可惜可叹的是，这个孩子所梦想的英雄勋章没有降临，反而，一桶大粪劈头盖脸而来！想想看，这对于这样的一颗正在为实现理想而欢欣鼓舞、血脉贲张的少年的心来说，是多么残酷而黑暗的一击……

就这样，这个刚出窝的大鹏鸟，在第一次试飞的时候就被流弹击落了，恐惧、悲哀、愤怒、羞耻、委屈、茫然、绝望……种种痛彻心扉的情绪席卷而来，这颗娇嫩的心灵被蹂躏得支离破碎。于是，少年咬牙忍痛站起来，披上厚厚的盔甲，开始了反叛生涯。是啊，当世界不给英雄一条生路的时候，他就去当“绿林好汉”！季宏斌就这样开始了他的“反社会”生涯，所到之处，无不乌烟瘴气，令老师抓狂，令家长捶胸顿足。这个孩子看着自己的成功作品，享受了报复的快感，暗自得意——你们不让我当英雄，我就当魔王！孩子的英雄梦得到了歪曲的实现，孩子在第一次认真实现理想的尝试中被辱没和践踏的自恋，也由此得到了补偿。于是，这个行为模式就产生并被一次次强化了。

在季宏斌和我一起探索到了这个内心的秘密之后，他变了。他的改变后来让学校和家长都感到震惊。他现在已经在读某重点大学的心理系。

英雄与魔鬼只有一步之遥。其实，我们每个人的内心中，都隐藏着某一个版本的"英雄梦"，当这个被挫伤甚至被屠戮的梦想，能够被一只温柔的手触摸到、抚慰到时，这颗"反社会"的心就消停了。

许多时候，我们会给孩子们扣上这些或那些声名狼藉的帽子，企图通过这些紧箍咒来收妖。可真正通往孩子们心灵的秘密通道是读懂他们的梦想，并温柔地为这些被挫伤的梦想疗伤。孩子们的心，是梦想做的。在这个世界上，其实并没有真正的"问题儿童""问题少年"，有的，只是一些受伤的梦想。

◆ 督导师点评 ◆

"当世界不给英雄一条生路的时候，他就去当'绿林好汉'"这句话说得好，点中了来访者的深层心理。心理咨询师对来访者的分析，我也几乎都同意。对这一类来访者进行咨询，一个最困难的地方在于，由于其内心中对他人深刻的不信任与防御性的敌意，咨询师会难以与之建立起一份积极的关系，来承载之后的心理干预。而因为懂得他们，所以才能为他们疗伤，这就是心理咨询师在这个个案中成功的秘诀。正如咨询师自己所说，"真正通往孩子们心灵的秘密通道是读懂他们的梦想，并温柔地为这些被挫伤的梦想疗伤。"

我也有些小的不同意见。比如，虽然我们可以从这个来访者的家庭历史中，看出他的英雄梦受到了他父亲和母亲的影响，但我认为，来访者的英雄梦想不能仅仅说成是父母期待的产物，在相当大的程度上，这也是这个孩子的本性。被父母赋予的一个梦想，和这个人本性中就有的梦想，所带给人的表现是不同的，我说不清具体的不同都有哪些，但我的嗅觉告诉我这位来访者以后者为主。

因为有英雄梦，所以来访者会去助人，但是却遇到了被诬陷的事件。这使得他的自恋受到了挫伤——本来以为自己是英雄，结果发现自己是一个被人家耍弄的可怜人。这也使得他感到不平——善意的助人却遭到诬陷。这更使得他对世界的理想化期望破灭——这个恶道横流的世界似乎并不奖励英雄行为。难怪来访者对《水浒传》很有兴趣，他的心态和《水浒传》中许多好汉如出一辙。

这个案例做得很流畅。从技术上看，这个咨询有一定难度，但也许并非最难。但是，这个咨询对心理咨询师素质的要求却是非常高的。咨询师必须有不一般的勇气，像一个英雄一样不惧危险；还需要有不一般的爱心，能够共情和体谅一个臭名昭著的反叛者；还需要有真诚信任的能力，有清澈的洞察力……如果没有这些素质，就算咨询师知道该怎么做，也做不到。

这个案例让我很感动，为人性中的美好。

顺便说一句，如果这个案例让我做，也许会更好。因为我是一个男性，而且也有英雄气质，更适合成为他的榜样认同对象。限于此案例中的心理咨询师的性别，所以这一点她恐怕是无能为力了。

案例二：堕落天使

曾经，我在一所特殊学校做过一年的心理干预。在那所戒备森严的半封闭式学校里，“关押”着一些被普通教育的学校筛除出来的“问题少年”。他们中间有许多被 MMPI 量表诊断为“反社会”的孩子。

其中，有这样一个“堕落天使”，让我至今记忆犹新。

（一）

第一次见到他的时候，他刚刚度过自己十七岁的生日。在那张充满稚气的白净脸庞上，我真的很难看出“反社会”的影子。

然而，他却是这个学校中“最难缠”的“钉子户”。早在来到这个学校以前，他已经被多次转学，但每次都很快又被“驱逐出境”。万般无奈之下，父母忍痛把他强行扭送到了这个特殊学校拘押起来接受教育。然而，在这个学校，他也是个“烫手的山芋”，顶撞老师、殴打同学、诈骗财物，更糟糕的是，他还多次引诱女生发生性关系！

他是被父母送进咨询室的。一进门坐下，他的母亲还没开口就已经泪如雨下。他叫大聪，曾经有着很辉煌的历史。三岁的时候，他就在很多方面显现出了惊人的天赋，是父母引以为荣的“早慧天才儿童”。小学、初中，他更是轻而易举地过五关斩六将，捧回的奖状、奖章数不胜数。说到他参加全国数学奥林匹克竞赛并荣获二等奖的时候，大聪的母亲长时间沉浸在回忆当中。

在母亲絮絮叨叨的倾诉过程中，大聪和他的父亲面无表情地坐在一旁，一言不发。

于是，第一次咨询，我只是给大聪的母亲做了一次情绪处理。结束的时候，她激动的心情平复了很多，她感激而又担心地离去了。临别前，她还千叮咛万嘱咐地对我说：“从今天起，我的宝贝儿子可就托付给你了！请你一定要救救我的孩子！求求你！”

◆ 督导师点评 ◆

在第一次咨询中，我们能看到家庭的模式。母亲情绪很激动，父亲和案主一言不发。我们还不知道在心理层面发生了什么。

（二）

第二次咨询的时候，只有我和大聪。端详着他，我迟迟没有开口。

“老师，您怎么不说话呀？”大聪忽然开口怯生生地问我。我含笑说：“你猜。”大聪皱起眉头认真地想了半天，摇了摇头：“老师，我猜不出来，还是您自己告诉我吧。”我神秘地说：“我在想一个关于天使的故事。”

“哦？关于天使的故事？”大聪立刻睁大了眼睛，孩童的好奇立即跃然。

“从前，有一个天使，他是天地所生的孩子，要到地球上完成一个使命。这个使命是什么呢？你猜。”

大聪想了想，不确定地回答说：“是要成为一个国王吧？”

“对，你真聪明。他长大正是要成为一个国王。他成为国王是想实现些什么愿望呢？你再猜。”

“是……他想要建立一个很美好的王国，让他的臣民们都过上幸福的生活？”

“对，这正是他来到地球上的使命。于是，在一个月朗星稀的夜晚，这个天使化作一颗流星，落入了一对夫妻的家里，之后，这家妻子怀孕了。十个月以后，她生下了一个健壮的男婴，名字叫‘天赐’。父母都高兴坏了，他们请了好多亲戚朋友来庆贺这个孩子的诞生。”

忽然，家里来了一个预言家，预言家走到这个孩子面前，轻轻触摸了一下他的额头，然后说出了他未来的命运。

“‘这个孩子将成为一个天才，在很小的时候，他就会显现出异于常人的天赋。可是，在这个孩子成长为一个少年的时候，他将遇到一场劫难。’这个劫难会是什么呢？你猜。”

大聪说：“他的爸爸可能会死去，然后他就必须从此承担起养家糊口的责任。”

“他能够承担得起来吗？”我问。

“其实还不行。因为他的爸爸妈妈对他太好了，以前什么都是爸爸妈妈替他做好，照顾他、保护他，所以，现在他虽然有这个心，但是实在没有这个能力呀！”大聪忧虑地说。

“那么，他该怎么办呢？”我接着问。

“他只好去找他真正的爸爸妈妈——就是天和地，让他们把他原来做天使的能力还给他。然后，他就一下子长大了，长成了一个很强壮的男人，他就可以做上国王，让妈妈和他的臣民过上好日子。”大聪慢慢地描绘着，眼神显得飘忽起来，仿佛他真的已经穿越到了那个童话的世界中去。

沉默着，我没有打断他。直到半晌之后，他的目光再次与我的视线接触。

“大聪，刚才在你的内心，发生了很多故事，是吗？”我轻轻地问。

刹那间，他的眼圈红了一下，随即又恢复了正常。他平静地告诉我，他刚才忽然在想，这个“天赐”好像他自己。“哪里像？”我问。他摇摇头：“说也说不出，只是感觉像，真像。”

“大聪，你也想一下子长大吗？”我问。

“想啊！好想！”

“长大了有什么好处呢？”我笑着问他。

“好多好处啊！长大了可以自己说了算，做自己想做的事情！”

“那你想做什么呢，具体来说？”我好奇地问。

大聪愣了一下，一边思索一边回答：“嗯……比如，我可以创办一家公司，把能干的哥们儿都召集起来，我们一起挣大钱。这样，大家还有我妈、我爸就都能过上幸福的日子。嗯……我还想娶一个美丽的妻子，让她也过上幸福的日子。”

“这个想法不错，”我肯定道，“那你打算怎么实现它呢?”

一听我问这个问题，大聪像突然被冰雹敲打了脑壳一样立刻蔫了：“我，我也不知道。或许，有一天会有什么奇迹发生吧。”

于是，我带着他做了一个关于“奇迹发生”的意象对话。

在意象中，此时此刻的大聪是一个溺水的男孩子，正在浪涛中挣扎着，想要把头部冒出来呼吸。但是，水下越来越多的水草缠绕着他的身体，越缠越紧，他越坠越深，最后完全被水淹没了。

他很痛苦，肺部出现了很强烈的憋闷感。一体会，发现是一句憋在胸腔里的话：“放开我！让我出来！让我出来!!”在我的鼓励下，他终于能够把这句话用力喊出来，缠在他脖子上的水草忽然松开了，他感到好多了。意象中，虽然他的身体依然被水草紧紧缠绕着，但他的头已经浮出了水面，他可以呼吸了；水面已经平静了下来，不再起浪头往他身上打了。

从意象回到现实，我问他感觉如何，他回答说，好久都没有这么轻松过了，他感到很好，仿佛几年来一直没有血液循环的身体现在恢复血脉流通了。我又问他：“那奇迹发生了吗?”他愣了一下，说：“哦，你不问，我都把‘奇迹’这件事给忘记了！好像并没有什么奇迹发生。或者说，我也不知道这算不算奇迹，但不管怎么样，反正现在我感觉挺神奇的，就好像我已经死了好几年的心突然复活了一样!”我问他：“知不知道为什么会这样?”他迷茫地摇头。我告诉他说：“因为，你开始倾听了你内心的声音。”大聪望着我，沉默着，若有所思。

◆ 督导师点评 ◆

“天使的故事”也是一种意象对话。从那个故事以及那个故事后的交流中，我们不但可以知道来访者人生经历的大致脉络，也可以看出来访者的心愿，以及在感到不能实现这个心愿时的无奈感。

“溺水的孩子”这一段意象对话，是来访者潜意识心理冲突的直观象征。“水草”象征着纠缠着他、使他感到没有办法呼吸的一种力量。我们通过意象对话知道了有这样的力量存在，但是我们不知道这对应的是现实中的什么人或者什么事(也许，是那个话很多的妈妈)。虽然不知道现实中所对应的是什么，但我们还是知道可以如此改善来访者的心理状态，那就是让他把“放开我，让我出来”这句话表达出来。潜意识知道这句话是要对谁说的，只要潜意识能被允许把这句话说出来，就有一定的宣泄作用，于是缠在他脖子上的水草放开了，他可以呼吸了，也就“恢复血脉流通”了。

第三次咨询，大聪一来就显得生机勃勃。他对我说，上次咨询回去以后，他越来越有点脱胎换骨的感觉，他不但觉得“出去找茬闹点事”的冲动在极大程度上缓解了，而且居然开始想看书学习了。我对他的转变给予了很高的赞赏，他似乎有些感动，随即又显出迷惑不解的样子，问我究竟对他做了什么就把他一下子改变了。

我告诉他说，我没有办法改变他，也没有办法改变任何一个人，除了改变我自己。但是，我的确对他做了一件事，那就是邀请他去试着倾听自己内心里一直被忽略的那些声音。

他依然似懂非懂。

我没有再做任何解释，直接带着他再次进入意象，邀请他再听听水草的声音。水草说：“我要保护你！因为你没有保护自己、照顾自己的能力！我还要管住你！不然你会管不住自己，被大浪卷走淹死！”

大聪知道了水草的好意，不再厌烦、痛恨水草了，但是，他依然想要从水草的缠绕中挣脱出来。大聪对水草说：“我现在理解了你的好意，并感谢你！但是，我依然想要挣脱出来，不然你越拽我，我越被捆住手脚没有办法学会照顾自己、保护自己；而且，你越这样困住我，我越无法上岸，我反而会被淹死的啊！所以，为了挣脱你的束缚，我只能拼死挣扎反抗，不是把你挣断了，就是把我的手脚挣断了，我们双方都受到了伤害呀。”

水草也明白了，于是渐渐放开了缠绕。大聪自由了。他慢慢开始学着游泳，开始呛了两口水，但他没有放弃，动作越来越娴熟，到最后，他终于学会了游泳，自己游到了岸上。

上岸以后，大聪才发现，自己的身体因为已经在水中浸泡了太久，苍白虚弱、臃肿不堪，所以每走一步都感到难以负重，浑身瘫软、汗流浃背。我请他先不要着急，先原地坐下，擦干身体，晒晒太阳，呼吸呼吸新鲜空气。空气随着呼吸进入了大聪的身体，他感到原来灌满了水的肺部渐渐地有了空隙，变得轻盈透气起来；渐渐地，在温暖和煦的阳光抚慰下，大聪水肿的身体基本恢复了正常。然后，他慢慢地站起身来，开始能够正常地行走。最后，大聪走到了河边的一栋石头房子里，他发现，那里就是他自己的新家。他感觉到，他的新生活就要开始了，在那栋现在还空空的房子里，他要白手起家，学会照顾自己。

从意象中出来，我问他明白了什么。大聪恍然大悟——原来，水草是大聪的母亲。由于担心大聪缺乏自我照顾和管理的能力，她就对大聪进行过度保护和约束，但是大聪想要学着独立，自己照顾和管理自己，所以大聪就拼命反叛，结果搞得两败俱伤。

大聪的领悟力，让我感到很高兴。我也和他分享了“溺死鬼”类的常见意象所象征的意义：在意象中，水常常是爱与情感的象征，过多的水常常象征着溺爱；而溺死鬼或是溺水者，常常象征被过度溺爱的孩子，其中溺水者还有主动摆脱依赖的需求和行动，而溺死鬼往往就沉溺在父母的溺爱中，放弃了自主成长的愿望，他们往往会有苍白臃肿的身躯和难以自主行动的特点，这象征着这些孩子们内心的依赖感、无能感和无力感；而让溺死鬼或溺水者恢复健康的方法就是鼓励他们呼吸、晒太阳；空气象征着空间和灵感等和精神活动有关的品质，翻译成我们日常的语言就是鼓励他们有自主的空间和独立的思想；阳光也是爱，因为它是温暖的、养育万物的，同时它还是光，光象征着智慧和见地，有了阳光的爱的温暖和智慧的引导，溺水者就可以像小苗那样慢慢成长了。

我们俩还一起体会了水的爱和阳光的爱有什么不同。大聪的领悟是：水的爱更像母亲的爱，是阴柔的爱、保护的爱；阳光的爱更像父亲的爱，更阳刚，是支持小苗长大的爱。所以，两种爱我们都需要，就像种子长大一样，一开始要在地里藏着不敢经受风吹雨打，那时候需要水的爱，但是种子慢慢长大发芽了，就同时也需要阳光的爱了——如果到那时候还没有阳光只有水，那种子就只能被泡烂，没法长大出土了。

“你怎么看自己过去的那些破坏性行为?”我问。大聪看了我一眼，并没有防御。他认真地歪头想了想，回答说：“其实我以前一直是好孩子的，很听话的，是这两年变坏了——也可能是因为我到了该长大的时候，而妈妈老是管着我，束缚着我的手脚，不给我自由，所以我就想挣脱她、反抗她，就用了那些坏孩子的方式吧。”

我肯定了他的看法，然后我又表达我的质疑：“可是，如果现在父母真的就彻底放开你，你觉得你真的能够长大、长好吗?”大聪想了想说：“现在放开还是太早了，我现在还真的没有能力照顾好自己或者约束好自己。我其实还是需要父母管着我一点点的。”

“那么，你知道自己该怎么做了吗?”我问大聪。他挺起胸膛，声音响亮地回答：“知道！我会先从培养自己的生活自理能力开始，然后我会学着管理好自己，别老干坏事。如果我有能力照顾自己、管好自己了，妈妈看到以后就可以放心，就不用照顾我和管着我了！”

◆ 督导师点评 ◆

溺水意象是怎么回事，来访者在现实中的问题行为是怎么回事，心理咨询师和来访者都很清楚了。督导师现在也不需要说什么了，督导师给的雨水太多，也会把心理咨询师这颗种子淹坏的。

（三）

第三次咨询以后，校方反映大聪的行为发生了明显变化，学习成绩从班里垫底直线上升到了中上游。为此，我也感到由衷的欣慰。而学校，也对我寄予了很高的信任，终于不再“核查”我的咨询进程。我感到如释重负。

谁知道好景不长，没多久，大聪就突然又被抓住和女生发生性行为！并且，他还是用给女生花钱购买大量高级化妆品和衣服的方式来“诱奸”的！这可是一桩“惊天大案”啊！学校急了，派了两个保安把他扭送了过来。

来到咨询室的时候，大聪耷拉着脑袋，不看我的眼睛。

“大聪，我知道你现在感到很羞愧，”我打破了沉默，“可是，我知道，你一直都在努力长大。所以在我心里，你依然是一个犯了错误的好孩子。”几秒钟之后，大聪流下了热泪。

“我相信你心里一直有一个想好好长大的愿望，我会和你一起好好保护它，一起去努力实现它。虽然在这个过程中，我们可能还是会遇到挫折，就像每一棵小苗在长大的过程中都会经历虫咬或是风吹雨打一样。但是，只要我们看清楚我们为什么跌倒，我们就可以重新站起来。我相信你。”我继续温和地说道。

大聪开始抬起眼睛看着我，眼神里充满了乞求：“曹老师，那你告诉我，我怎么才能管住我自己呢？我真的就是管不住我自己！”

我对他说：“所有的能力都要慢慢地锻炼、增长。曹老师自己也是这样一点一点长大的呀。只要我们内心里真的有长大的愿望，而且我们在行为上不放弃、知错就改，我们最终是可以达到的。”大聪很乖地点了点头。

“现在你准备好我们来一起看一看这件事是怎么回事吗?”我试探着问他。他说好。

为了避免让孩子难堪，我们依然从一个意象练习开始。通过这个意象，我们终于明白了这件事情的前因后果。

原来，大聪的妈妈最近来探望他了，她带来了一个坏消息——大聪的父亲被诊断出肝腹水。这一消息打破了大聪内心的平静，同时再次勾起了他几年前的一个创伤性事件。而那个事件发生之后，大聪就开始发生“人格上的恶变”，出现了种种“反社会行为”。

那是他 14 岁那年，父亲突然遭遇了一场车祸，颅脑损伤，差点丧命。这件事在大聪依然幼小的心灵里掀起了巨浪。大聪第一次意识到，他可能会随时失去父亲！大聪的父亲是一个当地知名的企业家，很能挣钱，大聪从小生活优越，常常因此受到周围孩子的艳羡，所以虽然和同龄孩子相比，他在心理发展上显得很幼稚、能力上也很低下，但他自恋建立的基点就是父亲及其所提供的殷实家境。而丧失父亲及其殷实家境的可能性，使得大聪自恋的支撑被摇撼了，他开始感受到可怕的空虚，潜意识中，大聪的死亡恐惧也随着父亲死亡的可能性被唤醒了。从那时起，大聪就下意识地感到父亲已经变得靠不住，自己必须赶快长大，而自己在心理上还处在幼小孩童的状态，所以，他就开始通过模仿一些成人的行为来寻找“长大成人”的证据——抽烟、喝酒、交女朋友；与此同时，由于感受到自己内心中深刻的无能感以及受人控制感，大聪试图从行为上寻求相反的印证，于是他开始通过欺诈、抢劫同学财物的方式来让自己感受到自己有能力控制别人，并且有强大的能力来获得自己需要的物质保障。这些行为的出现，其心理本质都是试图证明自己已经长大成人，已经有能力代替父亲并靠自己独立获得父亲所能提供的一切支撑，以此来抵抗失去父亲保护和支撑的恐惧。所以，在大聪自己编写的第一个“天赐”故事中，他青春期的劫难就是父亲的突然死亡。

而最近，由于心理上的成长，大聪已经能够在现实生活中以更加建设性的方法来表达和实现自己想要长大、独立自主的愿望，因此，过去那些破坏性的行为暂时休止了。通过这些更真实的能力的提升，大聪内心的自我效能感也得到了真实的提升。

然而，这个新的模式的改变还很不稳定，一旦受到强烈的潜意识冲击，过去的破坏性力量就会卷土重来。这次的"违反校规"事件就是一次这样的反弹。

于是，我们又做了一个意象。通过这个意象，我们更深刻地理解到"诱奸女生"这个行为背后所想要表达的真正内容：原来，大聪的父亲长年忙于商务活动，很少回家，身为家庭主妇的母亲常常被忽略，一个人在家中。于是，母亲就把对亲密关系的投注几乎全部转移到了儿子身上，这不仅表现为对大聪的过度照顾和控制，也表现为心理界限的模糊。大聪记得，从小，妈妈就在自己身边抱怨父亲不是一个好老公、好爸爸，因为他不会疼爱自己的老婆和孩子，也从来不给自己买化妆品和漂亮衣物，更是常常夜不归宿让自己独守空房。如此说来，大聪用给女生购买昂贵化妆品和衣服的方式来"诱奸"女生的行为就可以理解了——他想要代替父亲成为一个比父亲更合格的男人，同时"性行为"这个被贴上"成人专属"标签的行为，也就成了大聪想要证明自己已经成为一个男人的标识。

更何况，青春期的男孩子出于对自己身体中涌动的性冲动还很不熟悉、很难驯服，于是，生理的自然冲动加上内在潜意识的强烈驱动，这个很严重的行为就被付诸行动了。

经过一个半小时推心置腹的交谈，大聪对自己的行为很感慨。他告诉我说，这次咨询对他的震撼很大，他明白了自己真正想要的，其实是成为一个合格的好男人，不但能够照顾自己，还能够承担起家庭的责任；而触发自己恶劣行为的反弹"机关"，正是对父亲会突然死亡的恐惧和担心，以及更迫切的想要赶快长大的动力。他意识到，其实，只有自己更少地让父亲操心、生气，父亲才能更健康地活下去；与此同时，他也必须对自己的性欲望有更多的了解和管理，这样他才能够成为自己的主人，而不是做性欲望的奴隶。

在接下来的一次咨询中，因为大聪反映自己深受性冲动的困扰，我们便借此处理了他的手淫焦虑。大聪开始对这个行为有了新的认识和更大程度上的接纳。最后，他很不好意思地对我说，他也想明白了，不管怎样，在性欲望难以被驯服的时候，“自己悄悄解决”也比去“诱奸女生”要好一些。

在之后的几次咨询中，我们修复了第一次父亲车祸给他留下的创伤，以及之后父亲被诊断出肝腹水所给他遗留的再度创伤。大聪渐渐地领悟到，自己越是急于取代父亲，就越是欲速则不达。有了这份领悟，大聪越发地沉静下来，脚踏实地地成长。同时，他也能够更加警觉地观望着父亲的一次次健康危机给他带来的想要复发恶习的冲动，并能够成功地不去对此给予认同和付诸行动。

◆ 督导师点评 ◆

心理咨询师做得很好，分析也对。我只补充一点，那就是关于咨询过程中的“反弹”。当一个不良的行为似乎已经得到解决后，如果这个行为再次出现，往往会给来访者以及心理咨询师带来很强烈的失败感。他们会怀疑：“心理咨询真的有用吗？为什么这个行为还是存在？”他们甚至可能会有一种无奈的感受，并把这种无奈感转化为双方之间的互相不信任、互相责备。这样发展下去，双方的无奈感会越来越强，咨询很可能走向失败。

如果心理咨询一开始不成功，双方还会对未来有一定的信心。因为，还有许多方法没有尝试，还有许多事情可以去做。但是如果成功后却又反弹，双方就很容易认为，这些方法都用了可还是没有用，证明了做什么都是没有用的。这样，双方更容易绝望。

实际上，反弹是非常正常的事情。春天会有寒流，但是春天还是春天而不是冬天。我们希望一个行为被矫正了，就从此了无踪迹，这本来就是不合理的期望。我们应该看到，即使有反弹，不良行为出现的频率也是大大减少了——这就是成功。懂得了这一点，反弹出现时，就不会感到太失望，下一步我们就可以做得更好。

这个案例中，来访者不良行为的反弹，和现实生活中父亲有病的事件的刺激有关，这也更可以理解(当然理解并不意味着纵容)。反弹虽然不是好事情，但是在这个事件中，咨询师和来访者对此背后的心理机制有了更深入的理解，也是因祸得福。

（四）

大聪真的很争气。他之后的“规规矩矩”保住了他在学校里继续存在的机会。学校渐渐地也原谅了他——毕竟，在这样的“问题少年”教养学校里，老师们也真的需要拥有比一般正规学校教育中的老师们更多的耐心和宽容。

终于，他平平静静地坚持到了这个学期结束，恶劣行为没有出现明显的反弹。学校高高兴兴地把他交回了家长的手里，并对他的进步和表现给予充分的肯定。学校、家长和我这个咨询师，都长长地舒了一口气。

然而，开学第一天，大聪就被父母用一根绳子五花大绑地送回了咨询室，而且，他的一只胳膊打着石膏，一条腿好像也有些瘸了。见到这个场景，我深感意外，同时内心也涌出刻骨的心痛。

在我的反复安抚和劝说下，刚开始极为激动并一直坚持要陪同咨询的父母，终于怒气冲冲地离去了。咨询室里终于又安静下来，仿佛只剩下我们两人的呼吸声。

我静静地坐着，一动不动地等着大聪开口。最后，他哭了。

“大聪，你告诉我，这是怎么回事?”等他哭声停下来的时候，我关切地询问。

大聪告诉我，他现在好绝望。本来放假回家的时候，他是满怀信心的，他还计划着在假期中给妈妈做饭、陪妈妈逛公园和购物，并且自己自觉完成假期作业，还每天早晨坚持跑步锻炼。

可是，妈妈却根本不信任他，她每天把他反锁在家里，逼迫他完成作业。结果，他反倒不愿意做假期作业了。于是，妈妈就隔三岔五地苦恼并抱怨他，告诉他他让她多么绝望，甚至她都失去了活下去的意愿。最后，大聪实在承受不了了，在一次妈妈外出购物忘了反锁大门的时候，他就从家里偷了几千块钱逃跑了。

离家出走了一周多，他住在原来的朋友那里。那个人是被父母当作“社会上的小混混”而禁止来往的“黑名单”上的小伙伴，所以，他虽然也很想念父母，却没敢联系他们。他甚至有过回家探望父母的冲动，但一想到他们一定会把自己更严加防范地软禁在家里，他就立刻打消了这个念头。

于是，他再次回到了过去的生活中。到最后，有一次他和小伙伴到网吧里消遣的时候，被潜伏在那里的妈妈“擒获”了。那次的场景让他永远都难以释怀——他们竟然像对待一个在逃犯人那样对待他，妈妈带着雇来的保安，用手铐把他反铐着，推推搡搡地把他给强行塞到车里带了回去，全网吧的人都看到了他的狼狈相。他的自尊心被彻底打碎了，他甚至有过想要自杀的冲动。

这一次，监禁果然变本加厉了。钱被锁起来了，连窗户都被反锁上了，而且，父亲搬到了他的房间里，而他被迫搬到了母亲的房间里睡觉，以便于母亲能够昼夜把他放到眼皮子底下监护。更糟糕的是，父亲回家的次数更少了，母亲的情绪也因此变得更加歇斯底里，不时地指责他说是他想要快点逼死他的父亲。他感到自己真的崩溃了。于是，在一次母亲不在家的时候，他再次砸碎了玻璃窗户，把两床厚被子扔到地上，不顾一切地从二楼跳窗逃跑了。然而，他还是受了伤，右胳膊骨折、左腿韧带撕裂、脚踝扭伤，身上其他地方也受了一些大大小小的轻伤。

听到这里，我感到呼吸困难，种种情绪在胸中翻腾着。我不得不一次一次地深呼吸，让自己平静下来。

半晌，我才终于能够开口说话，我告诉他说："大聪，你真的尽力了，我理解你的痛苦。你只是想要越狱。"大聪无言，再次泪流满面。

我们静静地待在一起。这个孩子心中有许多痛苦，此刻我们只有静静地陪伴，像一个温柔的容器一般，把这些痛苦承载在中央，才能不让它们像碎片一般爆裂出去。

在那一段时间里，我也深切地认识到，一个问题孩子背后是一个扭曲、错位了的家庭系统，仅仅治疗孩子本身，是远远不够的——就像我们把一条因河水污染致病了的鱼儿，先从污染的河水中隔离出来，等治疗好之后，再次把它送回到原来那条污染的河流中去生活一样。这也坚定了我想要努力"治理河流"的愿望。

结束的时候，我告诉大聪说："我们也不要气馁，这次尝试失败了没关系，我们可以一起再想办法。如果你同意，我想建议你的母亲也做做咨询，你同意吗?"大聪想了想，表示同意。临别的时候，我请求他说："再给我们一点时间，不要轻言放弃，好吗？所有的成长都不是一帆风顺的，这就是一个生命想要逐渐变得强大所必须要完成的功课。"大聪用力地点了点头，对我轻轻地说："曹老师，谢谢你不抛弃我，谢谢你还愿意和我在一起。"那一刻，我热泪盈眶。

◆ 督导师点评 ◆

这一段故事，仿佛是为了提醒我，上一段我所说的话不全面。我只说了来访者个人原因的反弹，没有提及家庭、学校等他身边的人的行为对他的影响。

能够改好的人不容易，因为他们不被信任，所以，在他们改好后，别人可能还会用过去的眼光去看他们，用过去对待他们的方式来对待他们。这就像一股无形的大势，要把改邪归正的人重新推回到过去的位置上去。如果他们终于受不了别人的歧视，采取了反叛行动，别人就会更加认定他是“恶习不改，证据确凿”。这对他们来说是一个更加严峻的考验。

此案例中，来访者之所以出现上述行为还不仅仅是这个原因。我们可以感受到，妈妈的行为，不仅仅是因为不信任他，而一定还有其他的心理原因。用系统家庭学派的话讲，问题虽然出在他身上，但是原因却和他的妈妈、爸爸都有关。

（五）

在我的要求和校方的努力下，大聪的妈妈也来到了咨询室。

面对她的第一刻，我就感受到了一种扑面而来的压力，我的心似乎暗暗收缩了一下。

她很热情洋溢地和我握手，给了我很高的赞赏，然后就开始向我提出要求，要我按照她的方式“配合她”管教她的儿子。

那是很艰辛的一个半小时，充满了暗自涌动着的张力和我们双方内心中不断翻腾着的各种饱满的情绪。我发现，大聪的妈妈是个情绪很不稳定的人，在她的内心中，一定压抑着长时间的愤怒、悲哀和绝望。和她浸泡在一起的时间越长，我越能够感受得到一直像一个无形的鬼魂一样缠绕在大聪身上的那些愤怒、悲哀和绝望。

渐渐地，大聪的妈妈忘记了谈论自己的儿子，而开始谈论自己为婚姻所做出的牺牲，以及对大聪爸爸无比的失望和怨恨。我几乎没有缝隙插话，只是静静地感受着从她内心中不断喷泻出的黑色浪潮，并不断觉察着自己，以便不让自己被她强烈的情绪卷走。

到了结束的时间，她还有满肚子的话没有倒完，不肯离去，直到下一位来访者已经按照我们约定的时间开始敲门。

送她离去的时候，她紧紧地握着我的手，夸奖我说我真是一个很棒的咨询师，她的儿子有救了。

虽然我真的不知道我在第一次咨询中对她做了什么——说实话，我只感受到对自己能否帮到她存有一种深深的怀疑。我甚至担心，她临别时的夸奖不是由衷的，她第二次不会再来了。

但是，她还是来了。当她出现在我眼前的时候，我竟然下意识地松了一口气。

出乎意料的是，这次咨询格外顺利。她居然对自己的私人生活很开放，于是我们一下子就进入了主题。那次咨询结束的时候，这位妈妈已经意识到，自己之所以想要牢牢地抓住儿子，是出于对随时失去丈夫的恐惧，对抓不住老公的心理补偿。她开始承认，自己对儿子强烈的爱恋有一部分是控制——想要把儿子这个老公的替代品牢牢掌控在手心里的控制。

在接下来的几次咨询中，我们有了更深的进展。虽然这期间无可避免地有过几次关系危机，但到最后，这个妈妈都能够回到自身，重新看待生活中发生的一切。

我也和她分享了自己有关青少年发展心理的知识和感悟，这让她很有触动。她的悟性很好。她逐渐意识到，人生发展阶段中的反叛期，对一个人建立自我，从父母的大系统中逐渐独立出来，是正常甚至必经的一个过程。对一个青少年特别是对于一个男孩子来说，他的心理成长任务就是逐渐建立自我认同，而只有独立于父母的“公共我”之外才有找到自我边界的可能，这个孩子才能长大成人，达到父母的期望。所以，在过度的保护和约束中，她的儿子只能采取更极端和激烈的方式，通过反叛找到自己的力量来对抗无能为力感，确立自我边界。而对被扣上“反社会型”的大聪来说，父母就是孩子的第一个“社会”，学校就是孩子的第二个“社会”。所谓“反社会”，其实不过是一个青少年在找不到更建设性的方式来建立自我边界的时候，被迫采纳的一种极端的、有破坏性的方式，通过反叛父母和学校，努力挣扎着寻找和建立自我认同以及实现自我效能感的一种努力罢了。这些看似“可怕”“罪恶”的行为的本质，并没有那么可怕和罪恶。只要教育者能够真正理解孩子行为背后的那个基本的、良好而正常的愿望，并善加引导，使之往建设性的路子上去发展，问题就解决了。带着这些领悟反过来再来看大聪，其实，在大人眼中的“反社会行为”，在孩子的眼中，不过是一只向往自由天空的鸟儿的“越狱”行动罢了。

我也告诉这位妈妈，家长对孩子所寄予的厚望，让大聪也渴望能够早日独立自强。然而，家长的过度保护和干预，又使之感到自己的弱小无能，从而又产生深深的愧疚。在这些愧疚的驱动下，孩子为了不辜负父母的付出和期望，就更加需要强制自己早日变得强大、能干，于是就要想方设法地做出一些成人的行为，来证明自己不是弱小无能的孩子，自己已经长大成人并且无所不能了。所以，大聪出现的那些行为，也就不难被理解了。

这位妈妈多次流下眼泪，她感慨地说：“看来，我还真是不了解这个孩子！我就说嘛，这个孩子从小就是一个好孩子，怎么突然之间就堕落了呢？看来，想要管教好孩子，最重要的还是要理解他，理解了才能正确疏导，靠强行监禁的办法是行不通的！”她意识到，尤其是她把丈夫从自己的卧室里驱逐出去而让青春期的儿子和自己睡在一起，这样的方式，其实是很不合适的，这样只能更加激发儿子的内在冲突而导致更强烈的“越狱”。错位的开始只能够导致更加错位的收场。

最后，这个勇敢的妈妈甚至能够主动认识到，儿子的依赖其实是继承，甚至是为了成全自己的依赖；而儿子的反叛背后，也正是他想要成为一个真正的、合格的男子汉的美好愿望——而这个愿望，和自己的愿望是一致的。她同意尝试在生活中对儿子逐渐放手，给予他一定的自由成长空间，而自己也把一部分过度投注到儿子身上的精力收回到自我重建和重建婚姻关系当中，让一切各就其位。

在这个学期结束的时候，大聪和他的父母亲专程来向我告别。告别的时候，大聪望着天空，像个男人一样假装满不在乎地压抑着自己的泪水。而大聪的妈妈紧紧地拥抱着我，流下了眼泪，不知所言。那一刻，我也感到心里有热热的泉水往上涌。由于大聪的优异表现，他终于“刑满释放”，就要回到正规学校去了；而我和这个特殊学校的咨询合同也已经到期。不用千言万语，我知道，我们在这里共同度过的这一年，会成为我们各自生命中不可磨灭的记忆。

◆ 督导师点评 ◆

幸运的是，这个妈妈还是有自我觉察能力的。在心理咨询师的引导下，她发现了问题所在。“水草”终于不再缠绕，于是溺水者也就终于能够开始学会游泳。如果妈妈的觉察力再差些，咨询的效果必定会更受影响。

总结本文中的这两个案例，我们发现，两位来访者都曾被看作“反社会人格障碍”或者“反社会人格”，但是实际上，他们不过是在遇到挫折后，用反叛的方式来应对而已。如果被贴上“反社会”的标签，就等于把他们排斥于人群之外，这往往会激发他们的进一步反抗——最后也许会真的走向反社会。我们真的要慎重，不要轻易给一个人贴上这样的标签，即使量表的结果好像是这样。有时候，人们对量表的认识容易产生偏差，认为量表用精确的分数所给出的结论一定是更科学的。其实也未必。量表只是一些预设好的问题，分数也无非是源于这些问题的回答而已。人们对问题的回答，未必就真实、全面地反映了他们的内心。即使有所谓的“测谎题”，其产生的效果也是很有限的。而且还有更多的因素会影响到量表的准确性。比如，同一个人在不同的时间、不同的心境下，对同一个量表问题的回答未必是相同的；对同一个题目回答一样的两个人，对这个题目的解释未必是一样的；即便把整个量表都做得一模一样的两个人，也未必有着两种相同的人生。人这个物种充满了变数，同一个结果可能是不同的原因导致的，同一个原因也可能导致不同的结果。说到底，量表只能作为参考，真正重要的，还是心与心的交流。只有打开了心的人，才能听到来访者的述说；来访者打开了心，才能告诉心理咨询师自己的真实想法。没有心灵的心理学，不可能造就心理健康的人。

这两个案例的成功，归根结底，是心理咨询师那有爱、有同情的心的成功，而不是心理咨询技术的成功。阳光才可以融化坚冰，没有阳光的温暖，你就算用凿子锤子把冰块打得粉碎，冰也还是冰，而且很快会再冻结在一起，封住一切生命的种子。

教训篇

被“强奸”的咨询师

三个囚徒

沉默的羔羊

有一种失败名叫“成功”

糖衣·炮弹

催　眠

为什么没有来访者爱上我？

扔石头的小女孩

愚人的世界

可怕的马海毛

被“强奸”的咨询师

这也是我早期经手的几个个案之一。

他是一个矮小、清瘦的高层管理者，第一次来就报告说自己时常严重失眠，并因此引发了严重的注意力涣散，以至于影响到了自己的正常工作。他说他并没有什么心理问题，只不过有点难以处理的睡眠障碍而已。他反复强调自己和别的来访者是“不一样”的，他本来根本不需要看心理咨询师，但是，因为医院的医生们都很没用，所以，他才产生了到心理咨询师这里来试试看的念头。

虽然听起来一头雾水，但总的来说我们刚开始进行得还算顺利。他一来就显得非常合作，并不时地对我流露出钦佩之情。这让我感到有些不适，一个原因是我自己知道自己的水平，对他的积极评价很是心虚；另一个原因是他赞扬我的态度显得有些刻意的恭维，甚至讨好，这让我感到自己在被迫接受一个并不真诚的赞扬，而且让我悄悄地担心在这些刻意的恭维背后，实际上隐藏着对我的低评价和嘲弄。

◆ 督导师点评 ◆

我们可以看出，这个咨询中隐含的主题是“自我评价”。

承认自己有“心理问题”，往往会被来访者体验为一种低自我评价。这个来访者不愿意承认自己有“心理问题”，就是为了维护一个较高的自我评价——当然许多来访者都会这样做，但是，我们不能因为这个做法很常见就忽视它。至少，这个做法给了我们关于这个来访者的一个基本信息。

心理咨询师的基本感受很重要，一般来说，心理咨询师最早的基本感受可以给出关于案例很重要的信息。大多数时候，我们的心都是比我们的脑子更聪明的。这个案例中，心理咨询师的第一个基本感受是“不适”，虽然进行得还算顺利，但是她还是感觉不适。

为什么呢？因为来访者给了心理咨询师一个“高评价”——看到“评价”这个主题出现，我由此联想到刚刚说的“自我评价”主题，我嗅出这里很可能有联系。

给心理咨询师高评价，却让心理咨询师感到不适——因为心理咨询师心虚，并且怀疑来访者的真诚。恭维背后有嘲弄吗？这里我们需要做一个分辨，是心理咨询师自己不自信，还是来访者的恭维不真诚？

有趣的是，来访者隐含的“自我评价”主题，一开始就已经传染给咨询师了。

可能是由于他的努力配合——以便证明他对我的评价是对的——虽然我的技巧很拙劣，但还是在第一次访谈中就收集出了一些和主题相关的基本信息。比如，我问他失眠的时候脑海中通常会有什么样的念头，他坦言说是强奸，尤其是当他感到在工作中遇到了难缠的异性对手的时候，他就不可遏制地在脑海中无比生动地想象自己粗暴地强奸她们的场景。

我问他强奸她们给他带来什么样的心理满足，他很坦率地回答说是征服感，他迷恋那种借助自己的性能力去对她们为所欲为的控制感和胜利感，并很详细具体地向我描述他的那些幻想——他是如何在身体和精神上去强制和羞辱她们的。

看着他得意扬扬地描述，我的内心里升起了越来越多的反感、厌恶、愤怒，甚至是对他的轻蔑。最后，我实在无法忍受了，终于粗暴地打断了他，并对此做出了消极的评价。当时这简直如当头一棒，他整个人都蒙了。在接下来的沉默中与我对峙了片刻之后，他妥协了，向我解释说，这些不过是他的性幻想而已，他相信每个人都有自己的各种各样的性幻想，他不觉得一个人应该因为自己的幻想而受到指控。我感到有些理亏，也表示同意他的观点。于是，接下来我们继续了一些不咸不淡的话题，直到那次咨询结束。

结束的时候，他仍然一次性预交了五次的费用，并且在我的老板面前夸奖我是一名好咨询师，表示相信我有能力帮到他，他决定跟着我咨询下去。

然而，他的反应却加重了我的不适感。于是，在这一次访谈之后，我就认为自己实在不能忍受和他的见面，立刻把他转介了。

◆ **督导师点评** ◆

六月债还得快，这么快我们的假设就被证实了。

性幻想并没有什么关系，强奸的幻想也不犯罪。但是它说明问题：强奸可以说是对异性做低评价的最强烈的方式。强奸仿佛在告诉对方：“你是不重要的，你的意志是不重要的。你是弱者而我才是强者。我可以把羞辱强加给你……”得意扬扬地描述强奸，是来访者对女性给予低评价的方法。我们可以很合理地猜测，来访者之所以喜欢强奸的性幻想，是因为他格外需要贬低异性，而他之所以格外需要贬低异性，也许是因为他自己感到被异性贬低了——自大的外壳内是一个自卑的他。

也许精神上的他，也是“矮小”的。

为什么他会有这样的感觉？也许和他的行为模式有关。如果他习惯于不真诚地恭维异性，那么他内心就会有不平衡。他会觉得异性被不恰如其分地抬高了，而自己也就相应地被贬低了，于是他就有了补偿性的强奸幻想。

来访者面对的心理咨询师，也是一个女性。一方面来访者在意识层面给予了咨询师过高的赞誉；另一方面却在潜意识层面试图贬低她——通过咨询设置中很合理的叙述病情的环节可以看出，来访者的确是在潜意识中“强奸”心理咨询师。通过强制咨询师听他描述很多的强奸幻想，他把心理咨询师置于和其他女性一样的劣势位置上。生活中他的幻想指向的是处于优势地位的“难缠的异性对手”，而心理咨询室中，处于优势地位的难缠的异性对手当然就是女性心理咨询师。

他愿意预约五次咨询，主流当然是为了自我治疗，这也说明在总体上，他对心理咨询师还算信任，但也许另一个潜意识中的目标，又何尝不是买一个机会以合法地利用设置和语言去实施强奸？

难怪女性心理咨询师会感到很不舒服，甚至不得不这样快地就放弃了对他的心理咨询。但是，咨询师的反应是否也有些激烈？

当然，心理咨询师在咨询中粗暴地打断他，在后面又粗暴地放弃咨询，说明这个咨询师还比较稚嫩，她对来访者的觉知还不清晰，对自己的觉知也不够。而自我成长更好的心理咨询师会做得更好一些。比如，咨询师可以先通过自我觉察对来访者的投射进行“去染”，然后把自己的真实感受通过“建设性表达”与对方分享，并把这个内容“客体化”，作为一个觉察对象来与来访者共同探讨这种互动背后的心理机制，等等。

转介之后，我的另一位女同事成功地完成了对他的咨询。后来在一次朋辈督导活动中，这位女咨询师告诉了我她为他咨询的大致过程：她首先耐心而接纳地倾听了他的那些性幻想，并对他在想象和行为层面做了清晰的分辨和界定；然后告诉他说，想象只是限于想象中的，只要他懂得区分想象和行为的边界，并能够严格地遵守现实规则，他的任何念头就都是可以被接纳的。这让他放下了对咨询师消极评判的担心，也放下了自己心中的许多愧疚和羞耻感，以及由此带来的自我防御，让他开始有机会和咨询师一同开放而诚实地探讨这些令人难堪的幻想背后的东西。

◆ 督导师点评 ◆

第二个心理咨询师未必在一开始就看清了情形，未必看到了我刚刚说的那些。但是她却做了更恰当的事情。她没有给来访者“消极评判”，从而让来访者放下了担心。这个来访者关注自我评价，也关注别人对自己的评价。一旦他发现心理咨询师没有给自己消极评价，就有了自我开发的机会。

人的心理异常复杂，没有哪个心理咨询师可以做到总是洞察幽微，但值得欣慰的是，即使你不能洞察幽微，你也有可能会帮助到来访者。为什么这两个心理咨询师会有这个不同呢？这一定有她们个人的一些原因。

最后，他们成功了——他发现和这些幻想相关的有两个来自自己童年和少年的心结：

一是他的父母关系——母亲是一个非常专横跋扈的女人，这让父亲很是头疼，但是，父亲有一个撒手锏，就是在母亲实在难以驾驭的时候，他就把她粗暴地推搡进卧室里，把门反锁上，等过了一阵子母亲再出来的时候，就变成了一只温顺的小绵羊。作为一个小男孩的他，经常好奇父亲的魔法到底是什么。后来，经过一次成功的偷窥，他终于发现了父亲的秘密武器——类似于强奸一般的性爱方式，这使得这个小男孩对男人的阴茎和暴力产生了一种无上的崇拜感。

◆ **督导师点评** ◆

这是一个早期的性的印刻，这会对来访者有很大影响。

我们可以看到来访者对父亲有认同。父亲在和女人交往中，多数时候是弱者，但在性上可以成为强者。来访者认同了这一点。这里面是有积极的东西的。虽然来访者对自己的这些心结无知的情况，但这依然会带来一些问题。

二是他的师生关系——后来他上学了，由于很淘气，学习又一直很不好，所以经常受到年轻女班主任的批评和羞辱。他很畏惧她，有一阵子甚至畏惧到了他不得不找一切机会逃学以便躲开她的视线的地步。这种极端的畏惧，后来竟然在一次偶然事件中突然之间就被轻松地消灭了。更神奇的是，他不仅对班主任的畏惧烟消云散了，而且在那之后，他突然变成了凌驾于她之上的优势一方。反过来，班主任似乎变得非常畏惧他的存在，躲避着他，而且再也没有批评或羞辱过他。这个让他大获全胜的转折性事件是：有一次他偶然发现女班主任用手搔了两下下身，于是在一次自己被班主任激烈地批评和羞辱的时候，他在暴怒中当着全体同学的面揭露了这件事。同学们哗然，女班主任立刻无地自容，恼羞成怒地摔门而去。一时间，他感到自己成了打败了女魔头的大英雄。这件事给他带来了深远的影响。从此，他更加相信，要想打败一个不可一世地欺压他的女人，只要在性上侵犯和羞辱她，她就立刻一败涂地，自己就立刻反败为胜了。

◆ **督导师点评** ◆

可怜的班主任。

当然，我们从中可以看到，来访者的自信是如何建立的。来访者为什么会喜欢幻想强奸，我们也知道了。而且我们也知道了，来访者为什么会有被异性羞辱的潜意识感觉，那来自那个不好的、但后来可怜地被报复的女班主任，甚至很可能更早——那来自他认同父亲时，一并认同过来的，父亲心中被专横跋扈的母亲所羞辱的感觉。

只可惜，如果一个人在人生中不是被羞辱，就是羞辱别人，那这将是一幕多么不美好的场景啊。

听了这位女咨询师的反馈，我颇有感触。在那次督导活动结束后，我回去认真地反省了自己在那次咨询中的状态，有了许多的领悟。我发现，在第一次访谈的一小时里，其实我们之间的潜意识互动中发生了许多事情。

首先，当这个来访者谈到那些医生们无法治愈他的失眠问题，并流露出明显的负性评价时，就给我带来了扑面而来的压力。我意识到，一旦自己不能够解决他的问题，他就会觉得我也和那些"很没用的医生"一样无能，而且以后他也会在其他人面前这样评价我，来抬高下一任心理咨询师或是医生的自恋。而碰巧那时的我其实对自己的咨询能力是不自信的。我最担心的就是，刚一上手就碰到一个烫手的山芋，然后立即就验证了自己果真是无能的。而且更糟糕的是，我不但会被来访者看不起，而且还会成为来访者讨好下一任咨询师的工具。而这种让自己的失败被迫成为别人的垫脚石来反衬别人优秀的方式，正好是我童年的心理创伤之一。所以，当我感受到来访者在用前面的那些医生的失败来讨好我，以企图让我感到自己很优秀并且一定能够胜任此次咨询任务的时候，我被拖进了自己的心结中，离开了对来访者的陪伴。

其次，当来访者不停地试图强调我的优秀，以及他对我所寄予的厚望的时候，我感到自己被深深地要挟和控制了。确切地说，我感到自己被来访者赶鸭子上架似的扣上了一顶"一定能够胜任"的帽子。这就好像是，我已经不被允许有任何退路了，我必须保证自己能够解决别人无法解决的问题，以此才能不辜负他人的厚望、不受到负面的评价。这也刚好搅动起我童年时代的一个自恋创伤——如果我不能每次都拿到母亲期望的双百分，那么我就是一个辜负者、失败者。这样的场景就仿佛是我童年两难困境的又一个重现。于是，我下意识地想通过逃避一了百了，这样，我就可以不让自己被迫接受这样的考验，而对自己合理化地说，不是我在测验中不胜任而失败了，而是我根本就没有兴趣参加这场测验。

而之后，当来访者眉飞色舞地谈论自己的强奸幻想的时候，我下意识地感受到自己也被他羞辱了，甚至侵犯了，而且似乎也是在以一种类似"精神强奸”的方式。对当时的我来说，为了让自己配得上一个“咨询师”应有的样子，而硬着头皮强迫自己去听他描述他强奸幻想的细节，并且被迫忍受由此带来的生理和心理上的难堪，就像我被迫去容纳一个本来自己精神上挺排斥的“阳具”一样。

一方面，这是因为我感到我们双方价值观的冲突，让我难以接纳和与之共情。这当然和我的个人价值观标尺有关。当时我个人在性观念方面是相对保守的，这来自我儿时所接受的苛刻的正统家教。性，在我的个人价值观系统中既是隐私的，也是圣洁的，它不适合被这样毫无羞耻地谈论，更不适合被这样放肆地亵渎。然而，当我感受到我们价值观有强烈冲突的时候，我又立刻会在心里批评自己没能遵守一个咨询师应有的价值中立，更没能做到无条件积极关注、接纳和共情。这反过来又让我感到自己作为咨询师的不胜任，再次唤起了我由于做得不够好而失败，并被负面评价的童年恐惧，而这种恐惧，又让我本能地想用对他的愤怒和抛弃来抵御。

另一方面，对他的无法容忍也来源于我少女时代的一个心结——我最好的一个闺密被人强奸了。她告诉我说，在她肉体被强行侵入的时候，那个坏男人还同时在言语上羞辱她，这给她的精神造成了严重的创伤，以至于后来她的整个生活都受到了严重的消极影响。当时作为她最亲密的好朋友和好姐妹，我多么想帮助她治愈创伤啊。然而，除了撕心裂肺的心疼之外，我却完全对此无能为力，因为，那个坏男人当时对她进行的言语羞辱，已经像可怕的恶魔的诅咒一般牢牢地附着在她的心中，控制了她的精神。所以，当这个来访者像那个强奸犯一样，对他想强暴的女性使用着类似的语言、传递着类似的态度的时候，我当年的那个一直未得到处理的、作为一场灾难“目击者”和一个无能为力的“援助者”的创伤，再次被唤醒了。一瞬间，我下意识地把眼前的这个来访者，混淆成了当年那个伤害了我闺密的强奸犯，所以，我的愤怒、厌恶、恶心等强烈的负性情绪一股脑儿地被牵出来了。由于我当时对自己潜意识中发生的事情完全无所觉知，我自动化地就把自己内心的那些消极能量都外投给了这个来访者。因此，我实在不能容忍继续和他保持任何关系了，因为任何联盟式的关系都会让我感到是对早年闺密的一个背叛，而“背叛”这样的罪名，同样是我的道德价值观所不能容忍的。

还有一个更难以启齿的原因，就是他的那些性幻想内容，以及他在描述它们时整个身体所散发出的性能量，或多或少还是在我的身体和心理上唤起了一些怪怪的性的感觉。这让我感到自己似乎在认同他所投射出来的那个“淫贱女人”的形象，因此我被激发出了很大的内部焦虑和冲突。这让我迫不及待地要把他这个“肇事者”，连同他给我带来的那些内部焦虑冲突，统统驱逐到我的世界之外。

而在以上诸多方面原因的交互影响下，我实际上已经对这个来访者“强奸”我的耳朵和精神忍无可忍了。更让我难以容忍的是，迫于咨询师身份这个压力，我又不得不协助他继续进行“自我强奸”——现实中作为咨询师的我，由于他支付了咨询费而不得不忍受倾听这些刺耳的声音，并被迫给他我难以自然萌生的理解和接纳，这种处境让我或多或少产生了一点“精神卖淫”的羞耻感——而这也刚好完美地呼应了来访者正想要向我传达的那些意识和潜意识的内容。

现在了解了那个来访者的情结之后，我开始猜想，当来访者走进咨询室的时候，他很可能是把我当作一个“年长的强势女性”来定位的，就像当年他的母亲和女班主任那样。他不得不在我的面前展示不可告人的伤口，这使得他被迫处于一种心理弱势的位置。而出于本能的防御，他需要征服我，并利用我来养伤。于是，他自动化地就应用了从父亲那里习得和认同来的，并在以后的经验中得到了强化的、一贯的“翻身”模式，即通过和性有关的“侵犯”和“羞辱”来挫败强势的女性对手。而在他的潜意识里，他很可能的确在对我使用这种“精神强奸”的模式。

在这种情况下，我自己内心种种未了的情结都被扰动起来，我深陷其中而无法分辨哪些是我自己的东西，哪些是眼前这个来访者的东西。我被自己潜意识中的暗流席卷了、淹没了，完全失去了一个心理咨询师的职业洞察力，已经自顾不暇的我，作为咨询师的治愈功能，在那时起就已经被阉割殆尽了。

不过现在想想，当初我毅然决然地选择立即撕裂我们的咨询关系，这是个失败，但也不算是个完全的失败。因为，如果在那种治愈功能被阉割的情况下，我仍然继续坚持给来访者做咨询，后果对人对己都极可能会是更糟糕的。看来，我们的潜意识也是我们的朋友，在许多时候，它会在我们毫不知情的情况下，以一种丝毫不会被我们领情的方式，悄悄地保护着我们。

◆ **督导师点评** ◆

心理咨询师的自我分析，如此深入而透彻。我不需要再补充什么了。如果是我在现场督导，我想我不会一下子说出这样多的东西，因为我不会冒险让心理咨询师如此鞭辟入里地看自己，怕她会承受不住。这个心理咨询师，有股狠劲儿。

这个案例的宝贵价值是，用一个事实来告诉我们，为什么一名意象对话咨询师一定要不断地进行自我成长。

而我最欣赏的却是最后这一段话。这个心理咨询师看到了，失败，也许在另一个层面并非失败。我经常会感叹，塞翁失马那件事情，真的是焉知非福。

我们会假设自己知道很多，假设心理咨询师知道的比来访者多，假设督导师知道的比咨询师多，但是归根结底，我们真正知道多少呢？不知道的总是远远多于我们知道的。而潜意识“会在我们毫不知情的情况下，以一种丝毫不会被我们领情的方式，悄悄地保护我们”，以及“引导我们”。我们应该时时提醒自己，有比自己的意识更大的存在，我们永远要有一份谦虚在心中。

三个囚徒

几年过去了，有时候，我会突然之间想起小月儿，不知道她现在怎么样了……

（一）

那是一个暑假，期间我连续接到一位母亲的电话。这是一位自杀未遂少女的母亲，一位心碎而且有些抓狂的母亲。在电话中，她哭诉着自己的绝望，并告诉我说，她自己离婚多年，唯一的亲人就是这块心头肉了。她声泪俱下地乞求我务必要救救她的女儿，也救救她自己。一开始，我提议把她介绍给别的咨询师，因为我的来访者满员了，但到了后来，我渐渐地为这位母亲的心痛而心痛起来。于是，我收治了这个女孩子。

她叫小月儿，十九岁，是一个典型得不能再典型的乖乖女，青黄失血的小瓜子脸，单薄瘦削的小身板，让人一看到就会有点忍不住地心疼。她才刚刚出院，前阵子服用过大剂量的安眠药，可能是由于洗胃的缘故，她时不时地会用一只纤瘦的手去捂一下自己的胸口来缓解一下躯体上的痛苦。

第一次咨询的时候，小月儿是由她的母亲陪伴着的。整整一小时里，她的眼睛始终低垂着望着自己的衣角，一言不发，一动不动，就像一座冷冷的冰雕。她的母亲却显得很激动，说起话来几乎语无伦次，只是单调地重复着那些曾经在电话中和我反复说过的话。所以，在第一次咨询中，我为这位母亲做了一下情绪疏导。

第二次咨询的时候，小月儿依然如故。母亲虽然好了一些，能够比较清晰地叙事了，但依然情绪很强烈，于是我再次为她做了情绪疏导。

第三次咨询的时候，母亲的情绪显然已经稳定了许多，她开始把注意力转向小月儿，几次三番地逼迫她说话。小月儿很乖，妈妈问一句，就尽量简单地答一句，如果不问，就照例一言不发。根据母亲的描述，小月儿从小就性格内向、遇事退缩，从十四岁开始就惧怕出门，并回避与人交往，而且拒绝尝试任何不熟悉的事物。后来，她在母亲的严厉督促下勉强上完了高中，中间还间断地辍过学。大约在两年前，一位心理科医师诊断小月儿患了“社交恐惧症”，经过量表评估，还发现小月儿同时伴发“抑郁性神经症”。之后，小月儿就一边服药，一边开始了断断续续的心理治疗，一开始好转了一阵子，但很快事态又开始逐渐恶化。近期，小月儿在没有任何事件诱发的情况下很突然地服安眠药自杀，幸好发现及时，被救了回来。在妈妈说这些的时候，我注意到小月儿两次抬起眼睛幽怨地望着我，那眼神中好像有什么话想要对我说。在咨询结束的时候，我很小心地建议这位妈妈下次让小月儿自己来咨询试试。母亲感到不放心，问小月儿能不能自己来，小月儿竟然很配合地点了点头。

◆ 督导师点评 ◆

一直读到这里，我还不知道来访者是怎么了。

不知道也没有关系。

心理咨询中，我们会根据我们看到的，给出一个心理的假设，假设这个来访者是因为什么样的一个心理机制，出现了这个样子的问题。然后，我们可以再进一步地了解情况，从而证实或者否定这个假设。

如果我们得到的信息还不足以给出一个明确的假设，与其去盲目地猜测，还不如承认自己的无知，然后，继续去看。我现在就是这个情况，我无知，所以我只能对自己说：“再探。”

虽然我不知道在这对母女间发生了什么，但是，这段描写仍然让我有所感受。我能感受到，母亲的情绪很激烈，也能感受到女孩子心里有什么；我能感觉到，母亲的情绪激动和女孩子的情绪自闭之间，似乎是有关系的；我还感觉到，女孩子和心理咨询师之间是有互动的，相反，母亲其实倒未必和心理咨询师建立起了联系，母亲似乎更多地活在自己的心理世界中。母亲和女孩子之间，似乎心理互动很困难。

这些说明了什么，为什么，到现在我都还不知道。

（二）

直接对小月儿的咨询从第四次才算是真正开始。由于她不爱说话，我们俩就用意象画来进行交流。她随便画出来的第一幅图画是一团人形的烟雾，这团烟雾被装在一个匣子里面，这个匣子的背面破了一个小窟窿，于是，这团人形的烟雾就开始从这个小窟窿里面漏了出去，通过一个隧道一直钻到了一个墓地里。

我请她给这幅图画起一个名字，她不假思索地写下了"寻找自由"四个字。

我感到这幅图画是在表达一个感受不到自我的、空虚的人，这个人被限制在一个狭小的空间里面，由于无法得到自由，只好用悄悄走近死亡的方式来逃离禁闭。

当我请她体会这团人形的烟雾被关在这样的一个匣子里面会有什么情绪时，小月儿开始默默地流下泪水。我试着用自己的心去共情，并把我感受到的人形烟雾的感受很小心、很缓慢地表达出来。最后，小月儿开始放声痛哭。

她终于开始和我说话了。她告诉我说，从小她就被监禁在自己家里，妈妈从来不许她和别的孩子交往，怕她学坏或是出事，还总是告诉她很多"外面世界"里发生的可怕事情。刚开始她并不相信妈妈的那些恐怖故事，而且觉得非常憋闷。但慢慢地，不知道为什么，她自己也变得不愿意出门或是和人交往了，尤其是当她看到同学们都渐渐地成熟起来，为人处世都很老练时，她越来越感到自己无能，到了最后，她索性什么都不敢再去尝试了。

"如果尝试会发生什么?"我问她。

小月儿回答："他们都会嘲笑我，我什么都不行。"

"谁会嘲笑你不行?"我继续问。

"同学们、老师，还有所有的人。"

"在嘲笑你的同学中，为首的那个长什么样子?"我问。小月儿开始描述出一个矮胖、老练的女生的样子。我请她闭上眼睛在自己的脑海中尽可能清晰地浮现出这个女生的样子。

小月儿很害怕，连连说她已经好几年都告诉自己不再去想那个女生了。

我对小月儿说："那好，那就别想她了，我们俩玩个别的游戏换换脑子好吗?”小月儿点了点头。

“游戏规则很简单，只有一条，就是对自己诚实。能做到吗?”我问。

“能。”小月儿毫不犹豫地回答。

于是，我请她闭上眼睛，听这个游戏的指令——“现在，你千万不要想一只纯白毛的、胖乎乎的、一只眼睛黄一只眼睛蓝的波斯猫。你做到了吗?”小月儿摇了摇头。

“没关系，那我们重新再来一次。现在，你千万不要想一只青绿色的、硬硬的、还没有成熟的、像一枚鸡蛋那么大的、椭圆形番茄。这次你做到了吗?”小月儿又摇了摇头，“再来一次，我再试试看。”小月儿自己要求道。

“没问题，来多少次都可以。不过，你一定要首先忘掉刚才说的那只青绿色的、硬硬的、还没有成熟的、像一枚鸡蛋那么大的、椭圆形番茄，和那只纯白毛的、胖乎乎的、一只眼睛黄一只眼睛蓝的波斯猫。你忘掉它们了吗?”我问。

小月儿睁开眼睛，着急地对我说：“你应该不要提醒我那些东西。刚才本来我脑子里番茄的形象已经不那么清楚了，猫的形象已经都想不起来了，可是你一提起让我忘掉它们，我反倒又很清晰地想起它们来了!”

“原来是这样啊,”我仿佛恍然大悟的样子，“看来，用说‘不要想什么’这种方法来达成‘不去想什么’这个方法是南辕北辙啊！小月儿，谢谢你今天帮助我弄明白了一个道理。”

小月儿也愣住了，若有所思地望着我，最后，心领神会地笑了。

沉默了片刻，她主动提出我可以带着她去“回忆”一下那个女同学。

在意象中，小月儿渐渐地面对了那个“可怕的对手”，并在我的鼓励下勇敢地表达了自己的愤怒、委屈和悲哀。最后，两个女孩和解了。那个矮胖的女孩成了小月儿的朋友，并自告奋勇要帮助她在“没主意”的时候出出主意。

咨询结束的时候，小月儿对我说：“曹老师，你要是我们老师，该多好啊！我们老师总是告诉我们这样是对的、那样是错的，弄得我们好像什么都不知道似的!”走到门后的时候，她又想到什么，转回身来不放心地叮嘱我说：“要是我妈问你我说了什么，你可千万不要告诉她啊！我知道咨询师是要为来访者保密的!”这个小东西！我笑了，和她拉了钩，保证为我们在咨询室里的谈话保密。

果然小月儿才离开不大一会儿，她的妈妈就来电话了，要求我详细向她汇报我们的谈话内容，我以必须遵守咨询师操守为由，很温和但坚定地拒绝了，我听到电话那头的声音有些不甘。

◆ 督导师点评 ◆

如果是这样的生活状态，那么女孩子"自闭"是可以理解的。一个没有机会在世界中闯荡的人，时间久了当然会比较没有自信。看到这里，我明白了为什么这个女孩子会表现得自我封闭了，也了解了为什么我前面会感到女孩子和心理咨询师之间有心理联系。的确，这个女孩子并非本性自我封闭，自我封闭只是一种消极的人际关系应对方式。因此，女孩子在前面的那几次咨询中，虽然没有和心理咨询师说什么，但已经在用眼神和心理咨询师交流了。

意象中的那团"人形的烟雾"，是这个女孩子的心理写照。她甚至都没有能建立起一个"成形"的自我。

既然女孩子的"自闭"，只不过是因为没有机会去学习有效的交往，那么，心理咨询师教她如何交往、如何看问题，自然就比较容易有效果。当然，在这里，心理咨询师的技巧运用得很不错。

奇怪的是，女孩的母亲为什么要那样把孩子禁闭在家中？

从女孩子要求保密等细节可以看出，她对母亲是抗拒甚至害怕的。她害怕母亲知道，她告诉心理咨询师自己被"禁闭"，她可能还有别的害怕。我相信她下次还会有别的想告诉心理咨询师的话，只不过，她需要先测试一下这个心理咨询师是不是真的会保密。或许，女孩子的自我封闭，其实是想要对自己的母亲"关门"。

这个母亲的心中，一定有一些很特别的东西在"作祟"。

"要求详细汇报谈话内容"，母亲的这个做法也是很激烈的。为什么呢？我也还不知道。不过，我知道我们的确需要保密。而且，我预感很快心理咨询师和母亲之间会有冲突。

这个案例，让我想起了童话《莴苣姑娘》，就是那个长发女孩被巫婆囚禁在塔中的故事。

另外，在这里，咨询师不是用说教，而是用了一个很巧妙的"游戏实验”，让女孩子自己领悟到，越是努力地“不再去想那个女生”，越是无法摆脱那个女生的困扰。首先，一个习惯了被说教的孩子会自发地对“讲道理”产生抗拒，所以如果咨询师告诉她说，“你越是强迫自己忘掉什么，越是无法忘记”，女孩子在内心中很可能会产生某种程度的阻抗。其次，这个女孩已经有几年都强迫自己要“不去想那个女生”，说明这个模式已经有了强迫性。而此刻，咨询师没有和她继续讨论关于那个女生的问题，而是岔开话题说做一个游戏，通过唤醒一个孩子心中天然的好奇心和玩耍的欲望，让她的头脑暂时忘却了困扰自己的女生，给新的领悟发生腾出了一个空间。

再来的时候，小月儿笑吟吟的，显得一下子和我亲近了许多。这倒让我有点怀疑，她的“自我封闭”究竟是不是像她母亲描述的那样严重。

她主动告诉我说，其实她自杀和偷偷地停药有关——她发现，心理科给她开的那些药物让她出现了很多不好的反应，而且她的小肚子都明显地发胖了，真难看。所以，她就假装在服药，其实背地里把药片偷偷扔掉了。

一时间，我内心里开始有些矛盾起来：考虑到她的自杀倾向，我是否应该把这个消息传递给她的母亲，让她监控她按时服药以免再出生命危险。在我思考这些的时候，我注意到小月儿在非常留意地观察着我的表情。我决定把自己内心的挣扎和她开放地分享。

听我如实地说出自己的内心活动以后，小月儿明显地出现了焦虑。她有些生气地告诉我说，她不该这么信任我，而把这个秘密轻易地就告诉我了，导致现在她把自己置于随时可能被出卖的境地。我很耐心地引导她表达了她对我的愤怒和内心的恐惧之后，请她告诉我，如果她是我，应该怎么做才好。小月儿沉思了很久，叹了口气，对我说：“其实，我也能理解你，你也是为我的安全着想。可是，那些药真的对我没有用啊！我根本就不是病人，都是那些环境把我逼出毛病来的！”

我对她的话表示理解。但是，我还是坚持问她，如果她是我，她接下来该怎么应对这个自杀未遂的来访者。最后，经过艰辛的讨论，她对药物的必要性有了一定的理解，也同意短时间内药物并不会对她的形象造成很明显的破坏。她主动承诺我说，自己会诚实地吃一个月药，看看效果，并和我签订咨询期间不自杀、不自伤、不伤人，且允许咨询师在必要情况下不保密以及实施干预的协议。但她要求我务必不要把这件事告诉她的妈妈。我表示，只要她能够遵守协议，我就会遵守协议。

做完了这些工作以后，突然之间咨询室里出现了沉寂。还有半个多小时的时间，我回过神来，问她这次来想要解决什么问题。她有些不满地回答说，反正她在我的手心里，她说什么不重要，我说做什么就做什么呗。

我一边小心地回应着她，一边渐渐地把她推回到自己当下的心理世界里。她的意象中出现了一个小女孩和她的妈妈，妈妈一切都要替小女孩做主，因为她知道什么才是对的、好的；而小女孩只好把愤怒和委屈憋在心里，因为她也知道妈妈疼爱她，妈妈为她付出了很多，妈妈不容易。

在我的引导下，小月儿终于能够把内心积蓄了许多年的愤怒、委屈、心疼和感激都对自己心里的妈妈表达出来。结束的时候，我问她还生我的气吗。她回答说，还是有一点点，但程度小多了。不过，她说了会诚实地吃一个月药就真的会吃的，所以我真的没必要向她妈妈报告。我告诉她说，我很愿意相信她，现在就是一个她向我验证我相信她是不是一个正确的决定的机会，所以，我要等待她的行动了。

就这样，这次咨询很不舒服地结束了。小月儿刚离开咨询室一会儿，我就开始感到恐慌，脑子里不停地闪现出小月儿服药自杀的画面。经过再三犹豫，我还是拨通了小月儿妈妈的电话，暗示了她最好能够保证小月儿按时、按量服药。这位妈妈很敏感，立刻就开始盘问我，并再次要求我应该向她秘密通报每一次咨询的内容，因为她是小月儿的妈妈、法定的监护人。我只好反复解释那些已经向她解释过的话，再次拒绝了她的要求。放下电话以后，我似乎感到更加不舒服了，但也顾不上多想，赶紧调整一下心态，进入了下一场咨询。

◆ 督导师点评 ◆

果然有其他秘密。发现心理咨询师没有把第一次的事情告诉母亲后，女孩子就把第二个秘密告诉了心理咨询师。由此可见，如果安全感和信任感足够，女孩真的很愿意去和心理咨询师互动。

可惜因为涉及实质的危险，心理咨询师慌了，所以心理咨询师马上就想到“要不要通知她妈妈”。如果心理咨询师更镇静一些的话，其实可以晚一点再想这个事情，而先去对女孩子的信任给予回应。女孩愿意把这个告诉心理咨询师，这是一个值得去积极回应的事情。如果心理咨询师能先在心理层面做共情，而把现实的考虑往后放放，效果一定会更好。

更何况，女孩子是被母亲“囚禁”的，她做的事情最需要的就是对母亲保密。如果这个事情被告知母亲，岂不意味着一个希望得到外部救援的囚徒被告密企图越狱？

心理咨询师能诚实地把自己的顾虑对来访者说出来，这是很难得的。不过，如果我是来访者，我会不爽地认为，“你一方面要告密，一方面还要把难题退还给我”。而这给来访者带来了不安全感，“我可能随时被出卖”。虽然心理咨询师说自己“很耐心地引导她表达了她对我的愤怒和内心的恐惧”，但是我觉得咨询师这样做好像是有一定功利性的，是为了在这之后能继续问来访者“我该怎么办”。我不认为这个心理咨询师的注意力是主要放在体会来访者的感受上了。如果咨询师的注意力在来访者身上，她应该更关注的是来访者的这些感受。

女孩子虽然答应了吃药，答应了不自杀等要求，但是心里的感受会很不好。两个人之间的本应充满爱、温暖与信任的关系，在经受考验的时候，却突然变成了冷冰冰、硬邦邦的谈判关系！这好像是一个被胁迫答应的条件。其实，即使不胁迫，如果心理咨询师前面有了很好的共情，这些也是来访者会欣然答应的条件。而在来访者答应了这些之后，还有半个多小时，心理咨询师不知道该做什么。这是因为心理咨询师的高焦虑终于消除了，因为心理咨询师的注意力一直没有在来访者身上，所以她才会在突然达到自己的目标之后不知道自己接下来该做些什么。这是为了心理咨询师的需要，而不是来访者的需要。

我现在在想，我是不是对心理咨询师评判得太严厉了？

好在来访者还是能理解心理咨询师，心理咨询师这个时候很像她的妈妈(为什么心理咨询师成了她妈妈呢？可以想一想。我不知道答案，但我知道这是一个值得探索的问题)，爱她、为她付出，但是却“什么都为她做主”。好在，来访者虽然心中肯定有对心理咨询师的愤怒和委屈，但是还算能够体谅。由此看出，这个女孩子的心理功能还不错，她真的不是病人，是被环境——现在的环境还包括心理咨询师——逼出问题的。当然，我不是说她应该马上停药，我也会要求她继续服药以保证安全。

我想我也许对心理咨询师要求太高了，她的紧张也是有一定道理的，毕竟，这是一个自杀威胁。在我们无法判定风险究竟有多高的时候，对此进行更严肃、谨慎的处理也是对的。但她暗示母亲的做法，我不欣赏，但是我理解。

在这里发生了一个重要事件：表面上，咨询师没有明确违反与小月儿的协议，而是用“暗示”的方法向母亲间接通报了自己承诺来访者不会通报的情况。这是咨询师的潜意识，在恐惧为“咨询事故”负责的强烈焦虑下，为自己寻找的一个合理化的、看似两全其美的借口，这或许会暂时让她的超我感受好一些。但无论如何，咨询师的这个处置，一定会为咨询的后续进行埋下一颗定时炸弹。而这个炸弹的定时器，则牢牢地握在具有控制力的母亲手中。咨询师显然已经不知不觉地走进了母亲编写好的脚本中。而她应该好好看看这个投射性认同是如何发生的。

爸爸呢？

今天是小月儿第三次单独来咨询的日子了。自从上周的咨询过后，我的心里就一直有些不安。于是，在她来咨询的前一小时，我试着探索了一下在自己内心发生了什么。马上，在我的意象中就出现了一个小监牢，我和小月儿被关在一起。这个监牢有一道看不到的暗门，关上它的“钥匙”是一句咒语：“我和女儿的命就交给你了!”而打开它的秘匙咒语我却还不知道是什么。

于是，我和小月儿的妈妈在意象中开始了一场对话。她向我表达了夸大的信任之下对我的不信任、对我拒绝向她汇报我和小月儿对话内容的愤怒，以及不得不强行压抑不信任和愤怒在她内心中造成的烦恼。我也表达了我对她企图让我在她的控制下工作感到的不满，以及我对她是否会出卖我“出卖了小月儿”感到的担心。互相表达完之后，我们俩都对对方的感受表示理解。我刚刚感到好些了，她就消失了，所以我还是没有得到走出监牢的咒语。

见到小月儿以后，我就相信她的妈妈并没有“出卖”我。看来，这一切只是我自己内心的冲突和担心而已。那一刻，我心中升起了对小月儿妈妈的感激。

那次咨询进行得很正常，小月儿和我一起处理了早年妈妈讲的那些恐怖故事所带来的阴影，同时也理解了妈妈的用心良苦。最后，小月儿看到自己房间外面阴森森的黑夜变成了飘着一朵朵白云的晴空。她感到外面的世界真好，她想要出去走走了。

经过三次咨询之后，小月儿的心态明显好转，她同意去大学里报到了。小月儿的妈妈专门打来了电话向我表示感谢，并几次三番激动地说这真是一个“奇迹”。她说，她的女儿已经完全“康复”了，所以，她将不再继续咨询了。我对她说，我还对此表示怀疑，我认为小月儿现在还远没到“康复”的时候，这只是第一步的开始而已，小月儿的心理状态还很不稳定。为了让小月儿不再反弹，我建议我们再维持一段电话咨询，对此，她委婉但坚决地谢绝了。于是，我和小月儿的第一阶段咨询就这样匆忙结束了。

◆ 督导师点评 ◆

在这一段，咨询师还算及时地对自己做了觉察和反省，并意识到自己已经进入了小月儿妈妈为自己和来访者设置的牢狱。这一点值得欣赏。然而遗憾的是，这个省察还是不够的，所以直到最后，咨询师还是没能找到打开牢狱的秘匙咒语。

我们看到，把咨询师关进牢狱的秘匙咒语是来访者母亲的一句话：“我和女儿的命就交给你了！”这是一个母亲的托付，而咨询师不知不觉中就认同并接过了这个托付。在母亲的生命脚本中，有这样一对母女关系：它有一个为女儿生命做决定的母亲和一个完全把自己交给母亲去负责的女儿。由于无法完全认同这个脚本中的女儿角色，来访者采用了“自我封闭”症状的策略进行被动抗争，来为自己的自主争夺方寸之地。但从一开始，来访者的母亲就努力地控制咨询师，试图通过联盟使之成为自己的“代劳者”，而咨询师之前则比较成功地拒绝了这个投射游戏。可惜的是，当自杀危险出现，咨询师开始陷入对自身控制力的怀疑与焦虑时，她的心理界线就松动了，她开始认同了母亲对女儿失去控制力而导致失去女儿这个唯一亲人的强烈焦虑。在本案中，我们可以清晰地看到，母亲的“我和女儿的生命就交给你了！”这句话有多么强大的杀伤力。这是一个让咨询师来为来访者母女两个生命负责的宣言，这里面隐含着一个“如果失去了女儿，我也可能会自杀”的威胁。而面对这样的双重威胁，咨询师的心理底线终于被攻破了。当她认同了这个宣言，并开始下意识地为母女两条命负责的时候，她就立刻进入了母亲为其设置的牢狱。

在这个牢狱里，咨询师和来访者被关在一起，而秘匙则在母亲手中。这意味着咨询师此刻已经被母亲掌控，就像作为女儿的来访者一样，此刻，她作为一个能够解救来访者的咨询师功能已经被阉割了。这是一个三重的投射性认同：除了咨询师也成了“处于母亲监禁和控制中的女儿”之外，一方面，咨询师接过了来访者母亲脚本中设定的角色，成了“母亲”角色的继任，来为来访者的生命负责；另一方面，咨询师也同时扮演了来访者母亲的母亲，来为她的生命负责。而这个投射性认同发生效力的端倪，其实从这个个案咨询开始前就已经发生了，因为，这个母亲一开始和咨询师的互动，就是从一个“救救我的女儿，也救救我”的呼救开始的，而咨询师本来咨询已经满了，却由于渐渐地开始“心痛着母亲的心痛”，而接受了这个本来应该拒绝的咨询。

而当咨询师感到无法担负起为母女两条命负责的重任时，她被自己内心的恐惧驱使，而向母亲间接地透露了部分咨询的内容。这可以看作咨询设置在一定程度上被打破，这也是咨询师功能被阉割的一个重要标志。

而当咨询师终于开始隐约意识到这一点，并努力自我回观的时候，却依然没能看到这个投射性认同的全貌。这真是一个令人遗憾的片段。

但从另一个的角度看，心理咨询永远没有完美的，即使是那些大师的案例，我们也会发现会有出错的时候——就像围棋十段也会有走出低级昏着儿的时候一样。

好在并不是每次出错，都一定会导致失败。其实，每个来访者自己也是有一定适应力的。因此，小的挫折也并不一定会带来太多负性影响，如果后续工作进行得足够好，这些甚至还能够得到修复。所以，这个女孩子还是能继续信任心理咨询师，并且，从心理咨询中得到了更多的勇气，走出了封闭的“塔”。

奇怪，为什么母亲没有对心理咨询师发难？也没有制造任何阻碍？要知道，是她出于某种心理原因，而把孩子囚禁的。如果孩子要离开，母亲在意识中虽然很高兴，但在潜意识中应该拒绝才对啊，而且拒绝的话，她需要闹点儿事情才对啊。

（三）

没过多久，小月儿就从大学里给我打来了电话，想预约电话咨询。我问她妈妈是否知道，小月儿回答说，她不愿意让妈妈知道，自己已经长大了，这种事情完全可以自己做主了。一时间，想到小月儿妈妈坚决的态度，我有点犹豫。但我又想，小月儿已经成年了，而且我们的咨询也不是家庭治疗，因此，我们的咨询关系没有必要一定要经过小月儿妈妈的准许。

于是，我们恢复了咨询。

这一次的问题并不是我以前多担心的“反弹”问题，更不是我所恐惧的“自杀”问题，相反，这次的麻烦是“矫枉过正”的问题——小月儿一到大学里，就像一只终于重见天日的、放飞的鸟儿，开始自由地翱翔。很快，她就和一个男同学建立了恋爱关系。这次咨询，是关于不再是处女的内心冲突。

听到这个消息，我一时也感到很错愕。但随即我明白过来，所谓“自我封闭”，甚至“自杀”，其实是一个对自由感到饥渴的女孩用来抗争妈妈严厉约束的激烈方式而已。现在，成功“越狱”了的小月儿要拼命补偿自己错过的有滋有味的人生风景了。

我迅速调整了一下自己的状态，随即进入了咨询。虽然小月儿描述的内容是自己的担心，但电话里的声音却分明显得活色生香，好半天，我脑海中的小月儿的形象和电话里的这个声音的形象都有些统一不起来。

我们依然使用了意象对话。在意象中，以妈妈形象为象征的严厉超我和以十六岁的青春期女孩“豆蔻”为象征的本我发生了激烈的冲突。经过一轮艰难的对话，最后，双方不再战斗了，但她们依然拒绝接纳对方。

为什么呢？继续看下去，妈妈变成了一条丑陋的、带着黏液的巨大章鱼，八个带着可怕吸盘的爪子牢牢地粘在“豆蔻”身上，每只吸盘上都长着一只可怕的眼睛。小月儿表达了对章鱼的愤怒、厌倦和恶心，以及想要“被放开”的愿望。

章鱼暴怒了，她一下子就吐出了一大口黑黑黏黏的臭水，把豆蔻罩住了。豆蔻动弹不得，也睁不开眼睛，无法呼吸。章鱼随即一口就把豆蔻给吞进肚子里了。豆蔻一进入章鱼的肚子就拔出匕首开始一刀一刀地割章鱼的内脏。

看到这里我连忙制止了，以免意象继续恶化，并用倒带法把镜头退回到章鱼吐出黑水之前。我请小月儿当导演，把章鱼吐出的黑水变成人类的台词说出来。

章鱼暴怒地咆哮说：“你这个忘恩负义的臭婊子!”这句话一出来，所有的意象都看不见了。

我暗地里大吃一惊，章鱼妈妈怎么会对自己的女儿说出“婊子”这样的词语来？回到现实中，我问小月儿，在她的印象中，第一次听到“婊子”这个词是在什么时候。小月儿很冷漠地说，记不清是几岁了，反正是在很小的时候，妈妈就告诉她说，她身边的几个阿姨都是“臭婊子”，尤其是有一个阿姨，小月儿见过她一次，当时她和自己的爸爸在一起。妈妈告诉她说，这个阿姨原来是妈妈的好朋友，妈妈对她很好，经常请她到家里给她做饭吃，想不到她“偷人”，就把爸爸偷走了，所以她们娘儿俩就没有家了。

说到这里，小月儿并没有任何情绪。

“关于爸爸，你记得什么?”我小心翼翼地问。小月儿有点忧伤地回答说，从记事开始，她就没有爸爸，唯一关于爸爸的记忆，就是那次在街上碰见过爸爸和那个阿姨在一起，现在，她已经想不起来爸爸是什么样子了，因为妈妈不许她和爸爸接触，而且连爸爸的照片都全部被妈妈毁掉了。

停在这里，我们处理了一下小月儿的悲伤。伤心地大哭一场之后，小月儿感到浑身都很无力。她说，她并不想见爸爸，也不想想起爸爸，所以，现在她不愿意再继续谈爸爸这个话题了。

我问她：“那么，在你的生活中，在你这样无力的时候，你是依靠什么支撑自己的呢?”小月儿说，以前什么都没有，所以她觉得活着很没有意思。可是现在不同了，她觉得自己的男朋友是一个最大的支撑。

一说起自己的男朋友，小月儿的声音明显恢复了生机。

“你的男朋友是个什么样的人呢?”我问。

小月儿说，他是高年级的男生，很强壮、很高大、很会哄她开心，经常给她买各种各样的小礼物，他长得很帅，很受女孩子欢迎，所以，他有好几个女朋友。

我有点吃惊，问她："他除了你之外还有别的女朋友，你不难受、不嫉妒吗?"

小月儿潇洒而老练地回答："所有的男人都是花心的，不管我遇到谁，都会是这样的。至少他比那些男人诚实，不骗我，所以我不在乎。反正他是我的，他最爱的是我，对我最好——如果有别的女朋友和我同时约她，他总是会把她们扔在一边和我在一起。和他在一起我的确很开心，而且，他是我这辈子唯一的一个朋友!"

听到这番话，我心里涌起一阵难以名状的难过，好一会儿都不知道应该说些什么才好。

"你以前从来都不出家门，你是怎么了解到'所有的男人'的?"我问她。小月儿回答，当然是妈妈告诉她的。

"妈妈又是怎么了解到所有的男人的?"我又问。小月儿回答："爸爸就是男人，他就是这样的。而且，妈妈单位的那些男人也都是这样的——他们在家里有老婆孩子，背地里还和那些阿姨们乱搞!"

我不知道该怎么应对下去了，我感到自己的心智被内心里翻腾起来的某种难受给阻塞住了。看看表，一个半小时快要到了。我问小月儿："你现在对于不是处女这件事还那么纠结吗?"她说："好多了，好多了，你不提起来我都忘了。我现在没事了。"

我有些不自然地叮嘱她，要注意避孕，并且要有预防性病的预防意识，她也很不自然地答应了。于是，我们这次咨询就结束了。我主动提到下次预约的事情，小月儿说周末会再给我电话，我才感到自己稍微喘了一口气。

那天从回家一直到晚上，我都有些闷闷不乐。睡觉前，我再一次检视自己的内心，发现自己对小月儿的妈妈产生了一种强烈的厌恶感。我甚至感到，小月儿的这些"症状"，都是她那些不负责任而又缺乏界限的言行所导致的。在意象中，我处理了这个困扰，内心才又恢复了平静。

◆ 督导师点评 ◆

我和心理咨询师一样，听了这些故事之后，才了解了事情的原委。我知道了小月儿母亲情绪不稳定的原因，至少是一部分原因；也知道了为什么母亲对女儿如此的控制，那是因为她曾经在控制自己的丈夫上失败过，所以潜意识中通过控制女儿来补偿，通过控制女儿来获得安全感。也许，母亲在潜意识中，把对其他女性的恨移了一部分到女儿身上，所以在她对女儿的爱的下面，也隐隐涌动着恨。

女孩子的恋爱，显然也是一个缺失的补偿。她缺了一个父亲，于是找一个男友替代。因为她心目中的父亲是"乱搞"的，所以她选择的男朋友也是乱搞的。找到一个像父亲的男友，就好像在心理上找回了父亲。虽然小女孩在意识中是拒绝和父亲连接的，她明确表示"不想见爸爸"，甚至都不愿意再谈起他，但她的潜意识却分明在向"爸爸"伸出连接的触角。在咨询中，我们常常会看到，当一个人把某种需要压抑在意识域之外的时候，他的潜意识就会用另一种暗度陈仓的方式来悄悄地达成这个需要。

为了得到关心，女孩子甚至可以接受她的男友有多个女友，只是为了得到"一个朋友"。当然，可能还有一个原因，就是女孩子下意识地在代替妈妈完成她当年没能完成的事情——当年的妈妈是别的异性竞争者的手下败将，而女儿却是一群异性竞争者中的优胜者。

上一代的心理创伤，就是会这样牵连到下一代。心理咨询师对小月儿母亲的"厌恶"，也是情有可原的。当然，母亲也不是有意这样做的。潜意识中，我们谁都没有办法完全主宰自己的情绪和行为。母亲的伤，驱使她寻找她的逃避之路，除非她有心理学或别的有效方法，否则她自己也很难看清并改变。

周末一个半小时的电话咨询中，我和小月儿主要谈论了她的男朋友。小月儿惊讶地发现，原来，自己的男朋友竟然和自己心目中的爸爸很相像，他几乎就是一个年轻版本的爸爸！没想到，自己找来找去，竟然找了一个"爸爸"！小月儿还发现，由于妈妈告诉她所有的女性朋友都是忘恩负义的、不可靠的情敌，她对女同学一直怀有一种敌意和蔑视，因此，她从来都没有过一个女性朋友，这让她在看到别的女孩子都有闺密的时候感到很嫉妒，也很孤独。而到目前为止她的男朋友是她生活中除了妈妈之外的唯一一个有亲密关系的人，所以她很感激他，愿意为他做一切让他开心的事情。

几天之后再一次咨询的时候，我们处理了小月儿对女性同学的"敌意"和

“蔑视”。最后，在意象中，小月儿放下了防备，和几个女同学交了朋友。

一周多以后，小月儿再次电话咨询。她高兴地告诉我，她已经和同桌的女同学和寝室里上铺的女生成了朋友，她觉得她们不像妈妈描述的那样，她喜欢她们，她们对她也很好，她因为自己可以与其他“正常女生”一样和女朋友一起打饭、上厕所、上下课、购物、看电影而感到很开心。这一次，她谈到了自己对男友的不满。经过咨询，我们明白，由于以前男朋友是她生命中唯一的一个朋友，所以她很依赖他，不能失去他，因此她压抑了对他还有他的其他女朋友的愤怒和嫉妒。她对我说，她其实是有自尊心的，她开始觉得，这个男孩子其实并不适合她，因为他的行为让她感到受到了侮辱。把这些都表达了之后，她感到心里似乎憋了很久的一块地方透亮了。

再次电话咨询的时候是临近放假的一个晚上，小月儿是临时预约的。本来我那天晚上已经有了自己的安排，但出于对她的担心，我应下了。在咨询中，她告诉我说，她向男朋友提出了分手，但他苦苦乞求她，她心软了，于是又和他发生了性关系，但那次的性生活让她感到非常恶心，他还没有从她身上下来，她就已经开始呕吐了。

我也不明白她怎么会突然有这么大的躯体反应，于是我再次带着她进入了意象。我们终于弄清楚了，原来，小时候妈妈不许她接触爸爸，但是她非得要爸爸，于是妈妈就给她讲故事说，社会上很多父亲和女儿乱搞……在电话中，小月儿出现了强烈的躯体反应，几次放下电话呕吐，这让我很担心。最后，她终于对意象中的父母表达了强烈的恶心与愤怒。之后，回想到和男朋友的这次性生活，她不恶心了。她明白，当他们在床上做爱的那一刻，自己是把男朋友当成爸爸了。现在，她可以继续思考是不是和男朋友分手的问题了，但是，她要考虑的是这个男孩子到底是不是自己想要的那种男孩子，而不是因为“和男朋友做爱就是乱伦”这个原因而莫名其妙地分手。

◆ 督导师点评 ◆

这些似乎是顺理成章的。女孩子此前“一直没有女性朋友”，是因为认同了母亲植入的“闺密是不可信任的，甚至是最可怕的敌人”信念。而离开了母亲所带来的影响，她自然可以对女性产生新的态度。有了真正的女性朋友，当然对男友就不再像从前那么依赖。她忍受男朋友有众多女友的一个原因就是，他是她唯一的朋友。而对男朋友不那么依赖之后，自然自我蒙蔽就会减少，女孩子就会随之发现对方的缺点。

只是因为恨自己的丈夫，为了让女儿不再想念爸爸，母亲竟然会用乱伦的故事来威胁女儿，从而达到阻断父女情感连接的目的，这种做法实在是比较过分。在咨询中，我们经常会遇到，一些离异的母亲有意无意地用各种操纵手段，来“独占”子女对自己的爱和忠诚，甚至以此来“惩罚”孩子的父亲。

做父母的，还是应该尽可能不要让自己的创伤成为子女的噩梦。有时，父母自己看不清怎么做才对，那也罢了，但是在能看清的层面，在现实的层面，还是要注意自我约束。受伤，不应该成为伤人的理由，更何况伤及的是自己的儿女，无辜的儿女。

（四）

新一学期开始的时候，我们也继续开始了电话咨询。这个假期里她似乎成熟了许多。小月儿告诉我说，她想清楚了，这一切都不过是一场荒唐的梦罢了，她已经正式和男朋友分手了，她也不再需要用这种出格的方式来反叛妈妈，她已经长大了，希望自己能够过一种能够为自己负责任的生活。结束前，我们对她失去的处女膜做了哀悼，并预约了下一次电话咨询的时间。

然而，出乎意料的是，这次通话竟然成了我们最后的一次咨询。还没到我们预约电话咨询的时间，小月儿的妈妈就打来了电话。她怒斥我教坏了她的女儿，并夺走了她生命中唯一的亲人，现在我成了亲妈，她自己倒成了后妈。她还说，她将严令制止孩子继续在我这里咨询，并且威胁会对我进行投诉。我静静地听她怒斥完，告诉她说，投诉是她的自由，如果她真的认为我的咨询是个事故，并且需要这么做，那么没有问题。我甚至为她提供了两个上级机构的投诉电话号码。但我同时很认真地提醒她，小月儿的许多所谓“问题”和“症状”，其实都和她这个做母亲的有关，建议她在合适的时候找一个自己信任的咨询师解决一下她自己的心理困扰。毫不意外的是，还没等我说完，她就暴怒地挂断了电话。

放下电话以后，我感到自己心里很不舒服。有一个瞬间，我甚至感到自己在期待小月儿的一个电话，期待听到她的态度。

然而，这个期待很快就破灭了——到了我们预约的时间，小月儿果然没有打来电话，而且从她妈妈的那个电话起，她真的再也没有和我联系过。我很想知道，小月儿自己为什么就这样终止了我们之间的关系。我在几次三番地按捺住了自己想要主动联系她的冲动之后，才开始去看自己内心的焦虑。我发现，那里有一份后悔，后悔自己应该在我们预约的时间里联系她一下，问一问她是不是真的要结束咨询，如果是，为什么；那里有一份让我不敢去联系小月儿的担心和愧疚，关于我“出卖”了小月儿的那个偷偷扔掉药片的秘密；那里还有一份深深的迷惑——如果再给我一次机会回到当初，我到现在也依然不知道该不该“出卖”小月儿……

静静地一回想，我发现这种疙疙瘩瘩、不明不白的感觉似乎贯穿了这个个案的整个过程。而现在回头看，我发觉自己的咨询过程其实始终都处于某种程度的控制中，在我的背后，似乎总有一只“母亲”的无形的手，把我限制在一个不大不小的牢狱中活动，正如当时我最终也没找到出狱咒语的那个意象那样。

◆ 督导师点评 ◆

越狱的囚犯终于被发现了，母亲和心理咨询师之间必然会有的冲突也终于出现了。这个故事的脚本中注定要有这样的一个情节。

事情有这样的一个转变，并不是多么可怕。可惜的是心理咨询师对此缺少足够的预见和心理准备，所以，心理咨询师和女孩子两个人，都只能仓促应对这个大的变故。如果有一定的预见，心理咨询师可以和女孩子先有一些这方面的交流，也许会有更多的机会。毕竟，越狱必须要有计划才行。

当然，更理想的结局是，心理咨询师不仅仅把女儿从母亲设置的心理囚禁中救出来，还把母亲从她自己的心狱中救出来。可麻烦的是，现在连咨询师自己都还在牢狱之中。这个咨询演变成了一个关于三个囚徒之间的故事。

母亲之所以把女儿囚禁，正是因为她自己被囚禁在心狱中了。对于她来说，女儿是自己孤独心狱中唯一的陪伴，没有了这个陪伴，她的生活将会更加的不堪忍受。是的，我们现在懂得了为什么这个母亲要这样做。可怜的母亲不知道还有更好的路，那就是让自己走出监狱，也让女儿走出监狱。

当然，心理咨询师告诉了母亲，她应该做心理咨询。但是，母亲所听到的，不是一个关心自己的人在为自己的利益出谋划策，相反，她听到的是一个情感竞争对手对自己的指责，指责是自己害了孩子，是一个自诩为"好妈妈"的外人在指责自己是个"坏妈妈"，而她自己的潜意识却知道，这是对的。这让她情何以堪。虽然心理咨询师说的是正确的话，但是面对这个母亲的反感，心理咨询师没有用同情的语气去说，所以对的话也没有用，反而激起了母亲强烈的心理阻抗。

也许，咨询师真的应该联系一下小月儿。至少，第二阶段的咨询是由小月儿自主发起的，而且她明确表示自己已经是成人了。这个咨询关系和第一次已经有所不同，是作为一个有独立行为能力的小月儿和咨询师两个成人之间的事，从双方的协议开始，也应该从双方的协议结束。然而，这个案例咨询很遗憾地因一个第三者的单方面决定来宣告结束，是一个不当其位的未完成事件，这其中一定还出了什么我们不知道的问题。而咨询师几经挣扎，最终放弃了和小月儿联系，很可能是因为她无法面对自己内心对"出卖小月儿"的愧疚，以及被小月儿母亲操控的自恋损伤——在咨询师"出卖"了小月儿之后，曾经担心小月儿的母亲"出卖"自己。而令她意外的是，母亲当时对此守口如瓶。这样，这个秘密就变成了握在母亲手中的一个"小辫子"。我们不难猜测，当小月儿的母亲已经不再把咨询师当作自己的"同盟""帮手"，而是一个和自己争夺唯一亲人的"情敌"的时候，她可以随时把咨询师"出卖小月儿"的事情告诉小月儿，这样，小月儿得知自己被最信赖的人出卖的时候，就会和咨询师切断关系。这种模式和案例中母亲、女儿和父亲之间的模式有相似之处。

不过，我们也不用悲观地认为，这个故事的结尾就只是一个越狱的女孩被再度抓回的故事，毕竟，有过这样的经历后，小月儿还是会不一样的。未来，总还有机会。

沉默的羔羊

这是一个沉甸甸的话题，和性伤害以及由此带来的二次创伤有关。

在我们的“四月天少女性伤害公益热线”里，我们曾经接触到这样一个案例：

电话是一个男孩子匿名打来的，几经犹豫之后，他才吞吞吐吐地告诉咨询师，自己的现任女友被前任女友雇人强奸以后一直很抑郁。现在，这个男孩子陷入了内心的剧烈纠结中难以自拔，但他却对自己内心里究竟发生了什么一无所知。

经过引导，这个男孩子面对了自己对现任女友的内疚，他深深地责怪自己没能保护好她，让这个温柔、脆弱、无助的女孩子蒙受了这样的羞辱和创伤。这也让他对自己有深深的怨恨，怨恨自己遇人不淑，竟然有眼无珠地和前任女友发展了恋爱关系，同时，他也深深地怀疑自己够不够做男人的资格——一个连自己的女人都无力保护的男人，怎么能够配得上一个“男人”的称号呢?

同时，他还发现，他的内心充满了无限的懊悔：“如果我当时那么做了……如果我当时没有那么做……那么，这个灾难就不会发生了。”

在第一次电话咨询的一小时中，男孩子在咨询师的协助下，处理了自己内心的内疚、懊悔和自恋暴怒。结束的时候，他感到内心不那么纠结不清了。

很快，第二次电话又打来了。这一次，这个男孩子又发现了新的内疚。在感到对不起现任女友的同时，他的内心里觉得自己的女友没有以前那么干净了，这导致了他在和她做爱的时候有恶心和厌恶感。经了解，咨询师发现，在做爱的过程中，这个男孩子的脑海中不可遏制地反复出现女友和别的男人发生性关系的场面，于是这个想象就引发了他的厌恶、恶心的感觉，以至于出现阳痿。而女友被强奸前后他判若两人的性爱表现也给女友带来了沉重的心理负担，现在，她已经明显地陷入了抑郁状态。

而面对女友由此而来的抑郁，这个男孩子就更加自责，他认为，本来女友就是无辜的，是受到了自己过去牵累的受害者，而自己还因此嫌恶女友的“不干净”，真是难以饶恕的罪过。然而，越是觉得“不应该”，这个男孩子就越焦虑；越焦虑，他在性爱上的表现就越发失败。现在，扑面而来的愤怒与抑郁在他身上交替出现，他感到自己快要崩溃了。

在这次咨询中，咨询师引导他进入了意象。在意象中，他终于认识了自己的两个总是势不两立的子人格——他们俩活脱脱是一对冤家对头，一个子人格有“爱情洁癖”，对一切“不干净”的女人都嗤之以鼻，不管她们的“不干净”是什么原因导致的；另一个子人格很是怜香惜玉、有责任感，认为爱一个人就是爱她的内心品质，即便她的身体被人玷污，她的内心也是洁白无瑕的，他对她的爱和尊重不会因此有丝毫的减少。这两个价值观迥然相异的子人格经过一次艰难的沟通，最后终于达成了初步的和解：爱内心品质的子人格在坚守自己价值观的情况下，也能够理解和允许“爱情洁癖”的子人格存在；而有“爱情洁癖”的子人格也意识到，自己所爱、所珍视的，是女友的“身体纯洁性”，并非是真正爱情的内涵，他也能够看到并承认，女友的身体虽然被玷污了，但她的心灵依然是纯洁的，这让他对她的恶心和嫌恶大大减少了，最后，恶心和嫌恶转化成了遗憾。

两次还算成功的咨询让这个男孩子心中的痛苦减轻了不少，尽管，对于他纠结、混乱的内心而言，这只是杯水车薪。

很快，第三个电话就打来了。这个男孩子首先报告了一个好消息，就是在做爱的时候，自己脑海中“女友与其他男人做爱”的想象越来越少了，而自己和女友的性生活基本上恢复了正常。

但是，他却发现，女友的抑郁并没有因此而减轻，这让他陷入新的痛苦和无望。咨询师建议他最好让自己的女友也来咨询，这样才能发现她的心理困扰，才能方便直接解决。但这个建议似乎惊吓到了这个男孩，他的声音突然变得非常紧张和生硬，一口拒绝了。

一小阵沉默过后，咨询师继续问他：“你的女友被强奸以后，得到了什么样的社会支持？比如，你们的父母家人、朋友，或是社会？会不会是她得到的心理支持太少了才导致的抑郁？一般来说，被强奸的受害者普遍都会出现孤独和抑郁，但如果能够得到很好的心理支持，她就会比较容易走出来。”片刻死寂的沉默过后，男孩子用颤抖的声音很小声地回答：“她没有任何心理支持，到现在还根本没有人知道这件事……”

“什么？你们当时没有报警吗？强奸已经属于犯罪行为，已经触犯了法律！你们应该要学会用法律的武器来保护自己！”咨询师不假思索地本能回应道。话音刚落，对方的电话就突然挂断了。

此后，这个男孩子再也没有打来过电话，而在我们的案例记录中，也没有发现过任何疑似他现任女友的痕迹。一个受害者，和一个受害者的受害者，就这样，在我们的眼前消失了。

◆ 督导师点评 ◆

一个“不假思索的本能回应”，切断了咨访双方的心理联系，这让我们感到很遗憾。我想那个热线咨询员也一定会感到很遗憾。

作为一个对性伤害受害者进行心理援助的热线咨询员，这样的本能反应的确是不够好。咨询员应该懂得，强奸案的受害者内心是非常脆弱的，因为内心的羞耻，她们常常都会选择回避任何让自己再一次联想到受害事件的事情。据我所知，多数的强奸受害人是不报警的，因为她们害怕自己在报警的过程中，受到新的伤害。而她们的担心也并非没有道理，因为经验不足的警察、心理咨询师、社会工作者，以及父母等人，真的很有可能会伤害到她们。她们这样选择未必不对，因为从这个案例看来，心理热线的咨询员也一样有可能伤害到她们。如果她们轻易地把自己的被害告诉别人，我们不敢保证一定会有好的结果。

不报警，让我们感到很遗憾。因为这样的话，可能会让强奸犯逃脱法网，甚至有可能让他有机会再次作案。如果受害者勇敢地站出来报警，从而让罪犯落入法网，并且让他没有机会再去害别人，我们应当对这个报警的受害者致敬，因为她们以自己的风险为代价做了应该做的事情；如果受害者没有这样做，我们应当考虑，我们可以做些什么，让受害者感到更安全，让她们能够更愿意这样做，而不是指责受害者。

这个案例中，咨询员虽然没有指责受害者，但是却会让那个男孩子——这个间接受害者——感到被强烈指责了。本来这个男孩子就已经很内疚、很害怕了，所以经不起这个指责，也就只好逃开了。

我们要学会很小心地对待受害者，就像处理外伤的医生一样，不能粗心大意地触碰伤员的伤口，因为伤口总是很脆弱的。

不过，我也很好奇为什么这个咨询员会那样“不假思索地本能回应”，按说咨询员总是受到过一点培训的，不至于无知地不知道该怎么做。一定有其他心理原因。

当然，前面咨询员做的那些处理，也还是有效的。

有一种失败名叫“成功”

薇薇安是咨询中最让我感到舒适的来访者之一——她似乎永远都是那样的从容、安详、优雅、聪颖过人而又通情达理。然而，就是这样的一个她，却在我最意想不到的时刻脱落了。

那时候，我已经认认真真地独立做了三年多的咨询，“脱落”这个概念，在我的意识中似乎已经成了很久远的发生。

薇薇安最初来咨询的目的是为了“满足好奇心随便看看传说中的咨询是怎么回事”。有过一段时间心理咨询经验的咨询师都明白，来访者刚刚开始咨询的时候，往往都不由自主地带着戒备，因此，他们一开始告诉你来咨询的理由，通常之后就会被证明不过是一个幌子而已。具有讽刺意味的是，如果一个咨询师把这个“目标”当真，那么，通常就意味着这个咨询师已经被来访者的第一关测试筛选出局了。

在彬彬有礼的互相问候之后，我们的第一次咨询就开始了。她像一个谦虚的学子一样，向我请教了很多关于心理咨询的问题。她是那样的真挚和如饥似渴，就像沙漠里的远足者渴望着甘露一般，可与此同时又是那样的有分寸——她美妙地传达了对我个人的兴趣，却从不触及我的私人问题。第一次咨询结束的时候，她表示对我很满意，并决定跟我做一段时间的咨询。

等她一离开咨询室，我如梦初醒，开始迷惑起来：除了闲聊了一些在任何心理学科普课堂上都可以涉及的话题之外，我们其实什么都没有做啊，她为什么就这样决定选择了我来做咨询呢？我随即明白过来，那是因为她还没有建立起和我的基本安全感，她需要先给我做一个“面试”。虽然我并不清楚我的“主考官”的测试标准是什么，但我知道，结果是，我已经幸运地通过了第一关的面试。

第二次咨询的时候，她给了我一些关于她自己的基本资料：她是一家外企的人力资源总监，而人才招聘，正是她主抓的五大板块之一。我会心地笑了，她的信息果然证实了我的猜想，我心中有些隐隐的快意升起。她说，她的嗜好之一就是不断地学习，而最近碰巧对心理学产生了兴趣，因为她突然意识到，心理学是一个绝佳的职业工具。我问她："你希望这个工具能为你带来什么样的绩效呢?"她毫不迟疑地回答说，她的目标是要为企业培养出最优秀的人才，所以她想要充分了解下属，以便能够最大限度地激发他们的潜能。

通过对培养下属这个话题的跟进，她展示出了一个宽容、奉献、负责、高瞻远瞩而又深思熟虑的优秀职场精英的一面，这些都让我不时地为她的精诚和理想主义而感动。仅仅经过几次咨询，下属问题就已经不再是她的困惑了。她似乎有一种非凡的能力，能够把每次咨询中获得的启发或灵感即时而充分地运用在工作实操中去发挥威力。

◆ 督导师点评 ◆

这是一个很好的关系，但是不是真正意义上的咨询关系？在这里，心理咨询师更像一个补习老师，或者甚至是一个给老板提供资料的秘书。

职业性活动，创造了人类的一种生活方式，也创造了人类的一个层面。在职业生活中，人作为"职业角色"而生活。以这种职业角色生活的人，和自然的人类甚至像是不同的物种。"从容、安详、优雅、聪颖过人而又通情达理""宽容、奉献、负责、高瞻远瞩而又深思熟虑"的薇薇安，就是这个物种中的一个成员。正如狮子适合大草原，老虎适合原始森林一样，每个物种的形态都有适合它的环境。"职场人"这个物种越是能被塑造为"职场精英"这个样子，就越适合在被称为"职场"的地方，也就是这个物种所在的那种环境中生存。

我对薇薇安的钦佩与好感与日俱增，陪伴她的那六十分钟总是那么令我愉悦——即便有时候我们的话题会是一个充满挑战或冲突的困境。我发现，在每周她要来之前，我甚至都有点盼望着她的出现。而薇薇安也对我说，她是个现实感和界限都很强的人，因此在职场中，她是没有私人朋友的，因为她明白，在中国这个文化氛围中，如果有私人关系她就不好管理了，这对工作的有序开展是一个阻碍，也是对企业的一个辜负。而她是一个标准的职业人，工作几乎就是她自我实现的全部兴趣所在，因此，她也没有时间在工作之余去结交朋友。结果，她是没有什么真正的朋友的，而她已经把我当作了唯一一个值得信赖的心灵密友，这让她感到很是开怀。

◆ 督导师点评 ◆

如果她绝对满足于作为职场人的生活，也许她现在也并没有什么问题。现代社会中，许多人就是这样生活了一辈子——我记得有一本书的名字就叫作“单向度的人”。人成为单向度的人，对人来说是一种遗憾，因为他丧失了在漫长的进化过程中所获得的丰富性。不过，哪个物种没有遗憾呢？狼也许会遗憾它从来没有像猫一样享受过悠闲的心境，而在遥远的过去，那种叫作“猫狗兽”的猫和狼的共同祖先，本来是有着更多的丰富性的。如果在可怜的未来，人类中演化出一种被称为职场人的新物种，他们就不会觉得“没有朋友”是什么心理问题了。

不过，毕竟职场在这个世界中产生的时间还非常之短，在进化的长河中看，连一刹那的时间都不到，所以，薇薇安本质上还是我们人类。所以，她内心中还有人类的种种需要。比如，她需要朋友。因为，对于此刻的薇薇安来说，真正的心理问题是：“我为什么没有朋友?”“我为什么把全部兴趣放在工作上?”“是什么让我做了这个选择?”我们相信，一定有些什么原因，有一些在其他方面人生中的挫伤。

薇薇安的信任让我有点心疼她的孤独，并为她遗憾。可这同时也真的让我很高兴，我喜欢自己被人信任的感觉——尤其，对方还是一个很难真正信任别人的人。

由于有这份信任撑腰，我开始更加积极地行动了起来。因为我发现，虽然我们可以谈到很深刻甚至很隐秘的话题，但我们所有的话题内容都仅限于职场，似乎工作是薇薇安这个生命中唯一需要被关注的主题。

我的大胆推进马上就有了可喜的回馈。我很快发现，薇薇安在职场上的真正痛苦是她和上司的关系——薇薇安对上司有着强烈的冲突情感：一方面，她对上司充满了真挚的热爱和忠诚；另一方面，她又感到上司的局限已经成了她施展理想和才华的阻碍。她想“干掉”上司另起炉灶，但每当这个念头冒出来的时候，她忠诚的一面马上就会出面严厉谴责她。她感到自己的内部快撕裂了，无所适从。

整合分裂、化解冲突是意象对话心理咨询师的拿手本领。于是，没费太大的功夫，这个问题就基本得到了解决。她很快就和上司发展出了一种新的关系模式——友谊。由于她与上司有了更多、更直接的沟通，她的上司也很快改变了对她的原有态度，大大地给她放权，并开始考虑交给她一班子新人马，让她另外负责一摊。她实现理想的阻碍大大地减小了，甚至从某种意义上来说，她“另起炉灶”的愿望也得到了一定程度的实现，只不过，不是以“干掉”上司的方式来进行。而一旦真的机遇在手，她也真的证明了自己是那样的才华横溢、胸有成竹，一切都开始朝着她预设的目标有条不紊地推进。她的笑容更从容、自信了。

我越来越觉得，薇薇安真是我理想中的来访者——我们之间的联盟不用经过那些撕心裂肺或殊死搏斗，居然也一路亨通地走出了这么远，这真是让我喜出望外。从小以听话著称的我就坚决拒绝妈妈让我长大成为医生的设计，只因为在医院长大的我实在难以忍受看到病人们痛苦的表情。而长大以后成为心理咨询师的我，其实同样是多么希望看到自己的来访者能够没有痛苦地茁壮成长啊！

◆ 督导师点评 ◆

很好啊，这是从职场人走向全面的人的第一步。这一阶段总的来说对来访者还是有建设性的。

但是，在这里，咨询师对来访者的心态似乎值得关注：咨询师期待着来访者每次的到来，就像期待着和一个好友的私人会晤；而对于一个从来不信任任何人的精英来说，作为她“唯一信赖的密友”，咨询师的自恋也得到了很大的满足，而这份满足，已经掺杂了比较多的咨询师的个人情感投注。所以说，两人之间的关系更像是一个私人友谊关系，而不大像是一个比较理想的咨访关系。显然，咨询师对来访者产生了积极的反移情，而这个反移情一旦产生并不被及时觉察，就必然会成为未来咨询路上发现真实问题的阻碍。

这个成功的尝试就像一剂强心针一样，给了我一个积极的强化。一向不喜欢主动介入和出击的我竟然奋勇开始了新的征程。薇薇安依然很合作，微笑着对我讲述了自己的婚姻史。她的第一任丈夫是她在大学时期的初恋男友。在他们的婚姻初期，一切都很幸福，但不久，薇薇安就发现，作为独生子的丈夫与原生家庭的卷入实在太深入了，以至于他们小两口的日常生活都会由于婆婆家一个亲戚的干涉而发生改变。她几次三番地鼓励他从家族的控制中挣脱出来，但都没能成功。终于，她的耐心用尽了，她离开了他。她需要找回自己的界限，并让自己的生活重新有计划、有目标地推进。后来，薇薇安有了一个新的男朋友——他比她小将近十岁，曾经是她的下属、左膀右臂。在职业生涯中，是薇薇安亲手把他成功地调教了出来，并心甘情愿地当他的铺路石。现在，功夫不负有心人，他已经调离了原单位，并得到了升迁。然而，升迁之后，原本对她言听计从的他就表现出了越来越强烈的反叛，最终，他抛弃了她。但薇薇安却发现，他越是反叛她，她就越是狂热地爱他，而出于这种奇怪的爱，薇薇安忍痛放手让他离去，并至今依然在背后默默地支持着他。薇薇安对我说，她有一种奇怪的模式，就是只有抛弃她的男人才能够得到她的真爱。

敏感的我马上嗅出了些许异味。我开始难以克制对她原生家庭主题的蠢蠢欲动，可是她对此从来缄口不言，让我苦于没有突破口。然而，真是心想事成，这个念头刚刚冒出来，紧跟着她就做了一个梦——在这个梦中，我惊喜地找到了自己想要的答案。于是在她的“要求”下，我迫不及待地把我的发现告诉了她，我相信以她的聪慧过人和行动力，她的生命一定会由于这个领悟而产生一个富有意义的转折。我自认为坦率地对她说，这个梦是她的潜意识在告诉我一些她意识上还没有准备好告诉我的东西——她从小在一个大家族中长大，众多表兄弟姐妹们都从小混在一起，家庭成员之间彼此很没有界限，表亲戚之间互相干涉，以至于每一家都没有自己的小日子过。在这个大家族中，大部分成员都屈从于这个家族文化，被吞没了毕生的个人幸福和追求，而一两个“叛逆分子”的反叛也都遭到了悲惨的失败——其中一个失败的“叛逆分子”可能是薇薇安的母亲。于是，这个忠实的女儿接过妈妈手中被掐灭的火炬，继续起跑，最终作为家族几代人中唯一的成功叛逃者，把胜利的圣火点燃在了另一座山头。

看到薇薇安很认真地一边听着一边不时地点头，并做着笔记，我感到还不过瘾，于是接着大谈我的分析：事实上，她的两次婚姻都是在这个主题上的强迫性重复。她的第一任丈夫是大家族中的屈服者，正像她自己的父母一样，她试图说服他反叛，以便替她的父母实现其一生都未能成功实现的愿望，然而，第一任丈夫的无所作为、无能为力却击碎了她殷切的期望，最终，薇薇安无比失望地离开了他，同时也离开了以这个男人为象征的自己心目中一直以来试图吞噬她的大家族。然后，她吸取教训，为自己寻找了一个相反的男人——这个男人实际上是她自己内心投射出去的一部分，而她自己则扮演吞噬了他的“大家族”角色，替他规划着他的生活轨迹。而当他果然没有辜负她，通过抛弃她实现反叛的时候，虽然她作为女朋友的部分被抛弃了，但她的内心有一部分却得到了极大的满足——他，作为薇薇安自己那一部分反叛者的他，终于没有辜负她最深处的期待，成功地替她实现了连自己父母毕生都没能实现的夙愿！

甚至，我继续提醒她说，她在事业上的忠诚与反叛都是原生家庭这个主题的延伸，如果这个情结不真正被看清、解开，那么，目前事业上的“平稳发展”也维持不了太久，最终“另起炉灶”这个愿望还是要通过潜意识的骚动来得以实现。

薇薇安微笑着赞扬我说，经过我透彻的分析，她终于对自己的生命弄明白了，现在，她不再需要做心理咨询了，她只需要好好思考一下，自己接下来究竟需要什么样的一个方向，并为自己重新做一个规划和决定，而她正在考虑的是以后成为一个兼职的心理咨询师。对此，我感到很开心。结束前，在薇薇安的“要求”下，我又给了她一些关于如何成为心理咨询师的建议。

晚上躺在床上的时候，我忽然心里有点怪怪的感觉。仔细体会，脑海中竟然浮现出薇薇安笑容满面地请我再多给她些建议的样子。片刻之后，我忽然有些担心，会不会今天的“胜利结束”实际上是一个隐蔽的脱落。

但有些太迟了，明白过来的我已经对她无能为力了。因为在得到她的真心许可之前，我自大而粗心地涉入了她的界限，进入了她的禁区，于是现在，我已经失去了对她的影响力——她已经利用现实设置从容地割断了我能够对她产生重要影响的关系连接。

写到这里，再次面对当时自己的自大和心浮气躁，我的羞愧渐渐涌到心头。回观整个过程，我现在终于看到，正因为薇薇安把我照料得太舒适了，使我逐渐放松了警觉，对自己的反移情以及对薇薇安的真实状态失去了觉察，并且在一定程度上不知不觉地认同了她人生脚本中的角色，然后在自己一厢情愿的助人念头驱使下，携带着夸大、自恋的“病菌”，自以为是地一错再错，在她尚未准备好的时候急于打破防御，唤起了她的被介入界限感和被吞没感，于是，她就果断地离开了我，“另起炉灶”了。这个结局，再次呈现和成就了她原有人生故事中不断被重复的人际互动模式。

现在想到薇薇安，我有点感慨。正当我感到自己很强大的时候，我却患上了可怕的“白内障”。其实，我的来访者才是很强大的，在“成功”的绚丽外衣之下，连失败都可以被经营得这样的无懈可击、不动声色。

◆ 督导师点评 ◆

心理咨询师的分析还挺到位的。

当然，咨询师的确是走得太快了。心理成长是需要一步一步来的，咨询师要谨防好大喜功、乘胜追击带来的心理“反弹”。

在这个阶段，来访者显然还没有做好准备，就一下子被揭示出了一大堆的真相。尤其是有关家族情结的真相，往往潜藏在每个人自我的深处，像一棵大树的树根一样，联系着许许多多大大小小的继发创伤，猛一下子就掘了树根，必定会激起来访者强烈的防御。

和视觉、听觉一样，人类的心理觉察也是有“阈限”的。外部刺激太小，没能进入觉察阈限，就很难被来访者所接收到；反之，外部刺激过大，超过了觉察阈限所能承受的程度，来访者的潜意识就会自然地做出“屏蔽”反应。尤其是对本案中的这样一位有着习惯性的、深沉的防御的来访者来说，在刚刚突破“水面张力”，试探性地敞开内心面对自己内心情感创伤的时候，就遭到咨询师突如其来的“漫灌”，自然会本能地想要逃跑。所以，在咨询工作中，探索和把握咨询的进度是非常重要的功夫，它要牢牢围绕着来访者的觉察阈限来进行调适。只有进入觉察阈限的咨询，才是最迅捷、最有效的；过快、过猛的推进，往往是拔苗助长，欲速则不达。

与此同时，我们也看到，由于积极反移情，咨询师在咨访关系中不知不觉中就失去了觉察。比如，当咨询师在侃侃而谈自己的分析的时候，其实已经在满足自己的自恋需要，而忽略了来访者的反应——虽然，咨询师的分析很精彩。意象对话的心理咨询，并不是为了展示咨询师的能力或分析水准，而是真正的“以来访者成长为中心”。即便来访者并没有觉得咨询师很牛，只要来访者自己成长了，问题解决了，这就是一个成功的咨询。

遗憾的是，即便是处置不当，如果咨询师当时不是“感到太舒适了”而彻底失去了警觉，还是会有机会及时地对问题有所觉察并进行修正的。心理咨询，就是遗憾的艺术。我们都有可能出错，重要的是在错误中总结经验。但是即使是经验丰富的咨询师，一样也可能再次出错。

不过这也没有关系。毕竟，来访者的内心也一定受到了某种程度的触动。也许，在未来时机成熟的时候，这次咨询所埋下的种子会发芽、成长，毕竟薇薇安心中的那个并非职场人部分的“人类”特质只是潜伏着，而没有消失，她终究会为自己的生命负责。

而作为咨询师，我们能做的，就是尽可能地在每一个当下和过后觉察、觉察。在本案中，虽然咨询师在处置的当时失去了觉察，但过后的觉察还是很到位的。能够及时和如实地反观自己的失败，这是成为一个优秀咨询师的必经之路。这让我想到本文的题目，或许反过来也同样成立——“有一种成功名叫失败”。

糖衣·炮弹

那时候，我还是一个彻头彻尾的生瓜蛋子。除了个别几个一上手就脱落或是坚持不了多久就脱落的个案之外，我所有的所谓“心理咨询经验”大多不过是之前对老师们做的几十个个案过程的观摩与案例记录整理。

那时候的我是个很热衷于“动脑子”的书呆子，甚至连“生瓜蛋子”这种东西，我都一丝不苟地进行了分类——其中最主要有两类：一类是“初生牛犊不怕虎型”的，其特点主要表现为雄心勃勃、信心满满、挑战成瘾，专门喜欢收治边缘性人格障碍或精神分裂症等“疑难重症”；另一类是“杯弓蛇影型”的，其特点主要表现为善于对未来的风险和结局做最充分、最栩栩如生的幻想，并且把幻想信以为真。

虽然在现在的我看来，所有的熟瓜当然也都是从生瓜长成的，但在那个时候，身为一个“杯弓蛇影型生瓜蛋子”的我却非常不能接受自己的无能为力。作为这类生瓜的典型症状之一，每一次咨询对我都是一次心惊肉跳的探险，每一次咨询过后的反思对我都是一次刻骨铭心的教育。

有一天，来了一位在当地小有身份的靓女，雪白的肌肤，光亮的眸子，柔美的卷发，珠圆玉润的双手，包裹在宝蓝色旗袍裙中的丰腴婀娜的身条。面对她的时候我很紧张，我在她的眼神中仿佛看到了一种让我害怕的东西，但我不清楚那种东西究竟是什么。

果然，第一次咨询，她立刻就展现出了咄咄逼人的一面——尽管从表面上来看，在咨询的五十分钟里，她几乎不停地在用幽怨的语言描述着自己在大家庭中所受到的种种欺凌和侮辱，但我却分明感觉得到，在如此优雅而悲伤的言辞背后，似乎扑面而来的是血泪斑斑的无声控诉！

她甚至很专业地告诉我，诊断结果说她是产后抑郁症，所以，她一直想自杀。要不是考虑到孩子太小，她早就付诸行动了。听到她说想要自杀，我被吓坏了，仿佛全身上下每个细胞都在簌簌发抖。由于她一直在倾诉，同时也由于我也真的不知道该对她说些什么才算“共情”，因此，在第一次咨询的时间里，我几乎没有说几句话，只是在咨询结束的时候，出于对咨询结果的担心和对风险的恐惧，我红着脸对她说，我只是一个刚刚开始比葫芦画瓢的生瓜蛋子，对她这样的情况我完全没有任何经验，为了保证她的利益和安全，我建议她最好还是换一个有经验、有水平的咨询师。出乎我的意料，她说，她就是愿意选择我，因为我诚实，让她有安全感。

靓女前脚离开咨询室，我后脚就慌慌张张地向我们心理工作室的“掌门人”做了汇报。“掌门人”轻描淡写地回答说，她愿意选你一定有她的理由，她已经看了不下十个八个咨询师了，每次基本上第一次一结束就把人家“炒了鱿鱼”。既然你已经通过了她第一轮的考核，你就好好干吧。

无奈之下，我只好硬着头皮继续。但与此同时，我也觉得心底有一个小旮旯好兴奋，就好像一个跑龙套的突然之间得到了一个从天而降的“主角一号”的机会一样。

不知不觉中已经过了九次咨询。她的面色已经开始红润了起来，抱怨也逐渐停了下来，并且，据她自己报告，她的自杀冲动已经完全消失了。我完全不知道发生了什么，因为在这个过程中，除了倾听之外，我自始至终仍然几乎没有做任何事！不过，随着我们的熟悉和深入，我对她的来访倒是变得习惯和舒适了起来。我想，每个来访者的需求和个性都是不一样的，或许，我们这种方式就刚好适合她吧。

第十次她来到咨询室的时候，我终于主动和她谈起了我们的咨询目标，问她说，我记得当初她来咨询的时候提出的目的是解决自杀冲动的问题，而现在这个目标达成了，我们的咨询是否就该结束了呢？她回答说，此一时彼一时，那时候她的目标只是解决当时最火烧眉毛的困扰，现在，由于我是那样的真诚而温暖，又是那样的坚忍而优秀，她心中那个困扰被顺利地解决掉了，她下一步想要继续解决更深层的心理问题。

当时不知何故，劈头盖脸的焦虑一下子就把我席卷了，我竟然忍不住打断了她，一口气说了很多的话——至于都说了些什么，几乎一离开咨询室我就记不起来了，但我知道基本意图就是想要中断我们的咨询，因为我认为属于我的任务已经完成了，我不能够再继续陪伴她了。想不到，我的这一反应让她受到了很严重的创伤，她一怒之下就立刻中断了咨询，并且怒发冲冠地把我投诉到了“大当家”那里。

于是，我灰不溜秋地被迫接受了督导。写到这里，我有点心疼，也有点自嘲地想到，当时我为这个个案所花费的督导费用，是我当时这个个案全部收入的三倍还多。不过，这笔费用我自认为花得还是很值得的。因为，那是我在咨询工作中第一次捅了那么大的娄子，并且在这个大娄子中第一次学到了“反求诸己”。

◆ 督导师点评 ◆

从心理咨询师的陈述中，我不知道来访者那里都发生了什么。除了第一次之外，我也不知道另外九次对方讲的是什么。

我想，也许这是因为心理咨询师的确也不知道来访者那里都发生了什么吧。

我能够知道的是，这个来访者也许很寻求一种主控的感受。一个谦虚的，但是诚实的心理咨询师，能让她感到可控。于是，她可以在这里得到宣泄，或许还有自我探索的机会。

而心理咨询师一直忍受着自己的焦虑，因此，一旦发现来访者的第一序的问题解决了，就急于停止咨询。心理咨询师的焦虑，一方面是出于怕自己应付不了的恐惧；另一方面是觉得自己应该做点什么却不知道该做什么的茫然，甚至可能还有一些对来访者“没做过什么”的歉疚——其实，心理咨询师也未必需要一定“做点什么”不可。

我有一个感觉，也许，这个来访者也并非心理咨询师眼中那么强悍，也许她内心中也是很焦虑的、胆怯的，她所需要的是和另外一个能够让她感到安全的人在一起，给自己壮胆，以便能够更开放地进行自我探索。

在督导结束的时候，我终于意识到了我们之间发生了什么。

在此，我必须省略掉关于案主个人故事的部分，以便保证她的隐私安全。而我可以在此分享的部分是，在一开始的时候，我的案主其实想要寻找的不过是一个耐心而安全的倾听者——她是如此聪明，又是如此强势，她不是来寻求指点或是指导的，她需要的只是一只“无为”的耳朵，因为她早已经拥有了几乎一切，只除了这样的一只耳朵。所以，她在“阅人无数”之后，独独选择了我这只超级菜鸟。虽然我什么都不会做，但是，我却唯独会做一件事，而这件事却偏偏是她唯一想要从咨询室里得到的，那就是什么都不做。

我身上这一个真实的优点——用她的话来说就是“傻实诚”，让她很放心。要知道她从小到大都是在复杂而精明的环境中成长起来的，这已经让她习惯了几乎从来不敢在任何人面前说那些对自己不利的实话。于是，在那段过程中，她借助我这只傻实诚而又无所作为的耳朵，慢慢倾听到了自己内心真实的回声。而她是如此冰雪聪明，以至于很快她就为自己找到了一条求生的出路。而之所以这条路对她是如此的奏效，那是因为这条出路是她为自己找到的，而不是咨询师或者任何其他人为她找到的——她可不是任人摆布的，她是自己的主人！

这个目标的顺利达成让她感到非常欣喜，她也从镜子里和他人的眼光中明确地看到了自己的转变。这让她对我产生了一些欣赏和感激，再加上她一直看到我的胆怯和不自信，也想很体贴地鼓励鼓励我，提升一下我的自信，于是就把我狠狠地夸奖了一顿。然而，让我们都没有预料到的是，偏偏正是她这样的夸奖击中了我的软肋。

可惜的是，那时候的我，完全不懂得咨询的力道和内功，还很文盲地认为，如果我不能做出一些诊断和干预，那我的咨询就等于是在骗人家钱玩。由于有这样的信念，我一直很内疚，同时我还觉得自己是个窝囊的胆小鬼，不敢对老板说不，还要继续昧着良心“接客”。在这些内在冲突和压力下，我的潜意识一直有个想结束和摆脱的愿望。于是，借着我内心的一个情结所埋下的一颗地雷，我引爆了我们之间本来良好的咨访关系。

说出来可能会被一些人批评为太过精神分析，但我的这个情结的确毫无新意地来自我的童年以及我的原生家庭……由于种种因缘，我的自恋被完美主义的养育者的刻薄评价和严厉惩罚粉碎了，我成了一个胆小、紧张、悲观主义的自卑者，我渐渐地养成了一种奇怪的习惯，就是对负面的评价一听就欣然接受，而且内心中似乎还能升起一份类似于安全感和满足感的东西，就有点像受虐狂的心态一般；而对于积极的评价，我一听到就从上到下、从里到外的不自在——岂止是不自在啊，确切地说那简直就是如坐针毡！不匹配啊！外部的评价和我内部的自我形象太不匹配了！这让我失去了对外部评价者的信任感，同时也失去了自己内心的安全感，甚至失去了与自我身份一致感。太可怕了！难怪当时听到她那样抬举我的时候，我浑身每一个细胞核都在吓得发抖。

而且，我对表扬过敏还有另外一个原因，就是在我的前半生里，只要听到表扬的声音，那过后必定有一个更高的要求接踵而至，而那个要求通常会高得把我整个半死。说来真没面子，表扬，对我而言就像巴甫洛夫的铃声对于他的实验狗一样，已经和它之后的要求、失败这一对因素紧密地联系在了一起，这使得我只要一听到表扬的"铃声"，就会随即在内心不可遏制地生出如临大敌的恐慌感来。

在以上这些原因的共同作用之下，我那天对案主的表扬做出了非常失去觉察的回应，以至于我在行为上做出的"切断"的动作，对她而言又变成了恰好击中了她软肋的"抛弃"，于是，她的旧伤疤再次被勾起，她感到被我这个不称职的咨询师给粗暴地伤害了。

◆ 督导师点评 ◆

原来如此，怪不得这个心理咨询师有如此激烈的反应。我也只好毫无新意地说，走不下去的心理咨询，绝大多数都和心理咨询师个人的情结有关。

明白了这些之后，我主动联系了她，并向她很真挚地道了歉。她接到我电话的次日就回到了我们的咨询室，说是要听我说明白我到底是如何伤害了她的。我不再内疚或是恐慌了，我向她坦白了我在督导过程中所领悟到的自己的问题。除了问一些她感兴趣的问题之外，她基本上在默默地听我说。

后来，我们重新开始了咨询，而且竟然从夏天一直进行到了冬天。她就这样成了我第一个长程个案的案主，而我，通过与她的这段缘分，也真正开始睁开了一只咨询师的眼睛。

◆ 督导师点评 ◆

这就是诚实的好处，难得的是，心理咨询师敢于把自己的问题全部告知来访者。我见过太多的心理咨询师，为了维护自己的“专业形象”，费尽心力去掩饰自己的问题，其结果却只不过是在原来的问题上增加了一个新的“虚伪”的问题。心理咨询师不是完人，也完全没有必要装成是完人的样子。因为诚实，来访者内部自我探索和自我治愈的系统被成功地启动了；也因为诚实，这个咨询，或者说这个关系，在所谓“鸳梦重温”的那一次，真正进入了一个新阶段。

催 眠

——真的，有时候，咨询师也会被来访者催眠。

案例一：错位的“爱情”

这是我有生以来接手的第一例同性恋个案。来访者是个看起来很有女人味儿的年轻女孩。

刚来咨询室的时候，她对我说，她也不清楚自己究竟出了什么心理问题，但是她感觉心境很糟糕，所以想解决自己的情绪困扰。于是，我就跟着她围着她各种各样的情绪问题打转。前七次咨询基本上都没有什么实质的进展，只是倾听、共情，然后帮助她识别和整理情绪，在每一次咨询结束的时候我都能够让她眉开眼笑地回家。

随着咨询次数的慢慢累加，我也越来越感觉哪里不对劲，但是，琢磨来琢磨去，仍然感觉一头雾水。直到第八次咨询的时候，她给我带来了一首情诗——那显然是写给一位女子的情诗，而且似乎是以男性的口吻，所以一开始，我完全没有想到那首诗是她自己的作品。直到她直截了当地对我坦言，那是她为我创作的诗，我才如梦初醒地明白过来她是一位传说中的“拉拉”！

当时，我还很镇定自若地对此表示接纳，还说了一些夸奖她文采斐然之类的话，但实际上，我却已经开始杂念纷飞，无法专注了。

记不住那次咨询是怎么坚持到结束的。反正她走的时候，好像对我说了一句：我的反应让她很高兴，她放下了原有的担心和焦虑，以后我们可以更亲密地往前走了！

半晌，等我从这个震惊中回过神来，我才知道自己已经被这突如其来的意外吓破了胆，我不知道自己接下来该怎么再面对她，怎么收场，就好像给一个同性写情书的人不是她，而是我自己一样。

那个夜晚，我失眠了。我在床上像烙饼似的翻来覆去，感到自己的咨询出了事故，而且还是一个很严重的事故。

◆ **督导师点评** ◆

接纳，是心理咨询中的一个重要原则。如果心理咨询师因不能接纳来访者而对来访者多有批评，心理咨询就难于进行。

“拉拉”，在社会主流中依旧不被接纳，所以，来访者担心自己不被接纳。心理咨询师的接纳，也是打开以后的心理咨询互动之门的必要前提。

只不过，心理咨询师没有及时地、充分地和来访者说清楚：“我接纳的是你是‘拉拉’这个事实，也接纳你可以向自己喜欢的人求爱这个举动，但是我并不会接受你的求爱。”

也许，心理咨询师“镇定自若”的表现，以及夸奖对方文采斐然的行为，或许只是咨询师心理“电休克”之后的面具化反应，甚至都有一点“反向作用”的影响。毕竟，这个心理咨询师自己的价值观很传统。

次日，我鼓足勇气决定去找督导。但走到督导师的门口，我却突然间丧失了勇气。“被一个女人喜欢就吓成这副样子？这么脆弱的心理素质还怎么能够当一名咨询师?”我的内心里突然冒出了这样一个聒噪的声音。那时候，我刚刚做心理咨询不久，最害怕别人质疑我够不够资格胜任这个角色。“我应该能行的。以前那么多的挑战，我不是都过来了吗?”我激励自己说，然后，我决定自己来面对这个挑战。我转身离去了。

◆ **督导师点评** ◆

看来，“是不是胜任”是入门级心理咨询师的共同心结啊。

整整那一周里，我每天都在计算着我们下一个咨询的日子，每天都在搜肠刮肚、绞尽脑汁地思考，我应该怎么应对这个麻烦的个案。最后，我决定用自己当时所理解的人本的方法——无条件地积极关注、接纳、倾听和回声式的回应。当时我认为，同性恋者最大的问题就是不被接纳的问题，所以，我应该对她做出一个无条件接纳的态度；而且，倾听和回声式的回应，最能够帮助她听到自己内心里表达出来的声音，在我无法真正对她做到共情的情况下，她也能够在一定程度上感到被共情到，最重要的是这个方法是最安全的。

终于焦虑地熬到了下一个我们见面的日子。她来了，打扮得格外漂亮，而且，最可怕的是，她还为我带来了另外一首新创作的情诗，并且在递给我这首情诗的时候，她还顺手牵羊地轻抚了一下我的手。刹那间，我从沙发上跳了起来，我崩溃了。

我对她说，我功力还太浅，实在没有办法再继续为她咨询下去了，我对同性没有那方面的欲望，更何况，这个同性还是我的来访者。我不知道该怎样应对这件事，我只能把她转介给新的咨询师，让新的咨询师来继续完成对她的咨询。这次咨询费用我如数退还给她。

我的来访者一动不动地望着我，泪流满面。她默默地站起身来，拿回新写给我的情诗，转身走出了咨询室。

就这样，我抛弃了她。

后来，我给同行打电话问她去了没有，却发现，她并没有去我为她推荐的转介咨询师那里。

我很是沮丧和不安，那些我辛辛苦苦准备了一周的咨询方案，怎么连用都还没来得及用一下呢？唉，也不知道她受伤了没有，现在怎么样了……

◆ 督导师点评 ◆

我们可以想象得到这个情景，这个狼狈的心理咨询师，显然她是太紧张了，所以才会在遇到意想不到的情境时，就一下子“崩溃”掉。

心理的互动，绝大多数情况下是不可能“计划”的。心理咨询师的所谓“计划”，其实真实的用处只是让心理咨询师能够安心。我有计划、有备案，这个想法能让他们踏实一点。但是心理咨询说到底是人际互动，人际互动怎么可能完全按照计划走呢？我们去酒会、去郊游，任何时候会朋友，都不可能事先计划说什么，心理咨询也是一样。辛辛苦苦准备了一周的咨询方案没有用上，这很正常，计划赶不上变化。

不过，还好了，虽然心理咨询师崩溃了，但也没有指责来访者，只不过在来访者面前承认了自己的无能为力。

后来，我痛定思痛，决定去接受督导。然而，临到行动的时候，我却又退缩了，强烈的羞耻感让我实在是无法执行这个计划。我不知道自己该如何面对督导师说出这件事。

正当走投无路的时候，我突然想到了意象对话。那时候，我才刚刚上过初级班不久，除了看房子以外，对意象对话几乎还一无所知。但在这种进退两难的关头，我还是决定自己去冒一次险。

在一间很隐蔽的密室里，我终于看到在灰暗的光线下有三个小女孩正在干着什么……走近了细看，发现其中一个小女孩赤身裸体地被绳子绑着，而另外两个小女孩正在嘻嘻地笑着，还用手去触摸她的身体，小女孩感到很害羞，但她又很害怕，不敢声张，于是闭紧了双眼和嘴唇，一动不动地站着。

这个意象让我大吃一惊。我忽然回忆起，在儿时的一次过家家游戏中，自己扮演被捕的女地下党员，在刑讯室里接受严刑拷打的时候，曾经被两个扮演国民党特务的小女孩在身体上羞辱过。原来，从遥远的那时候起，我的潜意识里就留下了被同性"性骚扰"的恐惧、愤怒和羞耻感。后来，这段记忆似乎就在我的大脑中销声匿迹了，这似乎可以成为一个对精神分析里定义的"动机性遗忘"的有效佐证吧。而这个个案中的来访者在我意识层面毫无准备的时候，忽然唤起了我不愿意记得的那些幼年消化不了的恐惧、愤怒和羞耻感，所以，我会有被惊吓到的感觉和被淹没的崩溃感，并且还有无法面对督导师的羞耻感……

◆ 督导师点评 ◆

做得不错。这也说明意象对话这个心理疗法，只要不被误用，功能还是很强大的。

的确，意象对话更容易开启潜意识，而我们的潜意识所知远远多于我们的意识。因此，用意象对话更容易让我们找到症结所在。而且，意象是我们对象化的东西。我们在用意象对话的时候，呈现意象的"我"，和观看意象的"我"，可以有一定的分离。因此，我们会更"客观"地看到自己的潜意识。

如果没有这个分离，我们很难自己督导自己。正如精神分析所发现的，人会下意识地自欺，所以我们会很难自己发现自己的问题，就像我们很难去指望一个“骗子”来揭穿自己的骗局一样。但是，借助意象对话，我们却有更大的可能，更客观地看自己的意象，从而给自己一点儿督导。

学会意象对话的好处就在这里，毕竟，中国的心理咨询师很难找到足够的督导资源。如果你愿意，在找不到督导的时候，你可以找意象对话。

阴差阳错，鬼使神差，就在我刚刚处理完这个情结以后，这个来访者又重新回到了我的身边。我非常珍惜这“失而复得”的缘分，感到自己有一种渴望，就像要牢牢抓住这次机会，来赎回我前面由于自己的情结而抛弃她的罪过。

这一次，我努力要比前一次做得更好。

我的确变得有了一些定力了——我甚至能够像面对一个向我移情的男性来访者一样，坦然地讨论她对我的性移情和我对她的反移情。我们进行得颇有成效，来访者已经开始发现自己以前从未意识到的东西，并且已经开始在现实行动上有了建设性的转变。我感到，她终于已经放过了我，不再把我当成一条一定要钓上手的鱼儿，而是把我当成一个“可以平等地说说悄悄话的密友”。

正当我开始松一口气的时候，她却突然发动了猛烈“反扑”：她又开始从言语和行为上引诱我，并且追问我对此的感觉是什么。如果我对此没有感觉，那说明我在“隔离”，而之所以要使用隔离，说明我的潜意识正在压抑和防御什么；如果我对此有感觉，那么如果我感觉好，就证明我对女人的性挑逗有欲望，是一个潜在的同性恋者；如果我对她带有性意味的引诱感觉恶心或厌恶，那么说明我的超我严重不接纳女性同性之间可以有性吸引这个事实，而之所以超我要严重不接纳这一点，正说明我的本我中存有这种力量，因为“禁忌”这种东西本来就是用来压抑“本性”的，其实文化所禁忌的那些东西，才是人类更真实自然的样子——比如，没有社会要禁忌我们去大公无私，没有老师要禁忌学生去努力学习，因为那些东西和人的天性是违背的，人的天性中有自私自利、懒惰，提倡、激励人们，他们还不一定能大公无私、努力学习呢，怎么还会煞费苦心地去禁忌？

与此同时，她还不停地给我灌输另外一个理念：“每个人都有双性恋的潜质，如果没有超我的话，每个自由的人都会有双性的经验，你的潜意识知道我说的话是真的，只是你抗拒接受它罢了……”

她告诉我说，千万不要因为她只是一个来访者，就把这些真理也一并否定掉——这一切都是一位很有名的心理学家讲的，因为她自己是过来人，所以她知道那位心理学家说的是千真万确的；当然，也正因为她是过来人，曾经经历过我现在正在经历的一切，所以她也能够理解我现在的挣扎和纠结，并且能够预见到我的未来走向。

说来真是奇怪，就好像人类群体中有这样的一个关于影响力的现象：当一个人非常确定而执着地发自内心地相信什么，并且对别人也非常自信而长时间地宣扬它，那么随着时间的推移和听众的增加，这个人似乎就对旁边的人产生了一种类似催眠般的影响力。而周围的听众们呢，面对这个坚信不疑的宣扬者，本来是嗤之以鼻，但日久天长，也真的就不知不觉地对他产生了信任，于是开始对自己原来根本不相信的东西产生了动摇、怀疑，最终竟然越来越相信颠覆了自己原有信念的这个东西！

而我这个来访者，她对我是个潜在同性恋者这一点是如此执着地确信和坚持，就像信仰一个真理一般。渐渐地，当我的不以为然和对这个观点的排斥、否认过去之后，我也开始感到有点被催眠了：其实，如果不带先入之见地想想，她说的很多东西，听起来还真是很有道理呢！而且，当我反观自己内部的时候，我确实发现自己用了隔离的防御机制，也确实发现了自己内部有一个超我在评价和不接纳。当我让内部那个超我走开的时候，我发现自己真的对她的一些言语和行为不那么恶心了。更可怕的是，在她的提示下，我竟然想起，自己小时候在被那两个小姑娘"性骚扰"的时候，其实心理上模模糊糊地还是唤起了某种特殊的和性有关的感受！现在，连我自己有时候也开始有点怀疑，自己是不是真的有同性恋潜质，而一直表现出来的单纯异性恋性取向，不过是被我的超我压抑的"强迫性症状"罢了！

我心乱如麻。我告诉她，我又一次动了把她转介给别的咨询师的念头。她对我说，她料到了，也感觉到了，但她认为这正是我的"阻抗"，因为我的潜意识知道她说的是真的，所以就想用转介的方式来"逃避"。我认真地反省了一下自己的内心，发现自己还真的是想用"转介"来逃避什么！

她还对我含情脉脉地说，没关系，为了爱我，我要她怎样都可以，只要我需要，她愿意给我一个宁静的空间。她还鼓励我，一定要勇敢地找到自己的"真相"——以前我自己不是也和她这样说过吗，"咨询师不是来访者的教育者，而是和来访者一起成长的”。

我说不过她，再一次被自己内心的混乱给搅昏了，不知所措。

经过又一个不眠之夜的痛苦煎熬，我痛下决心再次将她转介，并立即找督导。

就这样，她很顺从地被转介了。接到我电话通知的时候，她只是很平静地对我说了一句：“你记住，我爱你，我会很耐心地等着你。”那一刻，我居然觉得对她很内疚，就好像我真的是个铁石心肠的负心汉一样。

◆ 督导师点评 ◆

能够以某种方式解释得通，并不一定意味着事实就是那样的。但是，我们人类并没有办法去“如是”地直接认识，我们的所有认知，几乎都还是要靠解释。所以，人类的认知从本质上无法保证我们不犯错误。当我们怀疑邻居偷了我们的斧子时，如果他承认偷了，那可以解释为他偷了；如果他说他没有偷，那可以解释为他撒谎——撒谎是可能的，也是可以解释得通的。那么，邻居到底是不是偷了我们的斧子呢？说实话，没有一种办法可以绝对有把握地让我们知道。我们只好满足于这些不完全可靠的知识。

幸而在日常的情况下，我们一般能做出基本正确的认识。但是，如果遇到了很特殊的情况，我们试图通过推理而断定是非，就成了一件非常困难的事情。

即使是我们非常相信的科学知识，归根结底也不过是对世界的一些解释而已。牛顿做了一个解释，我们实验了很多次发现都符合牛顿的解释，于是我们认为这个是世界的真理。但是当我们来到很特别的微观领域或者宏观领域，我们会发现牛顿的解释可能就说不通了，于是我们就必须找一个新的解释。但是，新的解释就是真理吗？如果新的解释存在，旧的解释就一定被推翻了吗？未必。只不过是我们现在还能用这些知识，为我们的生活服务而已。

所谓催眠，虽然其方法各异，但是本质上都是一种心理说服术。一个人把自己的解释告诉别人，并说服对方相信这是真的，对方相信了，就是被催眠了。

求爱的人经常使用催眠，异性如此，同性也一样。“你对我没有感觉就是隔离，有坏的感觉就是反向作用，有好的感觉就是真的”，这样一段说辞如果出自异性，心理咨询师会怎么反驳呢？逻辑上，心理咨询师一样没有办法反驳。但是在那个情况下，心理咨询师可能不会如此困惑，因为她知道对方想干什么，“你不就是企图说服我接受你吗，我愿意接受就接受，不愿意就不接受，管你的道理是不是通呢”。但是为什么在同性恋来访者这里，心理咨询师就要去想“她的说法是不是有道理”呢？因为这不是日常情境。不是日常情境，所以心理咨询师没有日常情境中的那种来自经验的自信，所以就真的去思考了，去思考的时候又驳不倒对方，于是就受到了影响。

跟随对方的思想，就被搅昏了，因为对方的目标就是把你搅昏。观察到对方的目标，你就不用去管对方的思想逻辑，就不会被催眠。

心理咨询师被来访者催眠，就是现在时髦的术语“投射性认同”。

克制住自己内心的巨大羞耻感和其他种种莫名其妙的压力，我真的硬着头皮去做了督导。幸运的是，我的督导师真的很棒，我的无解之难题一到了她那里就迎刃而解了。两次督导之后，我的认知系统就重新协调了。我开始明白：从根本的层面来说，人的确有成为各种各样的人的潜质，但“我们可能成为什么的潜质”和“我们成为什么”是两码事。我们之所以成为一个目前这样的自己，并不是因为除了这样的自己之外我们就一定没有其他的潜质了，而是因为我们选择了“不选择其他的潜质”来成全和发展这一个被选择的潜质而已。“我”是什么，是通过个体的选择和认同来实现的，是个体对特定的一些人格特质进行选择和认同的结果，而不是那些可以在未来成为任何样子的“潜质”。

我终于踏实了。我不再因为“我的潜质”而对我的自我认同感到混乱了。

当我最终处理了这个意想不到的小“情结”后，我发现，我不再害怕有同性恋倾向的女来访者了。与此同时，当我不再被自己的防御蒙蔽眼睛之后，我也很惊讶地发现，原来在我身边也存在有“拉拉”倾向的人，而且我发现她们的数目其实远远超过了我此前的想象。

◆ 督导师点评 ◆

所以，重要的不是“什么是真的”，而是“什么是我想要的”。当然，这句话很危险，不要滥用。滥用的话，或者走向道德相对主义，或者走向精神分裂而失去现实感。这句话仅适用于此时此地。

案例二：还我本来面目

这篇故事的女主人公名叫刘岩，在我们当地是一个小有名气的优秀咨询师，也是我大学的心理学学姐。之所以把这个故事写出来，是因为这个故事正好是上一个故事的续集。续集？什么意思？请读者朋友接着往下看吧——或许，从本文中所写的连续剧中，您可以发现一些情境下该故事与上一个故事的一些惊人的相似性，希望这对正在为类似个案所困扰的同行们有所裨益。

有一天，刘岩很神秘地约我单独见面，告诉我说，自己在咨询中遇到了麻烦，现在这个麻烦已经给她造成了严重的困扰，所以想让我给她做一次“朋辈督导”。但是，具体是什么问题，她却显得难以启齿。

于是，她同意让我带着她做一个意象，这样我们可以回避描述事实情节，而直接在潜意识中进行发掘和探讨。

我直接从她的躯体姿势切入，她马上看到自己的意象中出现了一个黑漆漆的地下室，阴暗潮湿的空间里面，闭塞的空气散发着腐败发霉的气味。

她开始想要呕吐，在意象中看，吐出来的是一种在现实世界中不存在的奇怪虫子，那些虫子的身体是两层的，像是两条白色的肉虫粘连在一起。忍受着不适，再继续盯着其中的一条虫子，她发现原来真的是粘在一起的两条虫子，而且这两条虫子长得一模一样，它们身体的中间偏下部都有一个枣核形状的吸盘——是那两个吸盘把这两条虫子粘连在一起的，这使得它们看上去像一条虫子。

这时，一条虫子在挣扎着想要脱身，但另一条虫子的吸盘上却开始长出章鱼那样的触角，更加牢牢地把它固定在原地。

挣扎着想要脱身的虫子绝望地叫起来：“你为什么不放过我?!”

长着章鱼触角的虫子回答：“因为你需要这样!”

挣扎着想要脱身的虫子说：“不！我不需要这样！那全是你自己的投射!”

长着章鱼触角的虫子回答："你看，你情绪那么激动，连你自己都知道你在阻抗嘛！"

挣扎着想要脱身的虫子开始深呼吸，让自己平静下来，说："那好，我现在不阻抗了，可是，我还是知道我和你是不一样的。"

长着章鱼触角的虫子开始大笑："还说不阻抗？你此时此刻就正在隔离和否认。"

挣扎着想要脱身的虫子感到自己简直没办法说话了，开始发疯似的扭动身体，想要靠暴力从那些恶心的触角中脱身出来。可是那些触角越来越多、越来越紧，直到最后，它筋疲力尽地瘫软下来。

长着章鱼触角的虫子松开了它，用自己变得像温泉水一般温柔的触角开始抚摸它、安慰它。"亲爱的，我爱你，我爱你的真面目，其实你不用那样自我否认的，整天戴着面具活着多累啊。"

听到这些话，刚才挣扎着想要脱身的虫子开始流泪。不知道为什么，在抗拒感的下面，这些话竟然还是会让它感动。它放弃了挣扎的努力，一动不动地接受着对方的安抚。"或许，它说的是对的，我们是一样的，只是我自己还在否认，因为我不肯接纳自己的真面目。"它心里忽然冒出这样的念头。

意象做到这里，刘岩忽然睁开了眼睛，不愿意再做下去了。我也已经从这段意象中嗅出了一些非同寻常的味道，也有了一些关于基本事实的猜想，但我无法确认。好一阵子，我们都一言不发。犹豫了一下，我还是首先打破了沉默，小心翼翼地问她，我是否可以把自己对这段意象的感受和她分享，她舒了一口气，点了点头。

我告诉她，在这段意象中，我总体感受到的是一种催眠性的诱惑。那只长着触角的虫子，很像边缘型人格的人所表现出来的特点，而且这只虫子还很特别，居然精神分析还学得挺好；而那只想要挣扎出来的虫子，显然是落入了对方的心理控制中，从而失去了自主的思考力和行动力，更麻烦的是，这条被控制的虫子似乎已经发生了投射性认同，并且已经开始出现了自我认同混乱的端倪。

短短几句直截了当的分享，就让刘岩满脸通红、汗如雨下。于是，在征求了她的同意之后，我立刻引导她进入意象，对情绪进行了一些处理。然后，刘岩终于下定决心向我一吐实情。我们终于开始进入正题的讨论。

◆ 督导师点评 ◆

意象对话心理疗法的一个好处，就是可以在“不用说破”的情况下，很清晰地展示心理的真相。那两条虫子，就是两个女性同性恋者的明显的展示。而虫子之间的关系，也就是这两个人心理活动的直接展示。

原来，刘岩有一个边缘型人格障碍的来访者。这个来访者是经过多次治疗无效，被转介到她手里的，在心理学方面已经是“身经百战”了。后来，她发现这个来访者是女同性恋，而且还对刘岩产生了性移情，由于该来访者第一次遭到拒绝后用自杀威胁，把刘岩给吓坏了，因此刘岩就不再敢于对来访者的“挑逗”断然拒绝，而是想在不出事的情况下慢慢地把她“推回去”。

结果有一天半夜里，这个来访者突然说自己产生了强烈的自杀冲动，要刘岩不许报警，还得亲自上门去做“自杀干预”。刘岩大吃一惊，只想到救人要紧，先不要出事，就顾不了那么多，只身驱车前往。结果气喘吁吁地赶到来访者住处一看，发现大门虚掩着，屋内只开着昏暗的各色夜灯，叫人也不答应，刘岩顿时吓得慌了神，正在犹豫是否报警，忽然朦胧的灯光里出现了一个女性胴体的性感剪影，还没等她从一片空白中反应过来，这个女子就用柔软的手臂搂住了她，她半湿润的头发上散发出来的幽香扑面而来，一张化了妩媚的淡妆的笑脸甜美地贴在她脸前。此刻，惊魂未定的刘岩才认出来，眼前这个人就是她的来访者！此刻，她浑身只穿着一件半透明的性感丝绸睡裙，温暖柔软的乳房正贴在刘岩的前胸上，两只细滑的手正在刘岩的脖颈和后背轻抚。一瞬间，刘岩呆若木鸡，不知道自己身在何方。“这一定是个梦吧？这是个梦！”刘岩对自己说。“这不是梦，是事实！是真相！我知道你想要我……”此刻，刘岩才蓦然间回到了现实，她大叫一声，一把把来访者推开，自己像见了鬼一般夺门而逃。

那天晚上，刘岩彻夜失眠。她的内心出现了极度的混乱。以往，这个来访者不停地给她灌输一个这样的理念：你有同性恋的潜质，我有识别它的嗅觉；每个人都有双性恋的潜质，如果没有超我的话，每个人都会有双性的经验等。但是，刘岩知道自己是一个纯粹的异性恋者，对此仅仅把它当作来访者的一些非理性的错误信念而一笑置之。然而，经过那天夜里的那个事件，从未对自己性取向有过任何怀疑的刘岩也开始怀疑自己了——就在一小时以前，当一个女人诱惑我的时候，我的身体难道没有产生一些性冲动吗？会不会，我真的有同性恋的潜质？甚至，如果没有超我的压力，我是不是真的就是一个同性恋者？

说到这里，刘岩非常难为情地看了我一眼。

我也有些难为情，四下张望了一下，凑近她悄悄地问她："你觉得当一个人看到情色片里的同性的性表现时，自己身体上出现的一些性反应是不正常的吗？"

她想了想，觉得好像也不是这样。其实，看到和性活动有关的素材，通常就会对我们产生一定程度的性唤起，倒不一定和素材中的某一个特定元素有关。她又认真地想了想，说："我想明白了——有时候我们被性唤起，只是因为某个素材让我们联想到做爱，而不是联想到自己和那个素材中的对象本身做爱。"

说到这里，刘岩长长地出了一口气，显得释怀了许多。

但是，她还是无法完全释怀："这个来访者如此确信和坚持说我有同性恋潜质，这个观念现在好像已经潜移默化地被植入了我的脑海里，连我自己有时候也开始有点怀疑了——不瞒你说，我现在在到处找同性恋检测量表想测测我自己，我甚至有时候在想象中去尝试同性性行为，看看自己的心理底线到底在哪里，好证明一下我到底是一个什么样的人。其实你想想，她说的那些话的确也不是完全没有道理——人现在没有表现出来某种样子，并不等于他这个人一定就不是这个样子呀！"

"那么，你需要尝试多少种可能性，才能用排除法来确认你不是这种样子呢？"我这么反问她，但刘岩两眼莫名其妙地瞪着我，似乎完全听不懂我在说什么。

于是，我试着用一个例子来解释："比如，有一个女人想要证明自己的老公没有外遇，那她需要尝试捉奸多少次，才能确切地证明她老公从未出轨呢？"

"那怎么可能证明呢？就算她捉奸一千次都发现老公外面没有女人，那也不能证明第一千零一次没有女人呀！"刘岩几乎不假思索就回答说。过了一分钟，看我没有反应，她很疑惑地问我："你到底想要说什么呀？我完全不知道你在说什么！"

我心里暗暗想：看来，可怜的刘岩真是和我当年一样，把自己给吓昏了头了。于是，我决定舍己度人，现身说法，把自己的那次颇为类似的经验和刘岩做了分享。刘岩一听我也有过类似的困惑，顿时显得很兴奋开怀的样子，活像在海外遇到了邻居亲朋一般。

听完了我的故事，她认为我的督导师说得非常有道理，这让她的心一下子安稳了下来，而且她还感到自己得到了很大的安慰。

但她依然不确定自己在现实层面该怎么办。我说："在我个人看来，在你明明已经认同了异性恋者这个身份并且在这个身份中一直活得好好的情况下，只为了探索还有没有另外一种'潜质'的问题而去验证是不必要的——一个有限的人是绝对不可能验证出来自己所有的潜质的！因此，那位来访者所说的'每个人都有成为同性恋的潜质'不需要被测试和求证，只需要直接承认就好，承认了一个人有各种各样的潜质之后，也依然可以很坚决地继续选择做异性恋者。其实，那个验证潜质的测试是一个圈套——你想想看，为了测验和求证大海边是否有我的脚印，我就一步步走向海边去找，结果一直等我找到了海边，一回头，就会发现我的脚印真的一直在那里。当然在那里啊，你自己把自己给骗到那里去了呀，那不是自己把自己给耍了吗？"

刘岩频频点头，显然被我说服了。

但是，她觉得好像还是有点什么还没有完全放下。是什么呢？

我们重新回到了前面意象的结尾之处：

长着章鱼触角的虫子松开了它，用自己变得像温泉水一般温柔的触角开始抚摸它、安慰它："亲爱的，我爱你，我爱你的真面目，其实你不用那样自我否认的，整天戴着面具活着多累啊。"

听到这些话，刚才挣扎着想要脱身的虫子开始流泪。不知道为什么，在抗拒感的下面，这些话竟然还是会让它感动。它放弃了再挣扎的努力，一动不动地接受着对方的安抚。"或许，它说的是对的，我们是一样的，只是我自己还在否认，因为我不肯接纳自己的真面目。"它心里忽然冒出这样的念头。

我好像明白问题出在哪里了，立即开始介入性的引导。

"我爱你的真面目，其实你不用那样自我否认的，整天戴着面具活着多累啊。"我一边慢慢重复着这句话，一边让刘岩感受正在说这句话的是一个什么样的人。

刘岩看到，原来是自己的妈妈！此刻，她温暖的手正在轻轻爱抚着自己的脑袋(就像意象中的那条虫子充满爱意地温柔地抚摸着自己一样)。

原来，刘岩有三个兄弟，重男轻女的父亲因为对她的性别不接纳，所以给她取了一个男孩子的名字来补偿自己的失望感。为了得到父亲的爱和认可，刘岩从小就努力表现得像一个男孩子一样，尽量让自己勇敢、进取、理智而不情绪化，但不管她怎样努力，都还是表现得像一个女孩子一样。为此，她的母亲很心疼她，总是安慰她不用把自己变成一个男孩子的样子，妈妈认为，一个女孩子就应该像一个女孩子，做自己最好了。

在意象中，刘岩流着泪向母亲表达了深深的感激，她告诉母亲说，从此以后，她决定接受自己女性的性别，允许自己做一个真正的女人。

至此，刘岩才终于明白，原来，自己被那句"我爱你的真面目"所感动的原因，和同性恋并无瓜葛！刘岩彻底释怀了，她激动地跳起来，一下子就把我抱起来转了个圈，就像一个刚刚中了大奖的幸运观众。

◆ 督导师点评 ◆

案例中的督导师做得足够好了，我没有必要多说什么了。

为什么没有来访者爱上我？

昨天，在和朱建军先生讨论咨询中的反移情话题的时候，我忽然发现，在自己的数百个咨询个案中，几乎没有发生过男性来访者对我产生性移情的情况。而性移情，在咨询中却是多么普遍出现的咨询师必修课程啊。

“我居然没有经受过异性性移情方面的考验。”我说。

朱老师问：“你这么说的时候，好像夹杂着很复杂的情绪在里面。它们想要表达什么呢？”

我立刻回头看自己的内心，发现的确有好几种消极情绪交织在一起，有沮丧，有遗憾，甚至还有一些失望和不服气。

仔细倾听我内心的声音，我的沮丧好像在说：“如果你从来没有过成功处理性移情的经历，那么，你就不是一个合格的心理咨询师。”这种语气就好像是小时候每当我取得好成绩，并且为之洋洋自得时，爸爸总是喜欢说的一句话：“有什么好翘尾巴的？你还小，还没有经历真正的困难和考验呢。”那时候的我总感觉像是被泼了一瓢冷水，立刻垂头丧气地明白过来：我还远不合格、远不够好，这点小成功完全不能证明我的能力。如果有大的考验到来，我就会立刻失败，就会立刻知道自己有多么无能。而我现在为这点小成功就不知道自己姓什么叫什么，正是我很无知、很无能的证据……看到这里，我忽然明白了为什么在自己以后的生活经历中似乎永远都找不到成功的感觉——不论我完成了什么样的挑战，我都深深地恐惧着之后更大的考验会让我一败涂地，我都深信自己是个远不够好、远不能胜任的人。

再看我的遗憾，就好像它在我的心里替我辩护说：“其实你还是有能力的。虽然没有经受考验，但这也不能怪你，只可惜老天没有给你一显身手的机会，因为你的异性来访者比例实在是太小了。”我发现，这样的念头会给我一种冲动，让我被驱使着去有意制造出一些考验我的“机会”来。如果我不能对这样的潜意识驱力有所觉察，那么一个可能性就是，我会受潜意识的驱动，制造出一些让来访者对我产生性移情的情境，来让我有机会证明自己有能力过关。

失望的又是什么呢？等了好久，我的心里才发出一个微弱的声音，它好像在悄悄地对我耳语："你看，别的心理咨询师都被异性来访者'爱上'过，而你竟然没有，这说明你作为一个女人，对异性不够有性吸引力。"这个念头把我吓了一跳。在我的意识中，我从来没有过想从异性来访者身上来证明自己女性魅力的念头。我本能地想要在心里为自己防御。于是我的不服气出来了："我的女性魅力是不需要证明的，我对此很自信，又怎么会企图在来访者那里寻求呢?"于是，我的两个声音开始争吵。吵到最后，它们都开始平复了下来。我发现，它们说的都是对的，只不过，都只是说对了一个方面而已。

从对我的自恋更有利的一方面来说，我对自己的女性魅力的确也是自信的，因为我有一份很美好、很令人满足的爱情关系作证，我的爱人已经给了我很有力度的确认，让我对自己的性魅力有了一份很踏实的安全感。而且以我个人的内在评估系统来说，我认为一个女性的性魅力也不仅仅是被异性所向往、迷恋和钟爱，更表现在善良、忍让、有教养、有独立思想、"旺夫"等精神品质方面——这不是那些仅仅被异性意乱神迷地惦记着上床的"性魅力"所能够匹敌的。在这一点上，我甚至是骄傲的。我不需要通过让来访者通过移情的方式来增加我的自信感。

然而，从另一方面来说，我对自己性魅力的担心与怀疑也是真实的。

首先，相比于同龄人来说，我比较晚熟，再加上由于家里太过严格的管教，少女时代的我对性知识的了解明显少于同伴群体，这曾经使得一些同性同伴在我面前常常表现出优越感——现在想想，因为自己对性的无知而被女孩子们嘲笑的经历，也真的是击碎过我早期对于自己性魅力方面的自恋。

其次，我的初恋也是由于败给了另外一个"第三者"而结束的，那场意外也曾经给我留下过惊魂未定的自恋创伤，而且直到我走进心理学领域、经过多年的心理成长，那个创伤才渐渐地愈合。我想，当时那个毁灭性的打击，作为一个女性对自己性魅力的第一次印证，已经作为一个无可改变的印刻留在了我的内心吧。即便以后创伤能够愈合，也难免还会留下一个小伤疤，一旦"变天"，那个小伤疤就还会隐隐作痛。所以，从这个角度上来说，我的潜意识可能仍然会不时地从周围的异性反应中捕捉信息，来确认我不会再被其他的同性打败。而在我们的心理咨询师群体中，女性咨询师占了很大的比例，在咨询中她们最常见的经历之一就是被男性来访者“爱上”。所以，每到督导活动的时候，听到大量这样的信息之后，我就有一点点惘然若失，就好像知道当别人都有被“爱上”的经历，而自己却没有的时候，所陡然升起的“不如别人”的感觉。只不过在督导活动中，这种“自卑感”表现得很是轻微，而且又有咨询设置作为支持，这种不舒适感很容易就被合理地压抑掉了。此刻，在类似的情境中，这种自卑感又很微弱地显露了出来。

明白了自己这些细微的心理活动之后，我心中释然了许多。我明白，异性来访者没有对我产生性移情，并不能证明我不能胜任，或是不够有女性魅力。或许，这还是对我咨询工作的一个积极的肯定呢。如果我下意识地诱惑来访者，那么我相信，一定会有一些人对我产生性移情，但那样不但不能证明我真的有性魅力，而且还会证明我自己的成长还很任重而道远。所以，没有异性来访者对我产生性移情，并不是我应该自卑的理由。

直到这时候我才蓦地想起，其实在过去的咨询经历中，并非真的没有异性来访者对我产生过性移情，而是由于这些移情都在其刚刚发芽的时候就被及时觉察、及时处理，这使得我们的咨询并没有因此而受到真正的干扰，甚至反而成为咨询过程中很有效的助推器。

比如，有一次，一个大学男生就向我表白说，他发现自己对我产生了“特别的感觉”。当时，我没有去评判他，当然也没有去下意识地鼓励他的移情，而是在耐心地听完了他慌乱的表白之后，问他，什么叫作“对一个人产生了特别的感觉”呢？他回答说，当他心里出现这样和那样的情绪、情感时，那就说明他爱上了一个人。我和他一起逐一分辨那些情绪、情感，后来，他竟然发现每一种情绪、情感都是他曾经对某一个异性所产生过的，同时他意识到，由于我的接纳让他感到如此安全，他就不知不觉地把那些未能实现的东西都投射到了我的身上，并以为这些都是他对我的情感。在那之后，他很快就收回了自己的移情，我们一直保持着很稳固的咨访联盟，直到结束。

另外，还有一次，一位成年男性来访者在咨询半途中也对我出现了类似的情感。我请他分别在两张纸上写下他“梦中情人”的特质和他理想中的妈妈的特质，他发现居然有高度的雷同，并随后领悟到，原来他一直在寻找的理想异性，其实是一个理想化的母亲。在那次处理之后，他在我面前重新变得坦然起来，那短暂的、带着激情与性冲动的移情很快就告一段落。最后，我们也一同顺利地走完了全程。

想到以上的两个个案，我意识到，及早发现并以接纳的态度和来访者们真诚地讨论性移情，是一个很传统却很有效的方式。只要咨询师自己没有出自自己潜意识的情结呼应，通常性移情都能够在初露端倪的时候被发觉，那时候来访者的能量投注并不很大，所以处理起来也并不棘手。想起自体心理学派的同行们经常提及的一句话“没有敌意的坚决，不含诱惑的深情”，我在心里叹息，对咨询师来说，这真是一句宝贵的护法箴言。

回到自己身上，看来，由于自卑情结作怪，我仍然习惯性地不大喜欢记得自己取得的成绩。尽管这样的结果是我应该感到高兴和欣慰的，但与此同时，它对我内心的这些复杂而细微的扰动，仍然在提示着我成长还不够到位的地方——有许多已经被处理过或是从未被发现的情结，仍然需要我继续觉察和清理。虽然我在处理性移情方面有着自己的“成功经验”，但我必须承认，自己在很多时候还是失去了对自己潜意识的清醒觉察的。这也是我以后随时需要警醒自己的地方。

我还不够好。我也足够好了。因为，我的不够好就是我的足够好的一部分，而我的足够好也是我的不够好的一部分。

希望有一天，经过踏实的成长，我可以放下对够不够好的执着，以及许多其他扰乱纠结着我、干扰着我清澈觉察的“杂念”，而仅仅凭借着自己的真心，诚实无欺地陪伴我的来访者。而当我此刻冒出这个希望的时候，我忽然意识到，这个愿望本身仍然是一个希望我有一天“足够好”的杂念。惨！我又落回了同一个陷阱之中！

唉，管它呢。虽不能及，心向往之。

◆ 督导师点评 ◆

为什么没有来访者爱上她？这个问题咨询师已经说得足够完整了，我没有别的什么可补充的了。

其实，我也很少遇到“爱上”我的来访者。意象对话中，有一个叫作双人意象的方法，该方法会让来访者想象心理咨询师，看心理咨询师在他们的意象中是什么样子。我在来访者的想象中，常常是一个和尚或者白发飘飘的老人，显然不是一个性移情的适当对象。不过，我对自己的魅力很有信心。如果我们能清晰地、细致入微地观察人际互动，你就会发现两性之间的相互吸引或者说调情，是一个微妙的互动过程。一方用眼神、动作、表情和语言示意，另一方会有一个本能的反应。如果这个反应是呼应和鼓励前者，那么前者就会进一步行动，去引诱或者趋向对方；如果这个反应是拒绝，则前者就会停止性的引诱。同样，如果在来访者对我们进行第一步的示意时，我们及时察觉并用我们微妙的行动去表态，用眼神和表情表示出自己无意于和对方在性上相互吸引，则绝大多数的情况下，来访者就会很快停止他的进一步"调情"。因此，来访者爱上心理咨询师，绝大多数情况下，是因为心理咨询师用自己的微妙行为反应，有意无意间默许甚至鼓励来访者这样做。

有意识这样做的心理咨询师，是道德操守有问题；无意识这样做的心理咨询师，则是因为自己潜意识中有某种观念和情结。每个心理咨询师在这方面的情结都是独特的，因此应当自己去分析发现。也许某个人是出于自恋，某个人是出于被认可的需要，某个人是为了消除性的自卑感……

精神分析取向的心理咨询师中，流行过一句话："没有移情就没有治疗。"这句话被一些心理咨询师误解，以为心理咨询过程中，必须先让来访者"爱上"心理咨询师，然后心理咨询师才方便治疗。他们认为，来访者对心理咨询师有了性的移情后，就会比较听话，所以心理咨询才会更有效。这是一个非常荒谬的误解，实际上这句话中所说的移情，并不单指性的移情，而是指所有的移情。比如，一个人把对父亲的怨恨，转移到了心理咨询师身上，从而对心理咨询师产生强烈的怨恨，这也是一种移情。心理咨询师不需要刻意创造移情，只要咨访关系建立了，移情必然会存在。而这个移情，是精神分析治疗的起点和基础。精神分析取向的治疗，更不应该刻意创造来访者对心理咨询师的性的移情。如果心理咨询师这样做，不仅是一种不道德的行为，从治疗上来看，也是十分不理智的，因为他等于在来访者原来的病之外，又引发了一种新的病。

编一则小寓言故事：一个医生听他的老师说过"没有高烧就没有退烧

药”。一天，一个病人胃疼来找医生。医生告诉这个病人说：“你先去把全身淋湿，然后到户外风大的地方去睡一觉。”病人对这种治疗方法感到很奇怪，但是还是按照医嘱去做了，结果胃病没有好又发起了高烧。痛苦的病人又一次来找医生，告诉他自己的病情更坏了。医生说：“没有高烧就没有退烧药，不用担心，治疗高烧我很拿手。”

或许，从这个意义上来说，“没有被来访者爱上的心理咨询师”，是更值得被尊重的心理咨询师。

扔石头的小女孩

一天，一位年轻的咨询师专程从外地到北京来找我，请求做一次意象对话的个案督导。

她叫陈然，个头不高，中等身材，圆圆的脸蛋，鼻子上长着几颗可爱的小雀斑，一说话就总是微笑着，给人的第一印象是很有亲和力。

陈然告诉我说，自己有一个癔症的来访者很棘手，已经用意象对话咨询了半年多，依然不见任何实际的进展。问到细节，她却说不出什么所以然来，只是给我描述了一大堆来访者的意象故事——这些故事在我看来基本上都是一大堆换汤不换药的幻想，依然还浮在心理防御的表层，并没有什么实际的情结性内容。

◆ 督导师点评 ◆

初学意象对话的心理咨询师，常会出现这样的问题。他们跟着来访者的想象转，想象出了一大堆的意象，但是，却没能从这些意象切入，让来访者发现自己的潜意识心理，也没能让来访者体验到自己内在的情绪，更没能解开来访者的心结。来访者想象出的意象多、内容丰富，他们就觉得挺成功，而没有关注对意象的领悟。实际上，意象只是一个工具，我们心理咨询的目标是解决心理问题，而不是看到多少意象——意象只是船，不是我们要到的彼岸。很多人光待在船上瞎转悠，忘了要到哪里，不但觉察没有提升，还会逃避和沉溺。

经过初步的交谈，我发现陈然对意象对话的掌握还很初级，而且对来访者真正的问题也还一头雾水，这让我感到她自身一定哪里还存在着问题，于是，我直接引导她进入了意象。

我请她在意象中面对这个棘手的来访者。她看到自己面前的来访者是一只黑色的猫，它向她走来，要她的关注和抚摸，而当她刚刚一伸出手去碰触它时，它却很轻盈地一下子就跳到了前面不远的地方，喵喵地叫着召唤她。她就连忙追过去，可是当她刚刚接近它的时候，这只黑猫又纵身跳到了前面不远的地方站住，对着她继续喵喵叫。一连几次都是这样。

“面对这只黑猫这样的反应，你的感觉如何？”我问陈然。

“我很爱它。我对它很有耐心。”陈然微笑着回答我。

“这个爱和耐心的感觉在身体的什么地方？”我问。

陈然说，在自己的大脑里。

我请她把注意力往下移动，关注到心的位置，看看那里有什么感觉或意象。她摇摇头说，没有任何感觉或意象。她的注意力只想待在大脑里。

◆ 督导师点评 ◆

当我们把注意力放在脑的位置时，影响我们的主要是理智的思维，或者是精神分析中所说的超我的活动；注意力放在心的位置，或者至少是胸区，我们注意到的则主要是情感活动。如果被指导者说心的位置没有任何感觉和意象，这必定是有某种阻抗存在，因为人的心不会没有任何感觉。

“好的，那么请你把全部的注意力都聚焦在大脑中，并听我说话，看看会不会出现什么感觉。”于是，我开始用缓慢、清晰的语言重复说出这样的话：“你应该爱它，你应该有耐心。”

渐渐地，陈然的眼球开始越来越剧烈地抖动。听着听着，她忽然收住了笑容，两行眼泪缓缓地滑下。

“你此时此刻的情绪是什么？”我问。

陈然回答说，是难过，但是，她并不知道她在难过什么。

我问她，你的难过在身体的什么地方？她回答说，在胸部，像一团浓密的雾气。

继续盯着雾气看了一会儿，它变得越来越稀薄，最后散开了，一个三岁的小女孩正坐在一块冰凉的大石头上面，一个人孤独、无聊地玩耍着。小女孩的身后有一个房子，那是她的家，她的妈妈正在家里忙碌，顾不上陪她玩要。于是，她想出了一个好办法，她每隔一段时间就捡起一块石头，把它投进面前的河里，这样妈妈就会听到，以为她掉进了河里，就会慌慌张张地跑出来查看。

可是，这样才玩了两次，妈妈就不耐烦了，狠狠地把她骂了一顿，还把她关在家门外面，不许她回家吃饭。

小女孩难过地哭了。她感到妈妈根本就不爱自己，是个坏妈妈。

“如果这个小女孩长大了，自己也当了妈妈，她会是个什么样的妈妈呢?”我问陈然。陈然的脸上重新浮现出她特有的微笑，很温柔地说：“她会很爱她的孩子，会很有耐心。”

“那么，如果她的孩子和那个小女孩一样，她会怎么做?”我继续问。

陈然看到，每次这个小女孩一扔石头到河里，这个好妈妈就会跑出来对孩子说：“我爱你，我全然地接纳你。”

◆ 督导师点评 ◆

咨询遇阻，几乎总是因为来访者的问题和心理咨询师自己的某个问题触碰上了。

借助意象对话，督导帮助心理咨询师找到了这个问题。

在陈然不愿意看心的时候，先让她看大脑中的意象，然后让这个意象自己展开，并发现心的区域的问题，这是一个很好的策略。

陈然的妈妈不关注自己，于是陈然自己创造了一个“好妈妈”意象，一个会关注孩子的意象。这个过程中，陈然和她现实中妈妈的反面样子认同了，这种现象我们叫作“反向认同”。表面上看，反向认同是对过去的父母的行为的一个改进，但是实际上，往往他们会走向另一个极端，效果未必更好。

“那么这个小女孩感到妈妈爱自己吗?”我问陈然。

笑容慢慢地再次收敛，陈然开始皱起了眉头，半晌，她回答说：“不，小女孩并不觉得妈妈爱自己。”

“为什么呢?”我问。

陈然说：“因为小女孩认为这只不过是自己的小伎俩对妈妈起的作用，并不是妈妈真正的爱。如果小女孩不再要这个小手段了，妈妈就会对她不理不睬了。”

◆ 督导师点评 ◆

运用心机骗取爱，必然会遇到一个悖论。如果得到了爱，他会认为是自己的心机起到了作用。于是，他会认为自己得到的不是真正的爱、自然的爱，自己的成功恰恰证明了真实而自然的自己是不被爱的。

即使别人给他的是真正的爱，他也不会相信。不仅仅是小女孩会遇到这样的情况，实际上，无数的成年人，无数非常聪明的有心机、有控制力的成年人，也都会做类似的事，他们也会得到爱但是却不相信这是真正的爱。

"小女孩对妈妈有一个很合理的猜想，就是如果自己不再玩小伎俩，妈妈就会不理睬她了，"我说，"可是，这只是一个很有道理的猜想，究竟事实会怎样呢？你不妨让小女孩不玩小伎俩，而是直接告诉妈妈说'妈妈，我现在需要你陪我玩一会儿'，看看结果会怎样。"

陈然接受了我的建议。意象中，小女孩直接回到家里走到妈妈面前，对妈妈说："妈妈，妈妈，我觉得好无聊，我想要你陪我玩！"妈妈说："好呀！不过妈妈还有很多事情要忙，所以只能陪你玩一会儿啊。"说完，妈妈放下了手里的活，陪小女孩出去玩了。小女孩感到很开心。

"小女孩觉得妈妈是爱她的吗？"我又一次问陈然，陈然的脸上露出幸福的微笑——这微笑，和陈然的"经典微笑"给我带来的感觉截然不同。"小女孩觉得妈妈是爱她的，只不过，大人总会有很多事情要忙。"陈然很肯定地回答。

"如果妈妈听到自己的女儿这么说，她会有什么感觉？"我问。

陈然说，妈妈会很感动，也会很骄傲，因为女儿小小年纪就这么懂事。但同时，妈妈也有一点点内疚，觉得平时自己确实只顾忙家里的杂事，把孩子给忽略了，所以她决心以后一定要多陪陪女儿。而女儿知道了妈妈的想法，开心极了，她再也不用玩那个丢石头的小伎俩"骗取"妈妈的爱了，因为妈妈本来就是爱她的。

◆ 督导师点评 ◆

由骗而得到的，即使是真的也被当作假的。所以，真诚地对待别人，不仅仅是一种道德要求，也是一个人获得幸福的真正有效的方法。当然，真诚对待别人，是一种冒险，因为你也许会成功，也许会失败。但是，不真诚是更有害的，因为不真诚所获得的所有成功都是赝品的成功。也就是说，真诚可能会让你得到幸福，也可能不会；但不真诚一定让你得不到你想要的幸福。

“小女孩对妈妈有一个很合理的猜想，就是如果自己不再玩小伎俩，妈妈就会不理睬她了。”“可是，这只是一个很有道理的猜想，究竟事实会怎样呢？你不妨让小女孩不玩小伎俩，而是直接告诉妈妈说‘妈妈，我现在需要你陪我玩一会儿’，看看结果会怎样。”在这里，咨询师先后说了两句话，看似不经意之中，咨询师就完成了两个步骤的重要工作。

咨询师的第一句话，在完全接纳来访者原有信念的基础上，通过对其内容上的共情式表达，把这个信念界定成来访者的一个“猜想”(而不是一个“真理”)。既没有拒绝给来访者的原有观念一个容身之地，也没有认同这个歪曲的信念。这就是意象对话的“接纳”技术的正确应用。对许多初学者来说，应用接纳技术的时候，很容易走向一个误区，就是为了避免“不接纳”，而对来访者的信念全盘认可和盲目肯定，这不但不会帮助来访者走出错误的信念，而且会强化他继续在错误信念的基础上越滑越远。而意象对话的接纳技术是，看到这个信念真实的样子(同时要确认咨询师看到的和来访者看到的一致)，承认它的存在以及存在的合理性，但并不盲目认同它，而是把原有的歪曲信念作为一个被觉察对象来觉察，并给它一个恰如其分的位置。比如，在这个范例中，首先看到这个真实的信念，承认它已经存在并产生影响，然后用觉察来观照这个信念，而不是理所应当地认同它就是真理，最后给这个信念一个恰如其分的位置，就是容许它作为一个“很合理的猜想”而存在。这样，在宽容而真诚的态度中，无须对质，这个信念在没有被否定存在的情况下，就被温柔地暂时搁置了。

咨询师的第二句话，在承认来访者原有信念存在并将其暂时搁置的基础上，提出了一个尝试性的邀请。由于这个邀请想要达成的目标和来访者想要达成的目标完全一致，因此，在没有多大风险的情况下，来访者通常都愿意接受。这个“尝试”为新的、建设性的信念的产生和存在提供了一个可能。这个新的信念此刻只是作为一种"可能性"被提出，并邀请来访者自己去验证和判断，咨询师并没有自己判定这个新的信念"更好、更正确"，更没有以此来强行说服来访者同意。因此，在咨访关系良好的情况下，对这样温和的邀请，来访者的阻抗不会很大。只要来访者开始"尝试"，那一刻，他就暂时离开了原有歪曲信念的强迫性控制，离开了旧有的破坏性模式，并为歪曲信念的扭转打开了一扇开发的大门。

意象做到这里，我把陈然带回了现实中。我问她："你明白了什么？"

陈然很认真地低着头想了想说，意象中的那对母女就是自己和妈妈，小时候妈妈总是忽略她，所以她就总是靠一些聪明的小伎俩来博得妈妈的关注，但那依然让她感觉不到妈妈的爱，她就像那个小女孩一开始那样，认为一旦自己不玩那些小伎俩了，妈妈就真的会当她不存在了。可是那些小伎俩玩到第二次，妈妈就不耐烦了，就要狠狠地骂她，所以她就不得不持续地变换花招。

"那么，你自己当妈妈的那一段意象让你明白了什么？"我继续问她。

陈然再次很认真地低着头想了想，说："我明白了，其实在我内心深处，我是不相信妈妈会真的爱我的，可是我又需要爱呀，于是我就只好用骗取的方式来获得爱。但如果我总是用'骗取爱'的方式来获得爱，那即便妈妈把真爱给了我，我也认为那只是我骗来的赝品，不相信那是真正的爱。于是，我还是没有得到我想要的爱，所以我的内心还是感到缺乏爱。这真是一个骗局！"

"这个领悟很有智慧，"我回应道，"那么厘清了你自己的内心是怎么一回事之后，你再回头来看看你的来访者，看看你会不会有什么新的发现。"

陈然托着自己的腮帮子，一副深思熟虑的样子。过了一会儿，她突然想到了什么似的，抬头问我："你是说，我在给她扮演好妈妈，所以我会逼着自己扮演出一个有爱心、有耐心的咨询师的样子？"

"我什么也没有说啊，"我回答，"我对你的来访者一无所知，所以我在等着你告诉我呢。"

陈然"扑哧"一声笑了，说："也是也是。"于是她继续沉思默想了一会儿，忽然又灵机一动说："我好像明白我们的问题出在哪里了。其实我的来访者就像我小时候一样，也是在变着法儿地玩小伎俩，想博得我的关注和爱，但其实她内心并不相信我是真的爱她，所以她还是没办法真正地信任我，所以到现在，她还是没有向我袒露出真正想要解决的问题。"

"嗯，很有意思！接着说，我继续听。"我鼓励了一句。

陈然更兴奋了，接着说道："至于我自己这边呢，其实早就不耐烦了，但是，因为内心里有一个一直想要当好妈妈的愿望，所以就要求自己一定要爱她、要对她很耐心，于是，我就像意象里那个好妈妈一样，被她牵着鼻子走，一直陪着她玩投石头的游戏。其实现在想想，她的那些意象，每次一出现就哗啦哗啦的，完全把我给绕蒙了。我不知道她是怎么回事，所以就焦虑，一焦虑就担心自己不像一个好咨询师、好妈妈，于是就表现得更加有爱心和耐心了。"

"是呀，"我赞同地戏谑她说，"你的爱心和耐心就像糖果一样，正好奖励小女孩的游戏玩得好呀！""嘿嘿……"陈然有点不好意思地笑了笑，露出两颗尖尖的小虎牙。

◆ 督导师点评 ◆

这一段咨询师的连续发问，类似于苏格拉底的"助产术"，目的是促进来访者对自己的意象进行反刍和领悟。咨询师不像一个精神分析师那样分析来访者，而是通过"启发式的发问—倾听—反馈—再启发式的发问—倾听—反馈—……"这个过程层层递进，让来访者做主角，担负起自我理解的责任，最终自发产生对自己内心的理解和对自己与外部世界互动模式的领悟。这就是意象对话中"领悟"技术在咨询中的一个具体应用。

陈然这个小姑娘悟性真是好，一回去就势如破竹，后面的咨询进行得很顺利。她在电话里得意扬扬地向我汇报成绩的时候，告诉我说，那个来访者后来自己亲口告诉她说，自己是因为不相信咨询师是真爱、真接纳，所以不得不辛辛苦苦地试探了半年。但来访者告诉陈然说，她也不后悔，虽然多花了不少钱，但是在那段最灰暗的时期里，能够占有咨询师的时间，在相对和谐的咨询室里逃避失败的现实人生，也还是不错的……

◆ 督导师点评 ◆

陈然在充满“爱心、耐心”地对待她的来访者时，实际上，也是下意识地把来访者当作了童年时的自己来对待。让自己做好妈妈，有爱心和耐心地对待来访者，也就是这样对待自己心中那个童年的自己。当然，和来访者一样，那个她心中童年的自己，也只是在这个过程中得到了暂时的“伎俩得逞”的满足，而没有真正感受到被爱，因此这个困境也就难于被解决，直到陈然看清了这个模式。

心理咨询师在被督导时，经常问我的一个问题是：“这种情况下，我应该怎么做?”但是实际上我最关心的是：“这到底是怎么样的一种情况？这个时候，你内心都发生了什么?”当心理咨询师真的知道内心发生的事情后，怎么做，基本上都不再是问题了，就好像，当我真正看清楚我是怎样掉进那个冰窟窿里之后，我下次自然就不会让自己再掉进去了。

愚人的世界

想想真讽刺，我们的缘分居然开始于他的欺骗和我的自欺——由于他编造的栩栩如生的那些人生经历让我深受打动，然后我立即严肃认真地钻进了他为我设计好的圈套，成了为他提供“人生辅导”的咨询师。

现在写他的时候，我还能依稀感受到一丝不服气的阻抗残留在胸：那时他才刚刚十七岁，而我的年龄，已经足足是他的两倍了！哼，轻“敌”了……

第一次，他是一个人来到咨询室的。而像他那样年纪的孩子，几乎总是被家长护送来的。他微微地驼着背，像一个微弱的影子一般，轻轻地飘进了咨询室。我记得我们在沉默中打量了彼此好一阵子，记得他苍白瘦削的小脸上，那双诚惶诚恐的眼睛让人一看就有些心疼。

那天，除了静静地坐在我对面沉思之外，他几乎什么也不愿意告诉我。在一小时里，他只用哽咽的声音简洁地说，他是一个不配活在这个世界上的人。而那天，正是他十七岁的生日。当时，我非常难过。我发现，第一次咨询，我就对他“大发慈悲”，以至于那天的两顿饭我都吃得味同嚼蜡。

在后来的两个月当中，他似乎渐渐地向我敞开了心扉。在大约第九次咨询中，他流着泪向我告别，说由于自己的外祖母被发现得了癌症，他必须回到家乡照顾她，他很遗憾我们之间的信任和情感刚刚建立起来就要失去了。在离别之前，他坦言自己是一次强奸事件的罪恶结果，父亲被母亲送上法庭枪决了，而母亲也在他一岁多的时候因为精神失常而自杀了……听到他的身世，我竟然毫无觉察地落下了眼泪。至此，我终于知道了他令人心碎的经历，并真正理解了为什么在他那双清澈无辜的眼睛下面总是忽闪着深深的惊恐和忧郁。

那一夜，我的梦里下了鹅毛大雪，他变成了一个两三岁的孩子，穿着褴褛的单衣独自在雪地上爬行。我发现了像一个小黑点一般蠕动着的他，惊讶地把他抱起来，紧紧地裹在自己的军大衣里，瑟瑟发抖地用自己的体温温暖着这个冻僵的弃儿。醒来的时候，我开始质疑自己是不是对他产生了反移情，但随即，我心里有一个声音在开解说：这只是任何一个做母亲的生命对任何一个苦命的弃儿所产生的爱与悲悯。我释怀了。

一个多月后，正当我对他的挂怀刚开始渐渐淡去的时候，他竟然意外地现身了。虽然依旧是我熟识的样子，但他却似乎已经判若两人。他用一种在我听起来充满了嘲讽的满不在乎的声调告诉我：坏消息是他欺骗了我，他以前的身世全都是假的——那些不过是他考验我、试探我爱心和纯良的工具而已；好消息是我虽然被愚弄了，但他认为我胜利通过了他的测试。他宣布：我们的咨询从那时起要真正地拉开帷幕了。

听到他的话的一刹那，我呆若木鸡，半天说不出一句话来，心中、脑海中一片空白，方向感尽失，完全找不着北了。

◆ 督导师点评 ◆

被来访者骗了，我想心理咨询师的自恋一定很受打击。

但是被骗并不说明心理咨询师无能。理想中的心理咨询师，应该对来访者的心理了如指掌，能够识破任何骗局，并且有无限的爱心和智慧。但是，现实中的心理咨询师，只是一个有一定心理咨询知识和技能的普通人而已。现实中的心理咨询师和幻想中的心理咨询师的区别，就仿佛生活中一个会武术的人和美国大片中的超人蜘蛛侠的差别一样。更何况，心理咨询师在做咨询的时候，并不会先预设来访者在欺骗，也不会专心致志地看他是不是有欺骗征兆。心理咨询师一般会预设来访者说的基本事实大体是可信的——毕竟这是在心理咨询室，而不是在预审室。因此，如果一个来访者成功地骗了心理咨询师，这也很正常。

被骗，也不一定就是心理咨询师的失败。所有发生在心理咨询室中的事情，都是一个契机。只要我们能抓住这个契机，推进对来访者的心理咨询工作，这就是成功。

“你也不用觉得没面子。我让所有的专家都晕头转向，他们有的诊断我是强迫症，有的诊断我是抑郁症，有的诊断我是边缘型人格障碍，有的诊断我是隐匿性精神分裂，有的诊断我是反社会人格。和他们相比，至少你是唯一一个能够感化我，让我对你说出实话的人。虽然你是最傻的一个，但你也已经很成功了，你不但不应该为自己羞耻，反而应该为自己骄傲。”他平静地望着我开始变得激动的眼睛，居然还可以很坦然、很认真地说出以上这番话！直到那一刻，怨愤才开始苏醒过来，在我的胸腔中熊熊升起，我恨恨地瞪着他，热辣辣的红开始在我的面部蔓延开来。现在想，估计我当时的表情一定很尴尬吧。

没等我反应过来，他接着说，对于欺骗我这件事，他并没有任何内疚感或自责感，因为我们开始咨询的那天，正是4月1日愚人节。因此，造成我此刻内心困扰和烦乱的，并不是他的不诚实，而只是我自己的失察和自欺。听他说完这番话，刹那间我内心里的暴怒更加强烈了，可悲的是，这暴怒却只好藏在“好咨询师”的外衣下很憋屈地压抑着。我感到自己胸腔里的愤怒在偷偷地燃烧，乌烟瘴气，我的身体在隐隐地发抖。“不行，受不了了！我不能和这样的来访者在一起，太可怕了！”我听到自己心里发出了一声咆哮。

“如果我是你，我会趁火打劫，用现在的机会结束我们的咨询关系，这样就可以为自己的自恋设置一条止损线，因为像我这样的来访者太难控制了，还不知道将来会发生什么。”他以一种漫不经心、玩世不恭的语调，望着我的眼睛慢慢地说，嘴角上还分明带着一丝可恶的、邪恶的微笑！一瞬间，我正打算说出口的“结束咨询”的话语却被卡在了咽喉里。不知道为什么，当他能够预测出我的反应的时候，我感到自己反倒不愿意让他一再得逞了。或许，这是我企图不再跌入他诈骗圈套的一种下意识的防御？

于是，我努力沉默了半晌，大致整理了一下混乱的思路，说出了一些不痛不痒、模棱两可的话，难熬地撑到了漫长的一小时结束，撑到了他令人心乱如麻的背影终于在我的眼前消失。

◆ 督导师点评 ◆

意象对话中，有一种意象叫作“魔鬼”。“魔鬼意象”只是一种原始意象而不是实体，但是当一个人在潜意识中接受这个意象的影响后，他会出现一系列的表现。他会不诚实，并且最重要的是，他不会对自己的不诚实有内疚感；他会很有洞察力，仿佛伊甸园中的那条蛇一样，可以看穿对方的任何小心思；他有控制力，可以抓住对方的弱点，让对方的行为完全被控制。在动机层面，“魔鬼意象”做一切事情的目标，都是为了控制。他喜欢自己掌控别人、耍弄别人、欺骗别人，从而让一切尽在掌握——世界是无常的，但是当他们能够掌控的时候，他们会感到世界是有常的，而且为自己所主宰。他们想成为这个世界的上帝。

你会观察到，有这个意象的人的情绪非常稳定，心理咨询师的情绪也许会被他们搅动得起伏不已，而他们却总是那样冷冷地看着你在那里挣扎，心中不起一丝波澜。当然，更深入地觉察我们会发现，他们内心更深处有极大的不安全感。但是这一层很深，一般心理咨询师可能不会看到。

还有一点很重要，即使一个人动用了“魔鬼意象”，我们也不能把他这个人看作魔鬼本身，对这个人还是要接纳，最重要的是要去理解他动用魔鬼意象背后的深层不安全感。

就这样，刚刚通过他的严格考验，我马上就陷入了下一轮更严峻的考验。这次的主考官比他本人更苛刻，因为这位主考官就在我的内心，他在不停地鞭笞着他的欺诈和我的自欺，让我混乱、焦虑不堪。我感到了自打咨询以来从未有过的羞耻感，甚至某种和信任有关的坍塌感。被迫反思我们前两个多月的咨询，我忽然意识到，在他那次向我突然告别的时候，我当时心中产生过戛然而止的诸多遗憾和眷恋不舍，至此，我才想起当时自己强行按捺住的、几乎想要为他提供免费电话后续咨询的冲动。

我无比沮丧。我发现，梦中冻僵的弃儿不过是我自己一厢情愿的想象罢了，我竟然被一个毛孩子给耍着玩了！刹那间，一份自恋损伤转化成了对他的愤怒。自己的反移情、被愚弄的自恋创伤、被他毫不留情击中的失察，以及那种对“信任”的信任坍塌，一时间让我很难承受。我一直在居高临下地把他当作一个可怜的弱者和孩子来关怀和呵护，想不到，傻乎乎的我却只不过是他的一只瓮中之鳖罢了。

经过长达三天的连续反省，我混乱而痛苦的心绪终于重新安顿下来。尽管仍然存有一些迷惑不解，但我至少放下了之前隐秘的自大和优越感，也修复了对“信任”的信任，重新站回到地面，重新面对另一个我所未知的生命。

那对我这个渺小的个体而言，算得上是一次伟大的开始。

那之后，我变得慎重了许多，对自己的想象和推测保持了更多的警觉，更重要的是，我开始对自己的不觉察有了更多的、当下的觉察。现在看来，他所带给我的教诲，在我的咨询生涯中掀起了一场深刻的、有益的变革。在之后的咨询工作过程中，我常常在自己傲慢之心隐隐升起的时候以此为鉴。

◆ 督导师点评 ◆

心理咨询师很好地面对了自己的自恋暴怒——面对了自恋受损后，羞耻感带来的那种恼羞成怒的感觉，值得表扬。

自我的成长，需要挫折，因为只有挫折才能让我们放弃早期的那种不现实的夸大自恋。心理咨询师的头衔，很容易加强人的优越感和自恋。勇敢地面对挫折，不自欺，心理咨询师就能够超越自恋损伤，得到成长。这一点，心理咨询师也做得不错。而之后的“慎重、警觉”，也使得她能够有更多的“现实检验”，增强了现实功能。

挫折是我们的必修课程，太小的挫折往往会被我们忽视，太大的挫折会打垮我们，而适当的挫折则会成为我们成长的契机(这就是自体心理学所说的“恰到好处的挫折”)。这个咨询挫折，本来有些偏大，但好在心理咨询师有勇气并且谦虚，所以反而成为促进她成长的一个良好契机。

而我们的咨询——正如同他自己所预言的那样——真正地拉开了帷幕。当我不再和他比武、不再介意我的行为是否会验证他预言的正确的时候，我们变成了一个很有力量的团队，朝向他为自己、为我们的咨询所设置的目标稳健推进。

一个月以后，他看到了自己南辕北辙的行为模式——他一直保持着一个奇怪的癖好，就是紧紧抓住让他痛苦的故事不放，把自己一次一次反复地暴露在过去的伤痛感中，而偏偏把送上门来的解决方案一次又一次坚贞不屈地推开，就仿佛，在他内心的某个看不见的角落里，总隐藏着某种无形的力量在把他身不由己地拖向和自己目标相反的地方。

两个月以后，他看到了，自己之所以要牢牢抓住痛苦的回忆是为了扮演受害者，让他人为自己的失败和悲剧负责，与此同时，用自己虚无缥缈的道德优越感来对抗在他人面前的无能和低劣感。

三个月以后，他开始尝试放弃受害者的角色，而在现实生活中通过承担选择的风险来为自己负责——他的桃花运不错，顺利开始了一段初恋。

四个月以后，他进入了痛苦的失恋期，痛定思痛地看到，之所以失去了心爱的女友，是因为他不断地在试探亲密关系的底线，以至于最后这个脆弱的女孩子彻底崩溃。而自己竟然是在用主动抛弃来对抗对被抛弃的恐惧，用主动分离来逃避最后的"被分离"，而这个模式是从父母的关系中习得的。同时，他也开始在自杀冲动中反思自己生命的意义，意识到自己由于太怕死甚至从来都没敢真正地活过。

五个月以后，他开始以令人惊讶的、清澈的智慧谈论自己的人生脚本：作为一个同样也在愚人节出生的孩子，他感到自己的一生就是一个带有恶作剧性质的闹剧，一切仿佛总是阴差阳错、节外生枝，在每一个命运的岔道口，他总是假戏真做，信以为真地纵身一跃，最后却总发现是一个骗局，这也验证了自己是一个注定被命运所愚弄的小丑。我们俩颇为感慨地看到，在他的命运剧情中，这个世界上只有编排、愚弄别人的人和被编排、被愚弄的人，这就是他心中的基本关系子人格对子。而他的生活经历也不断在重复说服他，只要他假戏真做，就会很成功，以喜剧收场；只要他心里一当真，一切就会幻灭和嘲弄他。谈起他的这个"愚弄者—被愚弄者"的人生脚本，我的心中也发生了一连串很细微的复杂活动，我甚至自嘲地对他说，最终的好消息是，到末了，我终于死了个明白，原来在我们咨询的这场喜剧中，我自己就扮演了他剧本中的那个愚人，从而让他这个总是扮演愚人的家伙有机会翻身扮演一回愚弄者！

然后，我们的咨询就以一个最终的喜剧收场了。结尾的最后一个剧情是，他依然微微地驼着背，像一个微弱的影子一般飘出了我们共处了半年多的咨询室。那时，我已认真地相信，他的人生脚本已经做了让他更满意的改写，但似乎始终没变的是，在这个世界中，他依然还是一个人，而这种凉凉的感觉始终流淌在我的内心，一直到最后一次咨询结束，他形单影只地从我的视野中缓缓消失。

但我一直没有来得及和他分享的是，或许，在他的原始脚本中，"自己一认真就成为被愚弄者，自己一作假就成为愚弄者”这个信条，也不过是他自己的一个主观感受而已。另外一种可能是，当他自己认真的时候，他对亲密关系中的另一个人的认真程度就要求更高，因而对对方的“不认真”就更在意、更敏感，就更容易当对方认真的时候感到理所应当，而当对方有一点点不认真的时候就感到难以容忍；反之，当他自己不认真的时候，他对另一方的认真程度就没有什么期待，因此，反倒容易注意不到对方不认真的时候，而对期望之外的“认真”感到受宠若惊。在这种情况下，很可能他对对方“认真”还是“不认真”的评断标准，不过是一个他心中对“应有的认真程度”的期望值。

与此同时，我内心里的确还真有一个地方会觉得：即便他一开始编造出来的悲惨人生故事只不过是一个彻头彻尾的骗局，那同时也是他内心深处某一个细小部分的真实感受，以至于直到今天，我依然还愿意像当初那样傻乎乎地相信，在他的内心深处，真的有一个被抛弃的幼小孩子，在承受着他所编造出来的那种命运、那份凄凉……

◆ 督导师点评 ◆

对于来访者的自我分析，我没有更多的话要说，他自己已经说得很清楚了。稍微要提醒大家注意的是，咨询师看到他“依然还是一个人”。当愚弄世界成为模式的时候，他就把自己和别人建立真实关系的门封起来了。如果别人识不破他，那么他们之间就建立不起来真正的关系；而如果别人识破了他，那么别人也不会愿意继续和一个愚弄自己的人保持关系。在这次咨询中，心理咨询师在知道来访者骗人之后，还是和稍微真实一些的他建立了一点关系，这已经是非常难得的了。咨询结束后的他“依然还是一个人”，孤独的他还是会有问题，但好在，他毕竟曾经和一个人“相遇”过，这会留下一个积极的种子，让他以后在机缘成熟时，还有可能再一次和某个人真正相遇。

可怕的马海毛

（一）焦虑的母亲

深秋的午后，我独自望着咨询室窗外飞舞的枯叶，安享着这难得的清静。突然，一阵凌乱的脚步声传来，随即，两个人出现在门外。

这是一对母女。母亲身着正装，显得干练、整洁、彬彬有礼，而女儿则显得羞怯、安静且有点局促不安。当我请她们坐下的时候，妈妈顺从地坐下了，而女儿依然站在原地，一双眼睛有些惊慌失措地瞄着沙发上的毛垫子。我问女孩："需要我把这个垫子放进柜子里吗?"她望了妈妈一眼，妈妈用眼神做了一个允许，于是她点了点头。当我把垫子拿走之后，女孩微微舒了口气，轻轻地坐下了，两只小手规规矩矩地放在并拢的膝盖上。

一坐下，母亲就开始向我焦急地求助。这个十四岁的女孩今年初三，以前一直品学兼优，但最近突然开始逃学。追问之下才知道，她不敢上学居然是因为害怕同桌穿的马海毛毛衣。

对此感到焦虑而又莫名其妙的母亲把孩子送来咨询，已经不是第一次了。这次也同样，母亲在场的时候，女孩几乎一言不发，偶尔必须回答问题的时候，也总是看看妈妈之后，才用摇头或点头的方式来回应。母亲一直在替她说话，随时把孩子的意思表达给我听。简要的谈话过后，我邀请母亲先单独来接受我的咨询。她虽然很不情愿，但还是很配合地答应了。

◆ 督导师点评 ◆

当我们想了解一个木偶的动态时，应该先看看牵线的手。如果是病态的、高度共生的亲子关系，我们最好先了解那个在其中做主导者的人的情况。所以，先让母亲接受咨询是挺好的做法。如果母亲在共生关系中习惯了做强有力的控制者，她一般也愿意自己来咨询，因为她觉得孩子的问题的确需要自己来处理。这就好比子女选志愿、谈恋爱，这些父母都觉得应该自己来做判断、决策是一个道理。除非心理咨询师让父母感觉到，咨询师认为子女的心理障碍有父母的责任，他们才会断然拒绝参与心理咨询。

在这个案例中，由于母亲急于对女儿做出干预，因此，对母亲的咨询目标就要有所调整——不能期待真正地转化母亲，而只能暂时缓解母亲的焦虑，以便不让她的干预成为下一步针对女儿咨询的太大阻碍。

本来是处理孩子的问题，但母亲却越俎代庖地替孩子表达“孩子的意思”，而且，孩子每表一次态都要先看看母亲的“颜色”。从这样的个案描述看，这位母亲对女儿显然过于控制。而从母亲“不情愿”的“配合”中，我们也可以预测到，母亲行为上的“配合”带有妥协的心理功能，母亲的焦虑和“不情愿”一定还会在暗中以某种方式继续下去。所以，这样的开头不大理想。之后的工作进展如何，就要看咨询师是否能够阶段性地把母亲卷入其中一同前行了。

第一次咨询简单地了解了一下这位母亲的状态。这位年近中年的女性，是一位职场精英。按照她自己的说法，因为过度投入工作而失去了丈夫。之后的八年，她都是一个人奔波于工作与女儿之间，精疲力竭。最近，偏偏在公司即将裁员的时候，女儿又“锦上添花”地开始逃学了。在似有似无的意象中，她开始模模糊糊地意识到，自己之所以对女儿有殷切的期待，背后是一种深深的恐慌——她认为，男人是见异思迁的，一个女人只能靠自己去打拼，所以她拼命地鞭策女儿，希望她成为强者。因此，她爱女儿的方式就是严格要求，竭力把她训练成一个品学兼优的好孩子。好在女儿从小就很懂事，除了性格内向之外，学习一直名列前茅。但是最近，孩子“突然变坏了”，这让她忧心忡忡、寝食难安。咨询结束前，我教了她一个简单的“水母”的起始意象，让她每天晚上在睡前练习。

第二次来是两天以后，她很急切地告诉我，她的失眠已经完全好了，希望我的工作重心能够赶快转向她女儿。我意识到她可能在“谎报军情”，于是直接针对她的焦虑进行了疏导。这一次她几乎无法看到意象，于是，我就转而对她的躯体姿势和动作进行疏导。她开始看到了自己一直以来的愤怒、无力和恐惧：愤怒在向旁人控诉老公的薄情寡义；无力感伴随着长期身心的耗竭，以及对女儿的失望；恐惧则是模糊的、弥漫性的，似乎像一个小孩子在不知道对谁说“不要离开我”。简单的宣泄过后，我和她约定，我接下来针对她女儿的工作内容将被保密，而且在这期间她不要给女儿施加压力强迫她复学。她犹豫之后有些无奈地答应了。

◆ 督导师点评 ◆

在中国，心理咨询师对这种情况可以说是司空见惯。如果这位母亲的焦虑能有所缓解，当然对问题解决是非常有益的。但是这里有一个设置上的问题：这个母亲是来访者吗？还是被“糊弄着”成为被治愈者？在这里该怎么做，我没有标准答案。我觉得在西方文化中，每个人是一个独立个体，这种理念是深入人心的，所以比较容易界定谁是来访者。而在中国则不是这样。所以，这种设置是不是好？如果母亲和女儿之间几乎并没有边界，母亲和女儿是不是本质上是一个来访者？我这里没有答案，但这个问题大家不妨都思考一下。

再回到个案本身。母亲提到孩子“突然变坏了”，这让我怀疑。事实真是这样吗？在我们以往的工作经验中，当一个孩子开始表现出这样典型的强迫症状的时候，往往说明孩子已经在长期的焦虑中扛不住了。而母亲认为“以前一直都很好，现在突然变坏”究竟是客观事实，还是母亲自己的心理现实呢？很可疑。但如果事实并非母亲认定的那样，至少我们可以看到母亲对孩子是缺乏真正的关注的。这样的情况在我们身边很常见：一个儿童经常只有在成为“问题儿童”的时候，他的心里究竟发生了什么才开始进入父母的视线。或许产生这种情况的一个原因的确是中国父母的工作压力很大，难免顾此失彼，但这也还是令人遗憾。

此外，我们可以看到母亲试图赶快改变女儿的焦虑情绪增加了，而她采取的策略依然是不情愿的应付和妥协。不知道母亲的这种应对模式会对女儿带来怎样的影响？我们拭目以待。

（二）被撕掉耳朵的小白兔

于是我的工作开始转向女儿菲菲。由于知道她害怕马海毛，我就把咨询室中所有带毛的东西收了起来，我自己也不穿任何带毛的衣物。果然，她一进屋，四下审视了一遍，放心地坐下了。

我问她喜欢喝水还是喝茶，她犹豫了一下说，喝茶。我问，喜欢喝花茶还是普洱？她说随便。于是我用一次性纸杯各泡了一杯，请她随便选一杯。她选了花茶。我就把普洱拿到自己面前喝。

几分钟的沉默后，她小声地发话了："阿姨，做心理咨询的都是病人，是吗？"我摇摇头，笑了，告诉她，心理咨询是给我们所有人解决烦恼的，就像我们有了心事会和信任的好朋友说说，然后心情就好起来了一样。听我这么说，她显得放松了不少。"阿姨，那您自己做咨询吗？""当然做啊，"我说，"阿姨很多年来一直都有自己的咨询师呢，因为阿姨也和你一样会有心事、有烦恼啊。"菲菲羞怯地笑了。我告诉她，我们俩在这里说的话都是保密的，咨询师不许把来访者告诉他的话说给别人听。菲菲舒了一口气。

第一次，我们就这样简单地聊了聊。菲菲告诉我说，她其实上小学的时候就很讨厌带毛的东西了，只是妈妈一直没注意到。听到这里，我暗暗地心里一酸。我问她最早记得自己怕毛是什么时候，她很确定地说，是小学一年级的时候。我在心里默默算了一下，正好是在菲菲父母离婚一年左右的时候。我问她自己觉得为什么怕带毛的东西，她转着一双清亮亮的眼睛，想了一会儿说，摸着很难受，浑身有点发痒，还觉得有点恶心。

◆ 督导师点评 ◆

有一个妈妈没有注意到的病，也是独立自我的一种表现，尤其是对于时时处于妈妈严格监管中的孩子来说，这恐怕是一种迫不得已但却会有效的下策了。等到妈妈发现了，却又对这个病没有办法——不管被不被允许，生命总是有办法活出自己的意志来。

这里值得一提的还有一点，就是咨访关系的建立。通常，一个被家长送来接受改造的孩子，对咨询师会有不同程度的抵御防范。在孩子眼中，妈妈因为控制自己失败了，所以又搬出来一个更有办法的“救兵”和“同盟”。因此，咨询师对这样的孩子开展工作是一个两难困境：如果咨询师想要改变孩子的症状，那么咨询师就真的和妈妈是一伙儿的了，但咨询师的工作目标之一的确是要转化症状。因此，面对这样的小来访者开展工作的关键，就在于信任关系的建立。实际上，第一次见面时，咨询师就出于本能而留意到了孩子害怕带毛的坐垫，并经过征求孩子本人的意愿而把垫子收了起来。这次也是同样，咨询师不仅把所有带毛的东西收起来，还特意为孩子的心理需要而脱掉了毛衣。还有，当孩子说“随便”的时候，咨询师依然给了她选择自己喜欢的茶的机会；当孩子担心做咨询的都是病人的时候，咨询师用一种非常平和的态度告诉她说，咨询就像朋友们聊天说说心事，人人都有心事，而且自己也会做咨询。这些细微的体贴之处，不仅增加了孩子对咨询环境的安全感，还表达了一种对孩子的积极关注，以及对她个人意愿的真诚尊重与平等，同时也是对一个平时极度压抑自己意愿而顺从妈妈的孩子的鼓励，让她有机会练习勇敢地做出符合自己意愿的选择。而这些正是这个孩子平时所缺少的。实际上，这时候心理干预已经开始了。

和绝大多数孩子一样，菲菲很喜欢做意象对话。在意象中，菲菲看到了一只毛茸茸的、像黑猩猩一样的手爪在抚摸她。她惊恐地逃跑了。再次回到意象中，重新面对那个场景，用慢镜头播放，菲菲看到，猩猩长着一张很像老太太的、皱皱巴巴的脸。它抚摸她是为了把她骗到自己怀里。一旦她到了它怀里，它就会凶相毕露，把她囫囵地吞到肚子里。“猩猩为什么这么做?”我问。菲菲说：“因为它食量太大，吃普通的食物总也填不饱肚子，所以就要吃小孩，把小孩整个吞下去，它的肚子才会有吃饱的感觉。”我问菲菲：“如果你是一个观众，看到了这样一幕，你会有什么感觉或者感想?”菲菲说：“那个小姑娘太可怜了。”我接着问：“如果你可以去帮助她，你会做什么?”菲菲说：“我会开一架飞机，接上她逃得远远的，再也不要见到那只讨厌的大猩猩!”“我讨厌你！离我远远的！别老跟着我、缠着我!”菲菲撞着胆子对那只黑猩猩喊出来。

◆ 督导师点评 ◆

这就是意象对话的好处，它可以让人说出如果知道其意义就不会敢于说出来的真话。尤其是对喜欢想象的孩子们来说，意象对话更是一个直接与他们心灵对接的好工具。

菲菲怕毛，而这里让她厌恶又恐惧的黑猩猩也正好长着一只毛茸茸的爪子，而且它还吞吃小孩，因为它总也吃不饱。这里并没有对意象做出解读。但从意象的象征意义来看，这是一个很明显的控制与吞噬的主题，而这个吞噬者或控制者之所以要吞噬和控制，和他自己的内在匮乏感有关。或许，这就是菲菲怕毛的原因。

第二次见面，我依然提前把带毛的东西收了起来。菲菲表现得比之前自在了许多。她开始跟我像说笑话一样，谈到她害怕桃子的小逸事。

那是小学二年级，同桌带来两只桃子，要给她分一只，菲菲拒绝了，因为妈妈不许她随便接受别人给的东西，她从小就养成了这个好习惯。结果同桌特别热情地强行把一只桃子塞进她的上衣兜里，还用她沾满了桃毛的脏手很用力地抓了菲菲的手。刹那间，菲菲就很反感，感觉自己被弄脏了，于是不知道怎么就愤怒地把桃子扔掉了，于是同桌就感觉很没面子，就在全班同学面前控诉她的“不知感恩”和“好心当成驴肝肺”。从此，她就和那个同桌闹掰了。好在第二年她就转学了，于是她再也没有见过那个讨厌的同桌。但是，从那以后，菲菲再也不敢摸桃子了。

“这件事让你最讨厌的地方是什么?”我问。

“强加于人，非要把我不喜欢的东西塞给我，还要我觉得感激她。如果我不要，她就到处去败坏我，让别人都觉得我是一个没良心的‘白眼狼’。”

◆ 督导师点评 ◆

这次出现的“带毛的桃子”，和上次出现的那只“长着毛爪子的黑猩猩”，显然具有某些明显的共性，而这些共性又直接与菲菲“怕毛”相关。根据妈妈提供的情况，菲菲怕毛是14岁才出现的症状，但菲菲提供的信息却表明，菲菲在小学二年级就开始怕桃子上的毛了。而这一点，妈妈似乎毫无觉知。

此外，这次意象还有一个新的主题，就是“不知感恩”。故事中的菲菲被强加了一个恩惠，并因为她的拒绝和“不知感恩”被控诉为“白眼狼”。这样的主题正是“爱与控制”，或者说是以“爱”为名义的控制。从象征意义来说，桃子也常常是母亲乳房的象征。是不是菲菲害怕和反感的其实是自己的母亲——或者更精确地说，是母亲的以“给予”为名义的控制？

“‘白眼狼’这个词你是从哪儿听来的？”

“从小就知道这个词了，我姥姥、大姨和我妈妈都这么说我。”菲菲低下头抠着自己的手指，声音小得像蚊子一样，“她们还说我就是‘农夫和蛇’故事里面的那条蛇——不知好歹、不知感恩。”

我心里又一酸，轻轻地说：“你相信吗，菲菲？这个世界上有好多孩子都是这样的‘白眼狼’和‘蛇’。不过孩子们自己未必这么看，其他的人也未必这么认为。”

听我说到这里，菲菲的泪水顷刻间涌了上来，从她的小脸上无声无息地滚落下来。我忍不住伸出手去轻轻地握住了她攥得紧紧的小拳头。菲菲的身体突然愣了一下，几秒后，突然痛哭失声。“有委屈，能说就说出来吧，我愿意听，别憋在心里。”我对菲菲说。

菲菲泪眼模糊，感激地望着我点了点头，又伤心地哭了一场。

等菲菲稍微缓过来点儿，我们就进入了意象。菲菲看到了一只血淋淋的耳朵……这是一个小女孩的耳朵，她不听话，所以被一个老巫婆撕掉了耳朵，关进地窖里孤零零地饿死了……

原来，父母离婚以后，菲菲被送到姥姥家住了两年，度过了学龄前的日子。刚到姥姥家的时候，她很想念妈妈和爸爸。姥姥家人很恨爸爸，不许他来探望。一个人的时候，菲菲常常抱着爸爸在她三岁生日时给她买的一只毛绒兔子以泪洗面。不幸的是，有一天姥姥闯了进来，看到了这一幕。她劈手夺走兔子，愤怒地撕掉了兔子的耳朵，还不解气，把剪刀狠狠地戳进兔子的肚子里，把兔子剪得千疮百孔，然后扔在地上用脚在上面跺了跺，最后将兔子扔进了垃圾箱，摔门而去。那天，菲菲哭了一天。姥姥给她专门做了她平时最爱吃的虾仁饺子，但她还是不肯吃饭，这更加激怒了姥姥。姥姥把精心做好的饺子倒进了垃圾堆，并且当着她的面给妈妈打长途电话，说这孩子像她爸爸一样没良心，太不知好歹、不知感恩，她实在伺候不了了，要让妈妈赶紧把她领回去……然而，这一天并没有像菲菲梦寐以求的那样到来，菲菲绝望了。她开始做噩梦，梦见自己养的一只小白兔在自己面前被活生生地肢解，而自己被捆绑着完全无能为力……

再次回到意象中，菲菲从太平间的垃圾桶里捡回了小白兔的碎尸块，仔细地把它们缝合起来，用一个小木盒"收殓"了，小白兔变成了绒布玩偶的样子。菲菲发现，它其实只是一个小兔玩偶，并不知道疼痛。这份疼痛的感受是自己的，因为自己做了一个活着的小白兔被肢解的梦，也因为自己被姥姥那样对待的时候受到了深深的伤害。

这次咨询弥漫着血腥残忍的氛围。菲菲有气无力地离开后，我也忍不住泪流满面了……突然之间，我有点不想再继续做咨询师了，因为这份工作对我而言有时候是如此残忍，而我发现自己有一个难以承受的局限——如果必须选择，我宁可面对粗暴的攻击，也不愿意见证这样的残酷却又无能为力，就像菲菲眼睁睁看着自己的小白兔被活生生肢解却又无能为力一样……

◆ 督导师点评 ◆

在儿童的心理现实中，或者我们可以说，在意象的世界中，这只兔子其实是"爸爸"和"父爱"的替代品，甚至可以说，这只兔子也是菲菲自己的一部分(兔子可以内化为菲菲的一个子人格)。因此，姥姥把兔子"碎尸"，在心理层面就几乎等同于把菲菲心中的爸爸和父爱"碎尸"，因为在心理层面菲菲是与兔子感同身受的。这种创伤之大，不能低估——马斯洛如此成功的人本主义大师，也没能原谅母亲杀死了自己养的猫。同时，兔子的耳朵被撕掉，也有很明显的象征意义——耳朵常常和"聆听与被聆听"主题有关。而菲菲内心世界的声音，尤其是与爸爸有关的那部分声音与诉求，显然是没有被聆听到的。

需要指出的是，咨询师在咨询中明显有反移情，但是这并非一定会带来问题。咨询师是一个凡人而非刀枪不入的神，出现反移情不仅在所难免，而且有时甚至是必然的。咨询师也不需要让来访者将自己看作一个完美的榜样，咨询师可以成为一个有时犯错误，有时暴露出问题，但是永远不放弃自我成长的榜样。事实上，许多咨询中的重要转折契机，恰恰是在对反移情的处理中被创造出来的。

（三）吞掉爸爸的大蟒蛇

上次咨询的当晚，菲菲梦见了小白兔——她长着小女孩的脸蛋，浑身缠满绷带地躺在医院里。看到菲菲带着胡萝卜去看望它，小兔子露出了两颗大门牙高兴地笑了。菲菲也笑醒了。

之后，菲菲又一连做了好几个梦，其中有一个噩梦是梦见爸爸在床上睡觉，突然从床底下出来一条大蟒蛇把爸爸吞掉了。

回到梦中，菲菲发现大蟒蛇是妈妈变的。妈妈是一个女巫，有魔法，她白天会变成妈妈的正常样子和他们过日子，晚上就变成大蟒蛇吃掉爸爸。菲菲说，大蟒蛇总是吃不饱，因为爸爸个子大，所以吃掉爸爸就会顶一阵子饿，但是到了第二天又饿了，就又要变回大蟒蛇去吃爸爸。而爸爸呢，一半自愿被大蟒蛇吃掉，一半不愿意。自愿是因为大蟒蛇是自己买回来做伴的，爸爸就是喜欢这种蟒蛇的花纹；同时，自愿也是因为爸爸想保护菲菲，因为蟒蛇只有两个人可以吃，要么吃爸爸，要么吃菲菲，爸爸就让自己被蟒蛇吃了，这样菲菲就安全了。说到这里，菲菲哭了。

说到对爸爸的感觉，菲菲很矛盾。一方面，她恨爸爸抛弃了妈妈和自己，在两年中狠心断绝了和自己的联系；另一方面，她又发自内心地理解爸爸，从小到大，她亲眼看到爸爸妈妈在一起的情景，感觉爸爸离开也是忍无可忍的，纯属无奈。在菲菲眼里，妈妈是一个非常苛刻又刚愎自用的人，在外面好强，在家里说一不二，自己要干什么不惜一切代价也要达成。她从小非常害怕妈妈，妈妈逼迫她必须考第一，如果偶然考了第二就要用鸡毛掸子狠狠地打她，一打就打很长时间不停手，每到这种时候菲菲就觉得自己不是妈妈亲生的，她对自己毫无恻隐之心，而爸爸如果要阻拦，她就打得更厉害，到最后，每当妈妈一拿起鸡毛掸子爸爸就只好躲出去。妈妈说这一切都是为她好，但是菲菲无论如何都没有办法说服自己相信这一点。菲菲认为，妈妈只想要打败所有人，所以才逼着爸爸和别的男人比，也逼着自己和别的孩子比。妈妈一辈子只想要证明一件事，就是她比任何人都强。可是菲菲想要做自己，她有属于自己的梦想，它和妈妈的期望不同。但是妈妈不在乎，也从来听不到……

菲菲离开后，她的话长时间萦绕在我的耳边。有时候，我常常惊叹于孩子们的感受力、理解力和自省力。那份诚实面对内心的勇气，以及很难被动摇的对父母的爱与忠诚，是很多被污染了的成人所无法企及的。

◆ 督导师点评 ◆

果然，当兔子被看到、被疗伤之后，与爸爸有关的诉求就被允许呈现了，这是上一次工作的效果。孩子的心灵往往比较纯净，过度的贪欲也比较少。因此，只要孩子的诉求被看到、听到，他们就会在自己内部开始自愈。中国有句俗话“有苗不愁长”，我认为这句简朴的话值得我们反思。家长们常常会自以为是地认为，他们需要做更多的干预才对孩子的成长有利，而实际上，许多孩子的问题恰恰出在家长们干预了太多而不是太少。

在这次工作中，菲菲与父母的原生家庭三角被完整地呈现了：一个不惜一切要赢的控制型母亲，一个无奈而又无所作为的逃避型父亲(最后爸爸果然以彻底的逃避而退场了)，一个被妈妈控制、被爸爸放弃保护的孩子。同时我们也看到，爸爸实际上是爱孩子的，而他爱孩子的方式，就是替孩子去喂蛇，这样蛇吃饱了就会放过孩子了。这让我想到：如果家庭中有病理型虐待者，家里的其他人有一个困境。如果去阻拦，则施暴者可能会更加暴力；如果不管，则被虐者就会感到孤立无援。这种困境，在一些发达国家可以靠法律系统来解决，但在中国暂时还真没有万全之策。家庭治疗或许能更多一点帮助。

（四）连体女婴

再次见面的时候，已经是寒假了。妈妈终于不再逼迫她了，菲菲如释重负。放假的第二天，菲菲就发现自己动了穿毛衣的念头。菲菲说，毛衣虽然让她的皮肤很难受，因为让她感觉太痒痒、太“肉麻”，可毕竟毛衣是暖和的，她有点儿怀念穿毛衣的感觉了。但是对这一点，菲菲要求我一定保密。我答应了她，但很好奇为什么她觉得这是一个不可告人的秘密。菲菲说，如果这种怪病好了，妈妈就会逼着她上学、考第一了。而且，妈妈自从发现菲菲“得病”以后，一下子开始对她好了很多，而且十四年来，每次菲菲得了一场大病，妈妈就会变成另外一个人，对她特别温柔体贴，有时候还会为她掉泪。菲菲觉得只有自己得病的时候，妈妈才会让她感觉到妈妈还是在乎她、疼爱她的。但是只要病一好，妈妈就又会变成那个苛刻、强求的坏妈妈了。

我带菲菲做了一个意象：先感受身体的存在，然后感受一个好妈妈和一个坏妈妈，分别在身体的左右两侧。

菲菲说，好妈妈在左边靠近心脏的地方，是温暖的，坏妈妈在右侧肋骨的地方，是紫黑色的、黏黏的、湿湿的、冰冷的。菲菲看到，左边的好妈妈微笑着，带着慈爱的眼神，用暖和和、软绵绵的手抚摸着她的头发——但马上，菲菲流着泪说，这是她自己的幻想，记忆中妈妈好像从来没有这么做过。幻想中，好妈妈对菲菲说："好孩子，不管你是不是好学生，妈妈都一样爱你。"说到这里，菲菲泣不成声。经过她的允许，我用手爱抚着她的头发，对她一遍一遍重复着这句话。痛痛快快哭了一会儿后，菲菲轻轻地说，她的下半身放松了，一股暖流开始向上弥散。

再去体验右边的坏妈妈，菲菲的身体顿时僵住了，她开始微微颤抖，嘴唇紧闭、表情呆滞。我对菲菲说："菲菲，你看到了什么？告诉我好吗？不管怎样我都陪着你。"菲菲的眼球开始颤动，嘴唇开始颤抖，一会儿，两滴清澈的泪珠从紧闭的睫毛间掉了下来。菲菲看到，妈妈脸色铁青地用手指着她，愤怒地说："你就是不听话！你就是不给我争气！我为你付出了那么多，你还是不知感恩！简直白养你了！早知道还不如生下来就掐死你！你知道有多少小女孩一生下来就被按到尿盆里淹死了？妈妈不但没有淹死你，还对你那么好！好吃的紧着你吃，妈妈自己都不舍得！结果你还是扶不起的阿斗！你太让我失望了！跟你爸一个鬼样子！你说我怎么这么倒霉偏偏遇上你们父女俩啊！我真的还不如死了算了！养你到底有什么用？我对你那么好，你爸根本不管你，可你还是贱巴嗖嗖去跟他穿一条裤腿！到末了还把我们给搅散了！要不是因为你我们天天吵架，我跟你爸怎么会离婚！你到底有没有良心？养你到底有什么用？你说！你说！"妈妈越说越气，就顺手抄起鸡毛掸子在菲菲的屁股和大腿上一顿乱打。菲菲跪下了，哭着向妈妈认错，妈妈不依不饶地说："少来这一套！你是口服心不服！别以为我不知道！"菲菲不再言语，痛哭起来。

我再也待不住了，开始用手轻轻地抚摸菲菲的头发，对她说："菲菲，现在，同时看着左边的好妈妈和右边的坏妈妈，看看两个妈妈见面会怎么样。"

菲菲渐渐停止了哭泣，小肩膀依然时不时地抽动着，那小模样真让人心疼。意象里，好妈妈拉住了坏妈妈，焦急地说："这不是孩子的错！我知道你经历了很多，有很多痛苦憋在心里，你要强，所以不肯跟别人说。我也知道你打完孩子也会心疼、后悔，你只是情绪一来就管不住自己。"坏妈妈突然流泪了，浑身无力地瘫软下来。好妈妈也蹲下身来，扶着坏妈妈的肩膀，帮她抹去眼角的泪水，陪着她一起流泪……坏妈妈终于说出了憋在心里的话，好妈妈一直陪着她、安慰她。最后，在好妈妈的鼓励下，坏妈妈终于向菲菲道歉了。她告诉菲菲说："宝贝，是妈妈不好，这一切都不是你的错！你一直都很懂事，想尽一切办法让妈妈满意、开心，但是有些事情小孩子是没有办法的，妈妈不开心不是你的错。以后，妈妈要改变自己，不再这么对待你了……"菲菲也哭了，原谅了坏妈妈，三个人抱头痛哭。最后两个妈妈突然黏在一起，变成了一对连体孪生姐妹，身体缩小到婴儿那么大，最后真的变成了一对连体小女婴，在菲菲怀里。菲菲也长大了一点，到了十六岁。"我长大了，我要对你们好。等我以后有宝宝了，我要做一个好妈妈。"意象做到这里，菲菲的身体全部放松了，那股暖流终于涌过全身，菲菲的小脸泛起了粉红，抱着这对连体小婴儿睡着了。听着菲菲均匀的呼吸，望着菲菲安详的笑容，我泪如泉涌。

时间过了五分钟，我才很不忍地把她唤醒。菲菲给了我一个灿烂的笑容，跳起来勇敢地抱了我一下，蹦蹦跳跳地走了。我起身默默地望着她瘦弱的小身影一直消失在电梯口，发自内心地微笑着，胸中充满暖意。

◆ 督导师点评 ◆

"因病获益"常常是心理康复的一个大敌。看到这里，我叹息，一个孩子常常会有更多的诚实来看到自己内心的真相。在临床中我们常常看到许多成年人，他们在自己已经有资源、有能力走出病态的时候，依然选择沉溺在病态中，而他们对此毫无觉察。其实，即便是"我不想放弃得病的好处"也没关系，因为至少"病人"知道了自己可以选择"康复"或"继续装病"。知道是自己选择了"继续装病"，这样他们就不会真的认同一个病人以及病人的病态，同时又把自己得病的责任归咎于他人，并怨恨地期待着靠他人的改变来解除自己的病痛。

让好妈妈和坏妈妈交流，这是意象对话中的一个有效的方法。我在这里隆重推荐其他心理咨询师试用。当然这也不是万能良药，但是的确是一味良药。

不过，咨询师的反移情显然更明显了——只是出于“不忍”而打破原有设置，延迟咨询结束的时间，就是一个值得警觉的信号。但奇怪的是，我没看到这之前或之后她对自己的反移情做了反思。

（五）不辞而别

这一周，几乎每天我都会想到菲菲，不知道她现在怎么样了。大概她会有一些好转吧？有时候，我甚至忍不住开始幻想她下一次出现在我面前的样子。

终于盼到了菲菲来咨询的这一天，她的妈妈却独自出现在了我的面前，虽然她尽力克制着，但真的脸色铁青，正像菲菲意象中看到的那样。突然间，我意识到，自己的身体也僵住了，刚刚想到菲菲时泛起的暖流一下子被截断在横膈膜处，变成了肋间神经痛。我意识到自己有应激反应了——每次肋间神经痛，都提醒着我可能有被突然压抑的消极情绪。我迅速感受了一下，发现是恐惧——既是对严厉妈妈的恐惧，更是对菲菲的担心。

我邀请菲菲妈妈坐下来，她很干脆地一口拒绝了。她说她不是来咨询的，她是来跟我结清费用的。菲菲妈妈一字一句地告诉我说，菲菲非常不喜欢我，所以她不愿意再来咨询了。我一下子没反应过来，愣住了。她接着说：“这句话我很不愿意说，但实话是早知道这样，我就不把女儿送来了，白白耽误了我们半个学期的时间。”我开始恢复神智，回应道：“我很抱歉让你失望了。不过你可以告诉我菲菲现在怎么样了吗？”菲菲妈妈带着不屑的神情，以异常平静的口吻说：“她很不好，而且更糟糕了。而且，她明确表示她很不喜欢你。不过你为什么这么关心我的女儿？你难道想要把她改造成你希望她成为的样子吗？听说你自己有一个脑瘫孩子，是吧？”我有点被刺激到了，随即说：“是的，我有一个脑瘫的孩子，但我爱他。不管你是不是相信，我关心菲菲，也是出于一样的理由。”菲菲妈妈嗤的一声笑出来，讥讽道：“当然了，你是一个训练有素的咨询师，你比孩子的亲妈还爱别人的孩子！钱如数放在桌子上了，你要不要点一点？我还有事，恕不奉陪了。”我的脸开始发热，努力克制着我的怒火，深深地吸了一口气，慢慢地呼出来，说："好吧，您去忙吧，再见。""好的，再见!"菲菲妈妈头也不回地走了。

我咚的一声倒在椅子里，半晌脑子里一片空白。这一切来得太突然了。渐渐地，我忽然意识到，由于自己的反移情，我一直忽略了这位妈妈的存在。如果她真的像菲菲所描述的那样，是一个处处要争输赢、要夺取控制权的人，那么，这恰好触犯了她的底线。在这个情境中，我成了一个好妈妈，完成了她努力控制都没能做到的事，把她置于一个"坏妈妈"的位置。而对她来说，菲菲可能是她唯一"拥有的、可控的财产"了。我和菲菲的亲密，显然侵犯了她天然的占有权，同时可能也触发了她对失去控制以及被抛弃的恐惧，甚至引发了她对自己"亲密无能"的自恋暴怒。唉，这真是个教训。以后再对孩子做咨询的时候，一定要随时反省自己的反移情，一定要随时顾及孩子父母，特别是孩子妈妈的心理感受。咨询师只能成为父母的助手，而不能越俎代庖。这时候，我忽然想起来，之前也有过一次类似的经历——那位妈妈明确告诉我，她禁止女儿再继续与我来往，因为我教坏了她的女儿。

反省过后，我给菲菲妈妈发了一条信息，向她道歉，并对她的反应表示理解。最后，我祝福她们母女。三天后，她回了一条信息，只有短短的几个字："菲菲穿毛衣了，谢谢。"那一刻，泪水弥漫了我的双眼。

我以为，这就是我和菲菲的永别，就像之前那次类似的经历一样。然而，大约半个月以后，我下班走出咨询室的时候，一个围着厚厚的毛围巾、带着茸茸的毛帽子的女孩突然冲上来抱了我一下。望着我吃惊的样子，她调皮地笑着跑掉了。哦，菲菲……

◆ 督导师点评 ◆

在咨询脱落的时候，咨询师才知道问题出在哪里了，越俎代庖的咨询师不是好咨询师。当然，后来她也知道这其中的原因和自己的反移情有关，这里我就不需要多说什么了。有趣的是，咨询师越俎代庖地替母亲教养人家自己的孩子，难道不是和母亲越俎代庖地替女儿表达人家自己的意思如出一辙吗?

当然，在反思过后，咨询师接纳了现实，并做出了力所能及的弥补性沟通。从母亲简短的回应中，我们可以嗅出母亲态度的一些转变。一个我注意到的细节是，母亲质疑咨询师是否会真的出于“爱”去关心她的女儿，这可能也暗示出了这位母亲对“爱”的不信任。之前，在菲菲的意象中，“坏妈妈”也责问自己的女儿——“我养你到底有什么用?”在我们心中，母爱总是世界上最伟大的爱，母爱和母亲常常被不知不觉地理想化了。但在实际生活中，母亲只是凡人，有着自己的创伤，甚至“自私的需求”。很多时候，从主观愿望来说，她们恨不得能把自己觉得好的一切都塞给孩子，她们并没有意识到自己给出的“母爱”被自己的创伤和需求污染了。这倒也无可厚非。但的确，如果母亲们愿意通过自我成长来提升自己母爱的品质，这对孩子而言才是最好的礼物，同时也才不辜负母亲们自己的初衷。

结尾还算好，菲菲的现身了却了咨询师的一桩未完成的心愿。虽然症状本身看起来消失了，来访者状态明显改善了，但是这个家中不健康的母女关系，显然并未真正改变，这必然使来访者的问题不可能完全得到解决。许多咨询师都有过这样的感叹，就算来访者可以在咨询室中获得成长，他最终还是要回到原来的家庭环境中去生活。如果一个家庭病得很严重，那么来访者的伤痛也是很难真正得到治愈的。毕竟，每个人对自己的家庭都有一种与生俱来的忠诚。如果某种家族病痛才是这个家族的专属标志，那么来访者很难会有大的勇气和决心去让自己走出来。

面对此类个案，除了解除症状，也许咨询师还可以做的是，在来访者心中留下一颗种子，让来访者知道虽然这个世界并不完美，但是美好的事物也是偶尔存在的，是会偶尔出现的。也许这颗种子将来会在某个时候发芽，这也就足够好了。天下事又有什么是能完全得到解决的呢?童话中王子和公主“从此幸福地生活在一起”，但实际生活中嫁给王子的茜茜公主或者现代灰姑娘黛安娜，婚后都遇到了很多问题。这个世界就是如此。不仅没有完美的母亲，也没有完美的咨询师。但没关系，每个生命有他自己的内在资源。

再版后记

摆渡者　渡客

此书出版三年多，期间许多读者反馈，这种范式的临床个案督导集非常契合咨询师的需求，只是案例不够解渴。再版之际，为答谢读者们殷切的期望，朱建军老师和我又添加了一个新案例。

案例完成后，再次阅读自己当年的书序，我意识到在三年多的时间流逝中，我的视角也不知不觉发生了转变。当年的我，努力在成败得失的罅隙之间寻求一点智慧的曙光；而现在的我已经明白，得失成败不过是一体两面，生命的意义在于不断在自我颠覆的超越中一次一次破茧成蝶。

曾经，万事万物的无常是我心中抹不去的阴郁背景。但今天，我却由衷地庆幸，如果没有无常，生命的脚本就无法被超越，而那些与生俱来的创伤，就会成为永恒。

此刻，正是2017年伊始，温馨的新家阳台上，一片金色的阳光映入我的眼帘，毛茸茸的紫玉兰正在无声无息地待放。在依然有些刺骨的春风中，我开始再一次反思自己的人生，以及心理咨询在人世间存在的意义。

十多年的咨询生涯里，无数我曾经与之一同笑过、哭过的生命掠过我的眼前——那一张张或稚嫩或沧桑的脸庞，那一段段或惊心动魄或不寒而栗的往事，到现在已恍若前世。而当下的我，也已经在时光中渐渐枯槁衰老，无论是那些曾经让我欲仙欲死的幸福，还是让我生无可恋的哀恸，都如梦幻泡影，早已不知去处。那么，留在我生命中的还有什么呢?

我不禁深深地叹息：人生就像一场“但愿长醉不愿醒”的大梦。每个人活在自己的梦中，时而欣喜若狂，时而痛不欲生。“我”就像一个永远不会退位的无形的暴君，让人终其一生吃尽苦头为“我”奔劳，而“我”却依然对此乐此不疲、恋恋不舍；“我”又像一座暗无天日的小牢房，让人心甘情愿地被终身监禁，而与这座小牢房一墙之外的美妙天地就此隔绝。人们把我看作“疗愈者”，但我自己知道，如果不是创伤，我也会依然在另一条不归路上继续迷失下去，与被我遗忘的初心渐行渐远。然后，被情结占据的我，最终将不知不觉地成为我曾经最不愿意成为的人。

不喜欢说“感恩”，因为这个厚重的词语已经被滥用到浅薄虚伪的程度，但我不得不承认，没有那些当年让我避之不及的苦痛，我恐怕永远不舍得回头；没有那么多来访者用他们生命给予我的教诲，我恐怕永远不知道“以人为镜”的意义。十多年的心理咨询已经颠覆了我过往的信念，让我发自内心地领悟到：每一个“恶人”，都有其成为“恶人”的缘由，而那些缘由所支持的不过是一个“永恒的受害者”的自我认同。站在他们心灵之梦的视角上，他们所做的一切不过是委曲求全的自保或是忍无可忍的报复，他们所求的不过只是活出他们自己本来的样子。然而，他者在他者的梦中所看到的必然与他们不同，而这又注定了他们被冤屈、被背弃的结局……可怕又可悲的噩梦轮回！对于“永恒的受害者”来说，他们的苦难什么时候才到尽头呢？或许只有等到他们真的受够了苦，终于决心舍弃对自己心中“他人”的控诉，终于真诚生起反观自身、自我负责的心愿的时候吧。

而咨询师能做的是什么呢？真的很少很少。在自由意志面前，一切似乎都是无济于事的。我们甚至无法按着一只猫的头强迫它吃鱼，除非它自己想吃鱼，并且能够认得出那是一条鱼。同样，咨询师也无法通过把自己的观念强加于来访者，来治疗来访者无法活出真实自己的普世创伤。但这并不意味着咨询师的存在没有意义。咨询师的意义就是基于自己诚挚的选择，忠心耿耿地把守在命运的渡口，不离不弃地耐心等待着那些准备好且愿意重新起航走向彼岸的渡客，等他们上岸了，带着祝愿与他们挥手告别。

世界上没有“恶人”，只有被愚痴所占据的不幸的人。你、我、他、她，在一定程度上都是被愚痴所占据的不幸的人，没有差别。所以，我们本是为了相爱而来，却把相遇演变成了彼此的不幸。

我们在梦中相遇，我就是摆渡者，我同时也是渡客；你就是渡客，你同时也是摆渡者。在命运大河的航线上，在去去来来的人流里，在一次一次的梦醒后，与广袤无边的心灵邂逅，让我微如尘埃。